Silvia Goggi

LA SALUTE È SERVITA

L'ALIMENTAZIONE VEGETALE COME STRUMENTO DI CURA E PREVENZIONE

Fotografie e Food Styling a cura di
Blessed Brands Studio

Rizzoli

Pubblicato per

Rizzoli

da Mondadori Libri S.p.A.

ISBN 978-88-17-17715-3

Prima edizione: settembre 2023

Art Director: Stefano Rossetti
Progetto grafico: Eleonora Tallarico
Coordinamento editoriale: Irene Milazzo
PEPE *nymi*

Ai miei pazienti

INTRODUZIONE

«Il medico del futuro non prescriverà farmaci,
ma educherà il paziente a prendersi cura
del proprio corpo, a seguire una corretta alimentazione,
a conoscere le cause delle malattie e come prevenirle.»

Thomas Edison

Come reagireste se vi dicessi che esiste un farmaco potentissimo in grado non solo di trattare le patologie croniche più diffuse ai giorni nostri, ma anche di prevenirle?

Avete capito bene: questo farmaco può essere assunto anche da soggetti perfettamente sani, senza nessun effetto collaterale.

Il suo meccanismo di azione è diverso dai farmaci ai quali siete abituati. Invece di agire sul singolo sintomo o parametro di laboratorio sballato, infatti, va direttamente alla radice del problema, alle cause scatenanti.

Riduce la probabilità che vi venga un infarto o un tumore nel corso della vostra vita.

Abbassa sia la pressione che il colesterolo e aiuta a tenere la glicemia sotto controllo.

Nei pazienti che soffrono di dolori cronici migliora la qualità della vita e riduce la necessità di farmaci antinfiammatori e antidolorifici.

Quanto costa?

Niente, o meglio: non più di quanto già non spendiate.

Anzi, a dire la verità assumerlo con regolarità potrebbe pure farvi risparmiare un bel po' di soldi.

Lo vorreste?

Immagino di sì.

Vado quindi subito al sodo e vi svelo il nome di questo rimedio portentoso.

Alimentazione vegetale.

Vale a dire, basata esclusivamente su cereali e loro derivati, legumi, verdure, frutta, frutta secca e semi oleosi.

Alzi la mano chi lo vuole ancora, dopo aver saputo di che cosa si tratta.

Se non siete più così entusiasti, non vi biasimo.

A oggi l'alimentazione vegetale, infatti, non gode della considerazione che merita e non è raro sentirne parlare (a sproposito) in tv, sui giornali o sui social da chi ne mette in evidenza i (presunti) difetti e ne tace gli innumerevoli pregi.

Potreste quindi essere tentati di interrompere qui la lettura, riporre questo libro sullo scaffale (spero almeno NON nella sezione di «medicina alternativa», ve ne prego) e liquidare quanto vi ho detto come sciocchezze.

Ma vi assicuro che se non lo farete e arriverete a leggere queste pagine fino all'ultima, l'idea di passare a un'alimentazione vegetale partirà proprio da voi. Sarà una scelta così consapevole e ragionata che niente e nessuno riuscirà a distoglervi dal vostro intento. Difenderete questo modello alimentare a spada tratta nelle discussioni e vi indignerete quando qualcuno oserà metterne in dubbio la validità.

Come è possibile passare da scettici totali sull'argomento a sostenitori entusiasti?

Grazie all'educazione, ovvero proprio ciò che troverete in questo libro.

Imparare come il cibo influenzi l'insorgenza o il decorso delle patologie, infatti, cambierà per sempre il modo in cui guarderete a quello che avete nel piatto.

A proposito, ci avete mai pensato a quello che avete nel piatto? E con «pensare» non intendo solo sceglierlo distrattamente dalla dispensa o esporre sul frigo un menu settimanale per ottimizzare la spesa e ridurre gli sprechi.

Intendo chiedervi: quello che sto per mangiare accorcerà di un passo la distanza che mi separa dallo sviluppare una patologia cronica o me ne allontanerà?

Mi fornirà nutrienti preziosi di cui ho bisogno o sostanze che nel lungo periodo potrebbero essere dannose?

Quali conseguenze avrà sulla composizione della mia flora batterica intestinale?

Ne dubito, ma non per colpa vostra.

Perché mangiare è un atto che si compie in modo automatico e si dà per scontato che ciò con cui i nostri genitori ci hanno da sempre nutrito sia giusto, e del resto anche la maggior parte delle persone che ci circondano si alimenta allo stesso modo.

Si dà anche per scontato, però, che sia normale avere «un po' di pressione alta» dopo i quarant'anni.

Prendere «la pastiglia del colesterolo» dopo i cinquanta.

Sopravvivere a un ictus dopo i settanta.

Avere bisogno di assistenza domiciliare dopo gli ottanta.

«È colpa della genetica», vi dite.

No, non lo è.

È colpa (non sempre, ovviamente, ma fin troppo spesso) di scelte alimentari sbagliate, ripetute giorno dopo giorno. Scelte che con buona probabilità sono fatte inconsapevolmente, dettate dall'abitudine e rafforzate dal fatto che sono le stesse di chi ci circonda.

La bella notizia, però, è che ogni volta che ci si siede a tavola si possono compiere scelte diverse, ottenendo risultati diversi.

E non è mai troppo tardi per iniziare.

Le patologie croniche, ovvero quelle che causano più decessi e disabilità nel mondo occidentale, sono infatti patologie dipendenti dallo stile di vita, di cui l'alimentazione è un pilastro portante.

Prendetevi qualche minuto per processare questa informazione, se necessario.

Ammalarvi di ciò di cui soffrono i vostri genitori non è un destino, così come non lo è aumentare inesorabilmente il numero di pastiglie assunte durante la giornata, anno dopo anno.

La medicina attuale, però, è orientata a mettere una toppa al problema invece che a eliminare le cause. Non è una critica alla scienza moderna né al progresso, sia chiaro. Per merito della ricerca disponiamo di antibiotici grazie ai quali non dobbiamo più temere di lasciarci le penne per una banale infezione, anticorpi monoclonali che colpiscono i target in modo mirato, interventi chirurgici più precisi e meno invasivi che mai. Dobbiamo esserne grati.

Ma se la maggior parte delle patologie per le quali ci si rivolge al proprio medico dipende dall'alimentazione,[1] o migliora significativamente con il passaggio a una dieta vegetale... perché non partire da qui?

Una famosa metafora che trovo molto efficace per descrivere il concetto è la seguente: se il rubinetto di un lavandino è aperto e il pavimento si sta allagando, cosa fate? Asciugate il pavimento in continuazione lasciando il rubinetto aperto, oppure... chiudete il rubinetto?

Chiudere il rubinetto, ovvero andare alla causa del problema ed eliminarla, è la soluzione più logica. Ma quando si tratta di patologie croniche, invece, si preferisce lasciare il rubinetto aperto e continuare forsennatamente ad asciugare il pavimento.

Non ne faccio colpa ai singoli medici, ci mancherebbe.

Nonostante l'alimentazione di tipo occidentale figuri tra i fattori di rischio di quasi tutte le patologie che vengono studiate all'università, raramente (per non dire mai) una modifica a ciò che il paziente mangia viene individuata come soluzione.

Si imparano a memoria (e si propongono poi ai pazienti) quei farmaci che, senza alcuna modifica all'alimentazione e allo stile di vita, spengono il sintomo o fanno rientrare il parametro di laboratorio in un range di normalità.

Non si chiude il rubinetto, si asciuga il pavimento.

Con questo libro, invece, imparerete come chiudere il rubinetto: con un'alimentazione vegetale.

Faccio una doverosa premessa, più che mai necessaria in un'epoca dove ogni settimana spuntano fantasiosi «metodi» dietetici che prendono il nome dai medici che li hanno inventati (di sana pianta, aggiungo) per curare le più disparate patologie.

Che un'alimentazione vegetale sia fattibile in ogni fase della vita e porti con sé numerosi benefici per la salute è un dato di fatto,[2] non la mia opinione.

Se sono così entusiasta nel raccontarvela è perché, anche se conosco bene la letteratura scientifica e gli studi a supporto e quindi dovrei esserci abituata, ogni volta che un mio paziente migliora drasticamente la sua condizione clinica semplicemente seguendo questo modello nutrizionale mi emoziono come un bambino il giorno di Natale. E, come me, tantissimi colleghi (soprattutto quelli delle nuove generazioni) che negli ultimi anni hanno aggiunto l'alimentazione vegetale al loro arsenale terapeutico, ottenendo ottimi risultati.

Quando parlo del successo di una dieta vegetale nella cura e nella prevenzione delle patologie, non pensate solo alla sua capacità di allungare la durata della vita. Quella siamo stati perfettamente in grado di allungarla grazie ai progressi della scienza. Ma che dire della qualità di questi anni di vita che abbiamo aggiunto? Della possibilità di viverli nel pieno delle proprie potenzialità, potendo svolgere le attività basilari della propria quotidianità senza dover necessariamente dipendere dall'aiuto di qualcuno, di viverli *in salute*?

Oggi si vive più a lungo rispetto al passato, ma si vive più a lungo da malati.[3] E penso che chiunque farebbe il possibile per evitarlo, se solo sapesse come fare.

Questo libro vuole fare proprio questo: spiegarvelo, in modo semplice e alla portata di chiunque, così da non lasciare spazio a dubbi.

Nella prima parte troverete un vademecum con quelle poche nozioni di scienza della nutrizione umana necessarie a compiere scelte consapevoli (che, come impareremo, è sinonimo di scelte *il più vegetale possibile*) a tavola, e indicazioni per mettere in pratica tali scelte nella vita di tutti i giorni.

Nella seconda parte analizzeremo le più diffuse patologie cronico-degenerative della nostra epoca e, dati alla mano, vedremo come un'alimentazione vegetale possa essere la soluzione o comunque fare una differenza significativa nella gestione dei sintomi e delle complicanze.

E troverete ricette deliziose da cui prendere subito spunto. Perché di certo non penserete che seguire un'alimentazione vegetale significhi rinunciare al gusto e ai piaceri della tavola, vero?

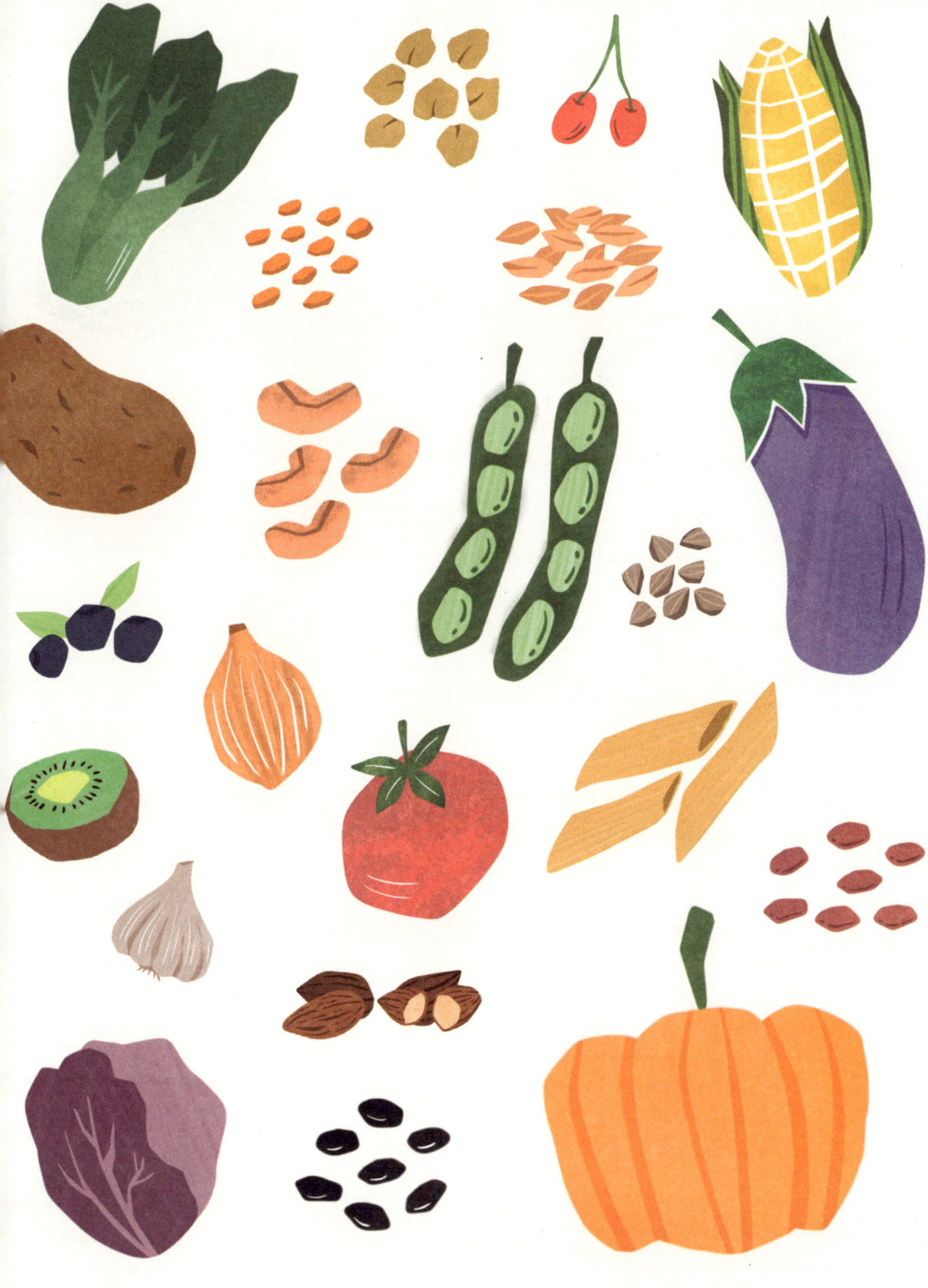

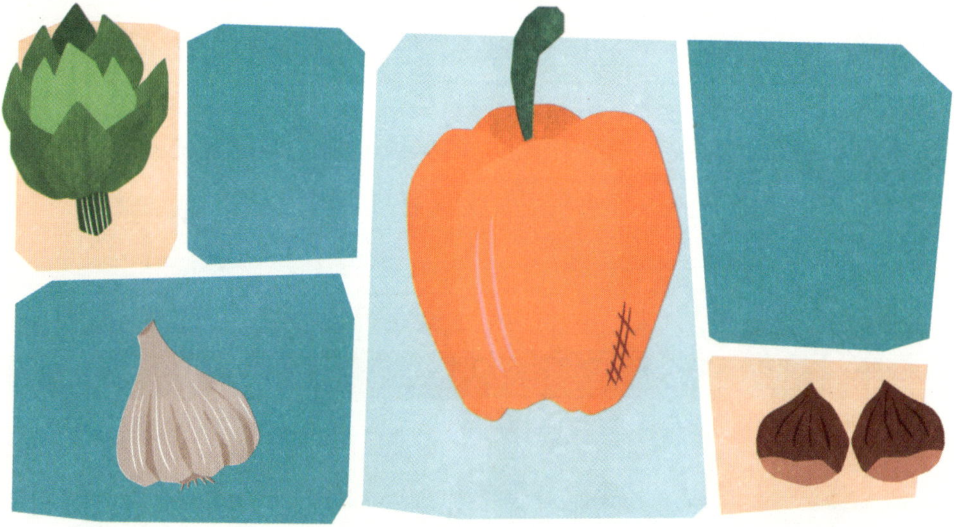

PARTE 1

UN PO' DI TEORIA

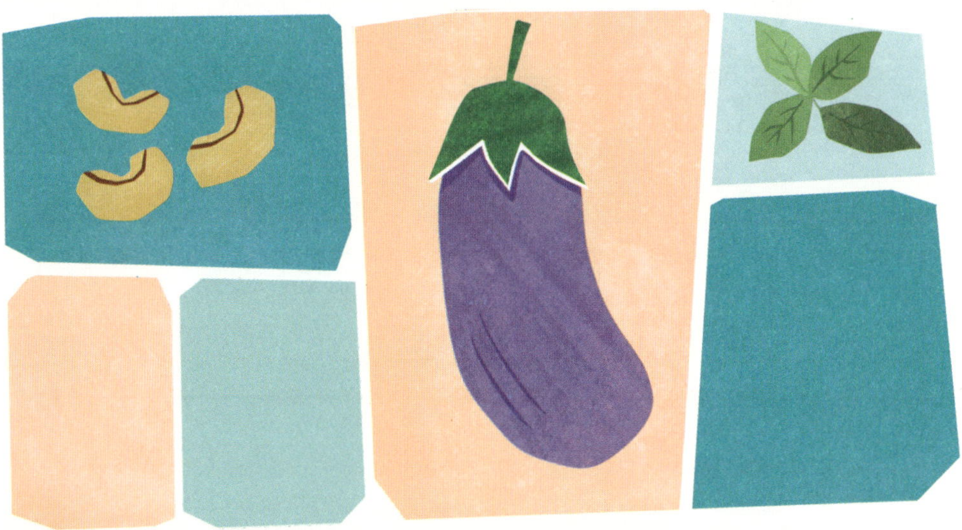

1. la DIETA OTTIMALE

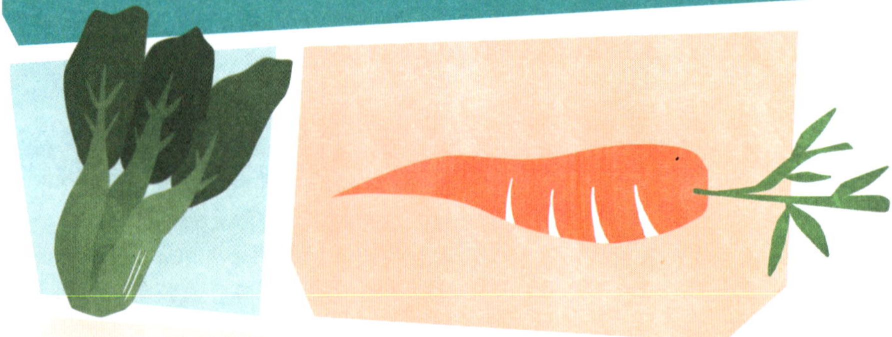

«Ogni verità passa attraverso tre fasi:
prima viene ridicolizzata;
poi è violentemente contestata;
infine viene accettata come ovvia.»

Arthur Schopenhauer

Cosa permette di definire un'alimentazione *ottimale*? Immagino che, dopo averci pensato su, rispondereste elencando queste tre caratteristiche, ovvero che debba:

- Garantire il raggiungimento del fabbisogno calorico, ovvero darci tutta l'energia di cui abbiamo bisogno per svolgere le funzioni corporee di base e quelle della vita quotidiana.
- Vedere rappresentati i tre macronutrienti energetici (vale a dire carboidrati, grassi e proteine) in proporzioni adeguate.
- Apportare tutti i micronutrienti – come vitamine, minerali e oligoelementi – in quantità sufficienti.

Se questa fosse la vostra risposta non avreste sbagliato, in effetti. Un'alimentazione ottimale deve rispettare questi tre punti fondamentali, ma non solo. Arriveremo insieme a capire cosa manca, con un esempio.

Prendiamo un pasto a base di spaghetti alla carbonara con guanciale, uova e pecorino, e uno composto da trofie al pesto di rucola, pomodori secchi e mandorle e hummus di ceci alla barbabietola.

Poniamo che l'apporto calorico dei due pasti sia identico, così come la ripartizione dei macronutrienti e la quantità di micronutrienti presenti (principalmente ferro e calcio, in questo caso). Mettiamo anche che – per assurdo – ciascuno di questi due pasti sia da solo in grado di soddisfare tutti i nostri fabbisogni quotidiani, sia energetici che nutrizionali. Direste che in entrambi i casi saremmo davanti a una dieta ottimale?

No, o almeno lo spero. Anche se siete digiuni dei fondamenti base di nutrizione, scommetto che ci sarebbe qualcosa che stona.

Ed ecco che, grazie a questo esempio, arriviamo all'altra caratteristica di una dieta ottimale, che va oltre il mero apporto di nutrienti e calorie. Perché non contano solo energia e nutrienti, contano anche gli effetti che gli alimenti che scegliamo per apportare energia e nutrienti hanno sulla nostra salute.

Per poter definire ottimale un'alimentazione, il rapporto tra sostanze potenzialmente dannose per la salute e sostanze benefiche deve essere il più basso (e quindi vantaggioso) possibile.

Se non ci avevate mai pensato fino a questo momento, non vi biasimo.

Cresciamo pensando che la pasta non si possa chiamare tale senza una spolverata (o meglio, nevicata) di formaggio stagionato sopra, che l'unica farcitura degna di esistere per panini e piadine siano il prosciutto o al massimo la bresaola, se si è a dieta, che le merendine confezionate siano state pensate apposta per i bambini (e che premurose queste aziende che pensano alla loro crescita!), che senza bere almeno due bicchieri di latte al giorno le nostre ossa diventeranno fragili.

Impariamo tutto questo dai nostri genitori, la scuola ce lo

conferma (nella mensa scolastica si mangia proprio così, del resto) e anche coloro che ci circondano sembrano comportarsi allo stesso modo.

Perché dovremmo mettere tutto in discussione?

Nel mezzo del cammin di nostra vita (che, contrariamente al 1300, oggi si colloca intorno ai quarant'anni), però, complici i primi acciacchi per i quali il medico ci prescrive una pastiglia da prendere fino alla fine dei nostri giorni, spesso iniziamo a porci delle domande.

A chiedere, a leggere, a studiare.

Ed ecco che abbiamo una rivelazione: quello che abbiamo mangiato fino a quel momento e quello che mangeremo da lì in poi non sono dei boli inerti dei quali possiamo dimenticarci una volta inghiottiti, ma entità in grado di interagire con il nostro organismo. Nel bene e nel male.

In grado di irrigidire le nostre arterie, oppure mantenerle elastiche.

Di aumentare uno stato di infiammazione, oppure diminuirlo.

Di alterare la sequenza strutturale del nostro DNA e di spegnere o accendere l'espressione dei geni.

Pensarci fa girare la testa, mi rendo conto, ma non preoccupatevi. Non dovrete prendere una laurea in medicina o dormire con mattoni di fisiologia dell'alimentazione sotto al cuscino per imparare come alimentarvi senza sbagliare. Vi basterà arrivare alla fine di questo capitolo per avere le idee molto chiare e capire perché alimentazione *ottimale* faccia rima con alimentazione *vegetale*, o quanto meno *il più possibile vegetale*. Ma andiamo per gradi.

Come vi ho già detto, non voglio convincervi delle mie ragioni, ma esporvi i fatti così che possiate arrivare alle vostre conclusioni.

Iniziamo quindi da qualcosa che vi è sicuramente familiare, come la piramide alimentare (**Figura 1**).

La forma geometrica si presta perfettamente a far comprendere già a colpo d'occhio quali siano gli alimenti da privilegiare e consumare più di frequente, vale a dire quelli che si trovano nei gradini più in basso e più ampi: i vegetali.

Vi siete mai domandati, però, il perché di questa posizione d'onore?

Sapete quali nutrienti troviamo (e non) in cereali, legumi, verdure, frutta, frutta secca e semi oleosi, e quali invece nei cibi di origine animale?

Se la risposta è no, non preoccupatevi: analizzeremo insieme ognuna delle categorie.

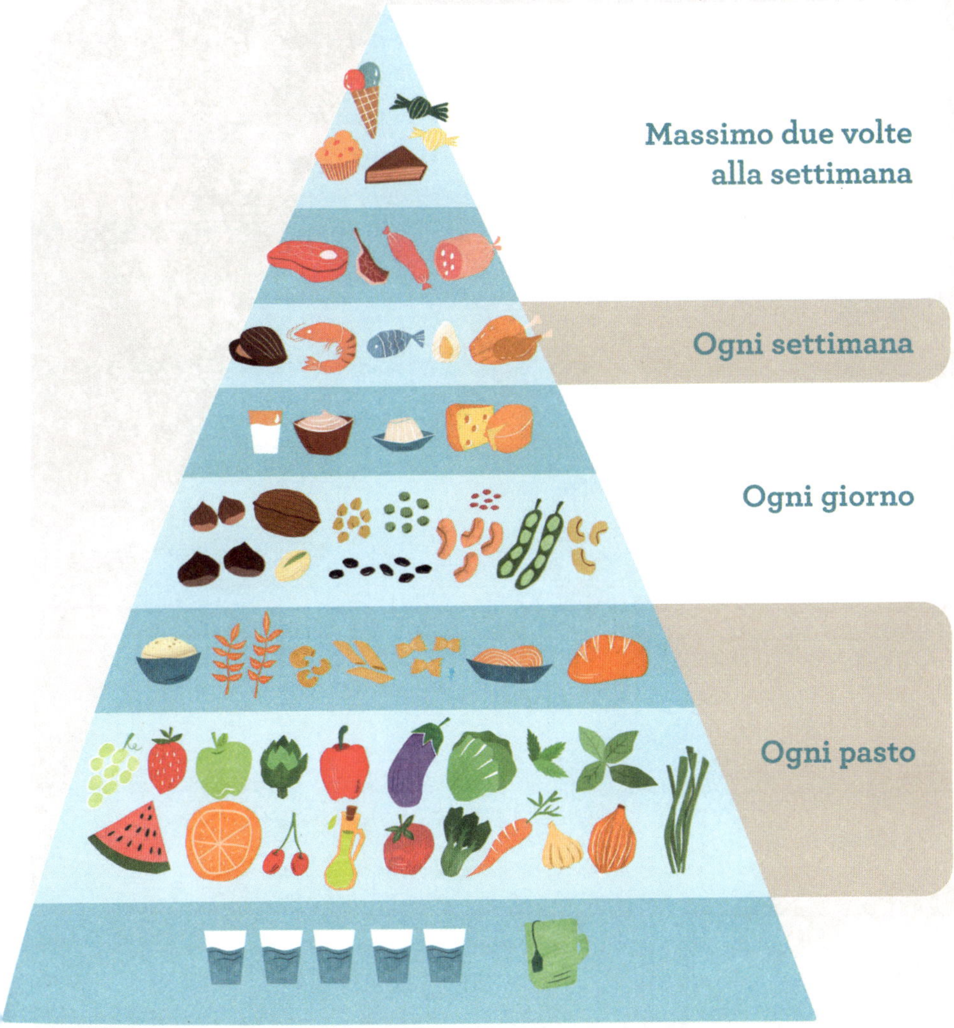

Figura 1. Piramide alimentare mediterranea: adattatamento dalla piramide alimentare della International Foundation of Mediterranean Diet (IFMeD).

2. I GRUPPI ALIMENTARI

«Fa che il cibo sia la tua medicina,
e che la medicina sia il tuo cibo.»

Ippocrate

Acqua (e non vino)

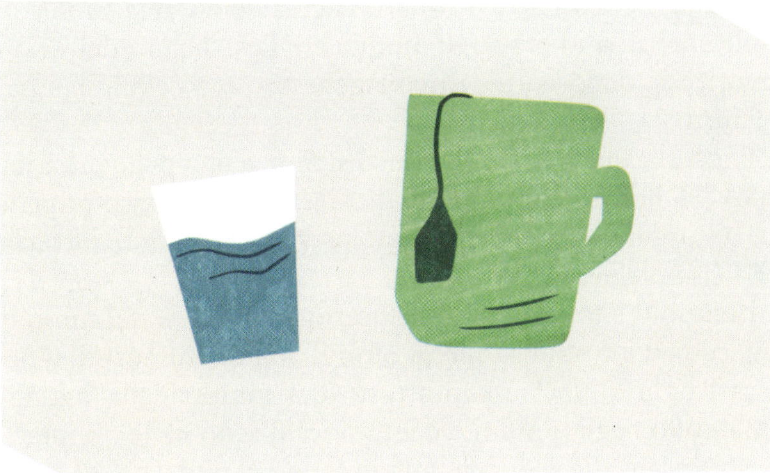

Potrebbe sembrare una precisazione superflua, ma è bene ribadirlo.

L'unico liquido di cui il nostro corpo ha bisogno per funzionare al meglio è l'acqua e no, le bevande alcoliche non fanno bene nemmeno in moderate quantità (neanche il vino rosso, esatto).

Il fatto che esista un consumo *tollerato* (1 unità alcolica al giorno per la donna e 2 unità alcoliche per l'uomo, dove 1 unità alcolica = 330 ml di birra, 125 ml di vino o 40 ml di superalcolici) è diverso dal dire che tale consumo sia *incoraggiato*.

L'etanolo (nome scientifico dell'alcol etilico) è una sostanza tossica, ovvero un qualcosa che il nostro fegato riconosce come estraneo e da eliminare a tutti i costi, tanto da doverlo convertire in acido acetico per arginare i danni. Nel processo, però, si viene a formare l'acetaldeide, una molecola molto reattiva in grado di modificare la struttura del DNA e favorire la deposizione di collagene tra una cellula epatica e l'altra.

Più collagene a livello cutaneo significa una pelle più tonica. A livello del fegato, però, il collagene in eccesso impedisce all'organo di svolgere le sue preziose funzioni, dato che va a comprimere le cellule.

L'etanolo è una sostanza cancerogena al pari del fumo di tabacco ed è responsabile di oltre il 5% dei tumori diagnosticati ogni anno,[1] e soprattutto dei tumori della regione testa-collo negli uomini e dei tumori al seno nelle donne.[2]

Se pensate che sì, è vero, ma in fondo capita a chi ne fa un consumo esagerato, mi dispiace contraddirvi.

Nessun livello di consumo di bevande alcoliche è sicuro per quanto riguarda il rischio di sviluppare un tumore alcol-correlato.[3]

Contando poi che l'etanolo è una sostanza in grado di alterare la capacità di giudizio (avete presente gli incidenti stradali causati da un conducente sotto l'effetto di alcol?) e di dare dipendenza, capite che la scelta più logica è quella di astenersene completamente.

Mi rendo conto che, in un Paese famoso per il suo «buon

vino», una posizione del genere sia impopolare, ma un medico non deve puntare alla popolarità. Il mio interesse è la vostra salute ed è proprio per tutelarla che vi esorto a vedere l'alcol per quello che è: una sostanza tossica, psicotropa, cancerogena, che può dare dipendenza.

Quando si ha sete, o quando si è fuori casa, è meglio bere l'acqua. Acqua frizzante, se preferite, a meno che non soffriate di reflusso gastroesofageo, in questo caso meglio naturale.

Per renderla più interessante (anche se trovare l'acqua noiosa è un problema sorto nel momento in cui sono iniziate a spuntare alternative colorate e zuccherate), potete lasciare in infusione della frutta e delle erbe aromatiche per una notte.

Acqua sì, ma quanta?

Otto bicchieri, un litro e mezzo, due litri... quanta berne? Vi insegno un trucco molto semplice per capire al volo se state bevendo a sufficienza o meno. Guardate la vostra pipì! Un colore trasparente o comunque molto chiaro indica un ottimale stato di idratazione. Se invece è più gialla, significa che è troppo concentrata e che non state bevendo abbastanza.

Frutta e verdura

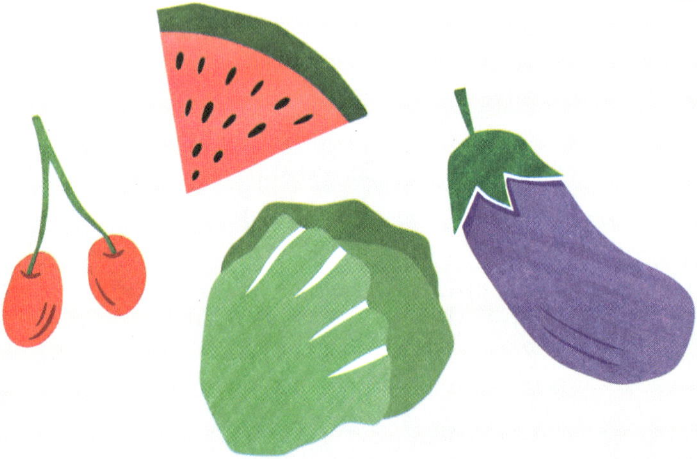

Vorrei poter dire che «consumare più frutta e verdura» è l'unica frase che mette d'accordo medici e nutrizionisti di tutto il mondo, ma purtroppo esiste ancora chi consiglia ai propri pazienti di pesare l'anguria fino all'ultimo grammo o di guardarsi dalle carote cotte visto il loro sapore zuccherino.

Al netto di qualche sciocchezza che ancora capita di sentire in giro, però, il consenso è unanime sul fatto che frutta e verdura debbano essere rappresentate in abbondanza, più volte al giorno e in tutti i pasti della giornata. E, ci tengo a sottolinearlo, questo vale per chiunque, non solo per chi segue un'alimentazione vegetale.

La realtà che emerge dai colloqui nutrizionali in quanto ad apporto quotidiano di questi due gruppi alimentari, ahimè, è però diversa dalla teoria.

Verdura consumata solo a cena, perché il pranzo lo si trangugia al volo nel primo bar o trattoria che capita, e di spendere altri 8 euro per ordinare un contorno a parte e aumentare così la quota del pasto non se ne ha (comprensibilmente) voglia.

Oppure verdura presente a entrambi i pasti, ma in quantità decisamente insufficiente: le due zucchine con cui condite la pasta per quattro persone non sono abbastanza come verdura del pasto, così come l'insalatina o le verdure grigliate che occupano un terzo del piatto sul quale campeggia una bistecca.

Lo stesso discorso vale per la frutta, di cui dovremmo consumarne (almeno) circa mezzo chilo al giorno.

Ma quanti lo fanno davvero?

A giudicare da quanto ho sentito e visto nella mia pratica clinica, pochi.

E come mai si insiste tanto?

Conoscere i nutrienti presenti in frutta e verdura vi aiuterà a vederle sotto la giusta luce, a dare loro l'importanza che meritano e a iniziare a metterle attivamente e con più entusiasmo nel vostro piatto.

Per prima cosa, frutta e verdura apportano fibre.

Ne avrete già sentito parlare, immagino: le fibre sono quelle componenti dei vegetali non digerite dai nostri enzimi che vanno incontro a due diversi destini all'interno del nostro tubo digerente:

- Rimpolpare e ammorbidire la massa fecale, rendendo così l'evacuazione una piacevole attività mattutina invece di uno strazio (nel caso delle fibre insolubili).

- Nutrire la nostra flora batterica intestinale favorendo la crescita dei ceppi di «batteri buoni», quelli produttori di acidi grassi a catena corta e di altre sostanze per l'integrità della parete intestinale e per la nostra salute (nel caso delle fibre solubili).

Le fibre, inoltre, ci aiutano a raggiungere un piacevole senso di sazietà e rallentano/impediscono l'assorbimento di nutrienti o altre sostanze potenzialmente dannose, come il colesterolo.

Più fibre assumiamo attraverso l'alimentazione e più velocemente elimineremo con le feci gli estrogeni e i sali biliari secreti dal fegato, senza lasciare loro il tempo di venire riassorbiti a livello del colon (del resto il nostro organismo stava proprio cercando di liberarsene, mannaggia).

La volete sapere la cosa che mi sconvolge ogni volta che metto piede in una farmacia? La quantità di integratori di fibre esistente. Fibre insolubili per risolvere la stipsi più ostinata, fibre solubili per tenere sotto controllo glicemia e colesterolo, fibre per aumentare il senso di sazietà... Quando la cosa più logica sarebbe aumentare il consumo di frutta e verdura (e di vegetali in genere, a dire il vero).

Sebbene frutta e verdura siano, come abbiamo appena visto, fonte di fibre, ridurle solo a questo macronutriente (come spesso si sente fare da aitanti profili social che danno consigli nutrizionali *fit*) sarebbe un peccato. Frutta e verdura non sono «fibre commestibili» e basta, hanno molto altro da offrire.

La verdura, per esempio, deve buona parte del suo apporto energetico (di per sé molto basso) al contenuto di proteine, delle quali ci si preoccupa (quasi sempre inutilmente) di non assumerne a sufficienza.

Anche il contenuto di minerali delle verdure non è da trascurare: ferro e calcio, nutrienti che vengono associati a carne e latticini, sono abbondanti in quelle a foglia verde (come la rucola) e quelle della famiglia delle crucifere (cavoli, broccoli & co).

E la frutta?

I macronutrienti che la contraddistinguono sono i carboidrati, prevalentemente zuccheri semplici. Ma non ne abbiate timore, la frutta ne contiene quel poco che basta a farci innamorare del suo sapore e a dare una piccola sferzata di energia extra al nostro cervello all'ora della merenda o alla fine di un pasto (esatto, la frutta a fine pasto, se fa piacere, si può consumare!).

E non è finita qui.

L'altro motivo per il quale frutta e verdura meritano il posto d'onore in qualsiasi rappresentazione grafica volta all'educazione alimentare del pubblico (che sia una piramide o un piatto) è il loro contenuto di vitamine (e questo ce lo sentiamo ripetere dalla scuola materna) ma soprattutto di sostanze fitochimiche con una qualche azione benefica o protettiva per la nostra salute.

Che cosa sono?

Lo vediamo subito.

Vi è mai capitato di sfogliare l'inserto salute di un qualsiasi quotidiano? Ecco, su ogni numero troverete un approfondimento sulla molecola X del vegetale Y che aiuta a combattere la patologia Z.

La quercetina dei capperi ci protegge dai virus, il sulforafano dei broccoli ha un effetto antitumorale, il resveratrolo dell'uva è un potente antiossidante e così via. Un cappero, la cimetta di un broccolo e un chicco d'uva presi singolarmente non fanno alcuna differenza, ma pensate a quanto la può fare un'intera vita dove frutta e verdura sono il gruppo alimentare più abbondante sulla tavola.

Non c'è bisogno che facciate chissà che sforzo di immaginazione: è già stato dimostrato che chi consuma quantità maggiori di questi due gruppi alimentari (le famose cinque porzioni al giorno, almeno) vive più a lungo.[4]

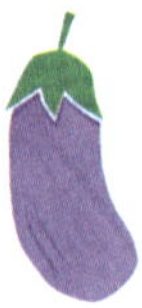

Nutrienti (e altre sostanze) a effetto positivo: fibre, carboidrati semplici, proteine, vitamine, minerali, sostanze fitochimiche protettive.

Nutrienti (e altre sostanze) a effetto negativo: –

Cereali e derivati

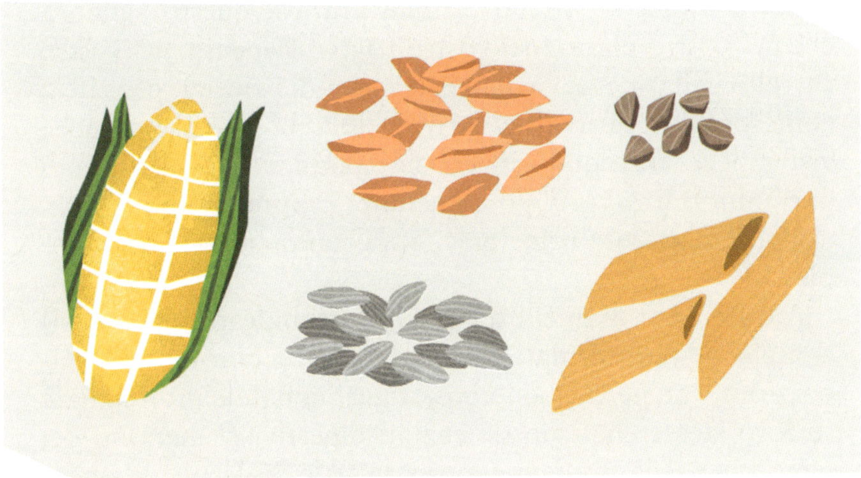

Se ne facciano una ragione i supporter della dieta paleo e i giornalisti che vendono integratori per vivere fino a centovent'anni: il gruppo alimentare dei cereali, dei loro derivati e, ebbene sì, anche delle patate è alla base di qualsiasi alimentazione che voglia definirsi salutare, e da esso dovremmo trarre la maggior parte della nostra energia quotidiana.

Mi rendo conto che, dopo anni di martellamento mediatico che vi ha convinto che la pasta al sugo sia uno «sgarro» domenicale che mette a repentaglio la linea mentre la bresaola e i fiocchi di latte con l'insalata scondita il pasto ideale, questo vi risulti difficile da credere.

Eppure, guardate dove sono posizionati questi alimenti nella piramide alimentare: proprio subito sopra il gradino della frutta e della verdura.

Per tradurla in un'indicazione pratica, questo significa che nel vostro piatto (nel vostro frigo e dispensa, nel vostro carrello della spesa o nella vostra lista di priorità, pensatela come preferite) cereali e derivati dovrebbero essere anche visivamente il secondo (se consideriamo frutta e verdura di pari importanza) gruppo alimentare rappresentato.

Come nutriente principale, apportano carboidrati complessi.

A differenza di quelli semplici, i carboidrati (o zuccheri) complessi sono formati da lunghe catene con molte ramificazioni, catene che sono così ingarbugliate e attorcigliate su loro stesse che i nostri enzimi digestivi ci mettono del tempo per separare a una a una tutte le molecole di glucosio e permetterci di assorbirle. Grazie alla loro particolare struttura, i livelli di zucchero nel sangue (glicemia) salgono e scendono lentamente tra un pasto e l'altro, garantendoci quella piacevole sensazione di sazietà prolungata che ci permette di concentraci sulle nostre attività senza che l'idea di finire la confezione di biscotti che abbiamo in dispensa continui a fare capolino.

Avete mai creduto ai promotori delle diete-senza-carboidrati e provato a eliminarli completamente per qualche giorno? (Difficilmente si arriva infatti oltre la prima settimana.)

Siete nervosi, affamati, pensate continuamente al cibo. La vostra capacità di ragionamento e la vostra lucidità diminuiscono: il solo cervello, infatti, consuma 120 g di glucosio al giorno, ovvero da solo utilizza più della metà del nostro fabbisogno quotidiano di carboidrati.

Prima farete pace con questo concetto di fisiologia della nutrizione, prima inizierete a sentirne i benefici.

E se ancora siete affezionati alle proteine e avete paura che iniziando a consumare più cereali i vostri muscoli ne risentiranno, state tranquilli. I cereali contengono dai 10 g (la pasta e il frumento, per esempio) ai 17 g (l'avena) di proteine per etto, contribuendo significativamente all'apporto giornaliero.

O pensavate che il fabbisogno quotidiano di proteine andasse raggiunto a suon di soli petti di pollo e yogurt greci? Mi auguro di no.

La quota di grassi contenuta in media in questo gruppo alimentare è pressoché nulla, mentre è ottimo l'apporto di vitamine del gruppo B (a eccezione della vitamina B12, come vedremo in seguito) e di minerali come ferro e zinco, soprattutto quando i cereali vengono consumati nella loro forma integrale.

A proposito di integrale, un altro ottimo motivo per preferire i cereali in questa versione è il loro maggiore contenuto di fibre e sostanze fitochimiche protettive in grado di prevenire e influenzare positivamente il decorso delle patologie croniche.

Fibre e sostanze fitochimiche che troviamo in maggior concentrazione proprio nella crusca, ovvero il rivestimento esterno del cereale, che viene eliminato insieme al germe – la parte embrionale e più profonda del chicco – durante il processo di raffinazione.[5]

- **Nutrienti (e altre sostanze) a effetto positivo:** fibre, carboidrati complessi, proteine, vitamine del gruppo B, sostanze fitochimiche protettive, minerali.
- **Nutrienti (e altre sostanze) a effetto negativo:** –

Antinutrienti: un timore ingiustificato

Una delle ragioni che portano i sostenitori dell'eliminazione totale di cereali e derivati a sostegno della loro tesi è la presenza al loro interno di antinutrienti, sostanze che la pianta produce per difendersi dalle aggressioni esterne e che nel nostro intestino si legano ad alcuni minerali, rendendone più difficile l'assorbimento.

Mi rendo conto che detta così sembrano una vera e propria minaccia, ma nella realtà dei fatti gli antinutrienti effettivamente contenuti sono irrisori rispetto alla ricchezza di nutrienti presenti.

Cereali (e altri vegetali, come i legumi) contengono antinutrienti? Sì.

Questo ha un qualche effetto negativo sullo stato nutrizionale complessivo? No.

Anzi, a voler ben vedere sembra che molti di questi posseggano dei veri e propri effetti benefici per la salute.[6]

Legumi

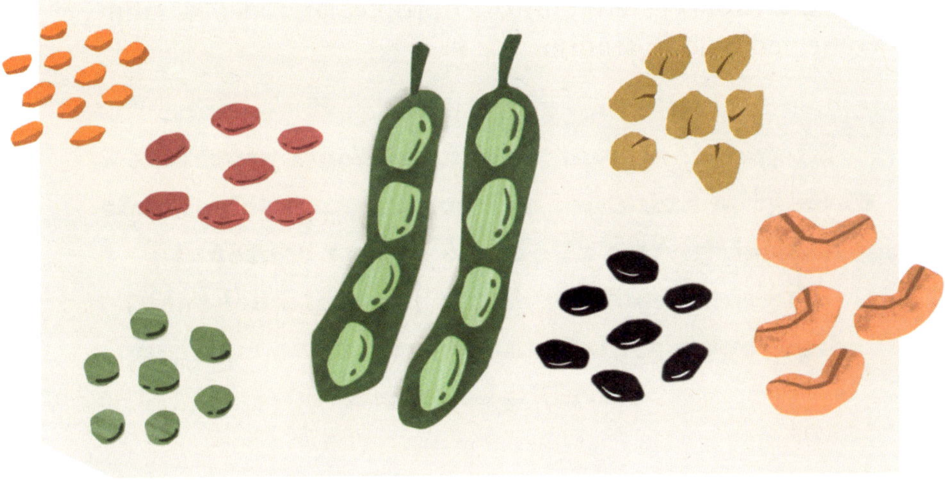

Salendo di un gradino rispetto a frutta, verdura e cereali, troviamo i legumi.

Mettendoli in questa posizione, la piramide alimentare sta cercando di dirci che andrebbero consumati ogni giorno *almeno* una volta al giorno e che quindi sono una fonte proteica migliore rispetto a quelle di origine animale, che troviamo ai gradini superiori.

La ragione sta nei nutrienti che troviamo (e non troviamo) nei legumi insieme alle proteine.

Pochissimi grassi, fibre per far banchettare i batteri buoni del nostro intestino, vitamine, minerali (ferro, potassio e zinco soprattutto).

Grazie al fatto di trovarsi alla base della catena alimentare e al ridotto contenuto di grassi, i legumi presentano bassi livelli di quegli inquinanti ambientali/interferenti endocrini che si è capito essere piuttosto problematici per la salute, come vedremo in seguito.

I legumi, al contrario delle fonti proteiche di origine animale, non contengono colesterolo. Anzi, grazie alle fibre in essi contenute che intrappolano quello presente nel tubo digerente, aiutano a tenerne sotto controllo i livelli plasmatici.[7]

Anche nei legumi troviamo sostanze fitochimiche protettive con numerosi effetti positivi per il nostro organismo, in particolare polifenoli e fitoestrogeni (il nome non deve spaventarvi, ne parleremo a pagina 206).

Non stupisce quindi che un loro consumo regolare sia associato a straordinari benefici per la salute, tra cui la riduzione del rischio di patologie cardiovascolari, ipertensione arteriosa e diabete.[8]

Pensate che con una porzione di soli 80 g di legumi cotti al giorno, il rischio di avere un infarto si riduce già del 38%![9]

Figuriamoci con due o tre o – meglio ancora – nel caso in cui i legumi fossero l'unica fonte proteica della dieta, cosa potrebbe succedere.

Niente spoiler per ora, ma vi anticipo che lo vedremo a pagina 97.

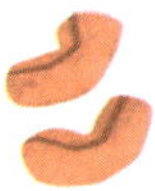

- **Nutrienti (e altre sostanze) a effetto positivo:** proteine, fibre, vitamine del gruppo B, sostanze fitochimiche protettive, minerali.
- **Nutrienti (e altre sostanze) a effetto negativo:** -

«Ma i legumi mi gonfiano!»

Con una schiacciante superiorità in termini di qualità e benefici per la salute rispetto a tutte le altre fonti proteiche di origine animale (per non parlare del loro costo irrisorio!) vi aspettereste che chiunque ne faccia un uso quanto meno quotidiano.

Mi dispiace deludervi, ma i numeri sono di un altro avviso.[9] Nei Paesi mediterranei (con buona pace della dieta che porta il nome di quest'area) il consumo medio non supera i 20 g al giorno (l'ideale sarebbe almeno il triplo), mentre nel resto dell'Europa la media è di 5 g al giorno.

La motivazione addotta più di frequente da coloro che preferiscono il petto di pollo all'hummus è che i legumi sono per loro causa di dolori addominali e di un gonfiore insopportabile.

Ed è vero: meno legumi si mangiano, meno si selezionano quei ceppi di batteri intestinali in grado di trasformare le loro fibre in composti benefici, come l'acido butirrico, invece che in gas.

C'è un solo modo per uscire da questa impasse: iniziare a mangiarli!

Non si inizierà da un minestrone di fagioli borlotti con la buccia, magari, ma da piccole quantità di legumi decorticati (come le lenticchie rosse!) inserite prima a giorni alterni, poi quotidianamente in quantità a poco a poco crescenti.

Se vi suona faticoso, vedetelo come un vero e proprio investimento per la vostra salute che s'ha da fare, prima o poi!

Frutta secca e semi oleosi

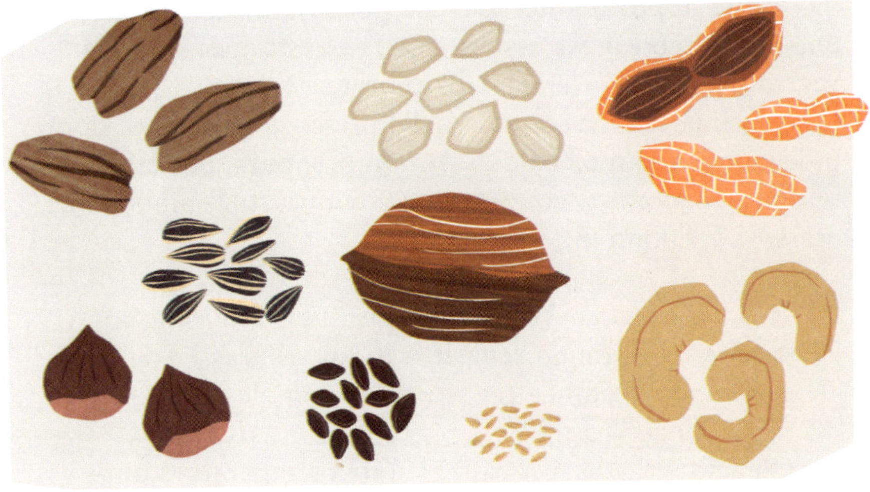

Se durante una partita di Pictionary vi capitasse di dover disegnare il concetto «densità nutrizionale», rappresentatelo come una manciata di frutta secca e/o di semi oleosi, e mi ringrazierete quando la vostra squadra indovinerà in pochi secondi.

Ok, forse non è vero e cercheranno di decifrare per almeno un quarto d'ora cosa siano quei pallini che avrete tracciato sul foglio, ma una cosa è certa: questo gruppo alimentare ha tutto il diritto di trovarsi sullo stesso gradino dei legumi e di meritarsi un consumo quotidiano.

In volumi minuscoli, frutta secca e semi oleosi sono infatti in grado di concentrare fibre, proteine, minerali, vitamine (soprattutto liposolubili), sostanze fitochimiche protettive, acidi grassi «buoni» e soprattutto acidi grassi essenziali.

A proposito di grassi, è arrivato il momento di parlarne in modo più approfondito così che possiate capire perché sia una scelta più saggia assumerne da questa e da altre fonti vegetali, piuttosto che dai cibi di origine animale.

Per prima cosa, a seconda della presenza o meno di doppi legami tra le molecole di carbonio oppure, per farla più semplice, di come si comportano a temperatura ambiente, i grassi si dividono in:

- **Grassi saturi.** Tra le molecole di carbonio che costituiscono il lungo scheletro di questi grassi non ci sono doppi legami e questo rende la molecola molto rigida, poco flessibile.
  Gli acidi grassi saturi sono solidi a temperatura ambiente.

- **Grassi insaturi.** Presentano uno (mono-insaturi) o più (poli-insaturi) doppi legami all'interno della catena carboniosa, il che li rende più flessibili.
  Gli acidi grassi insaturi sono liquidi a temperatura ambiente.

Il nostro organismo è perfettamente in grado di sintetizzare in autonomia tutti gli acidi grassi saturi di cui ha bisogno.

Il vero problema semmai è non assumerne troppi con l'alimentazione, dato che alterano la flora batterica intestinale favorendo la produzione di composti proinfiammatori[10] e aumentano i livelli di colesterolo e con essi il rischio cardiovascolare.[11]

I grassi insaturi, al contrario, favoriscono la produzione di composti antinfiammatori, l'abbassamento dei livelli di colesterolo e, quando vengono preferiti ai grassi saturi, il rischio di sviluppare patologie croniche si riduce.

Tra questi, due tipi di grassi insaturi devono essere tassativamente assunti attraverso gli alimenti: si tratta dell'acido linoleico (LA, con ultimo doppio legame a sei atomi di carbonio dalla fine della molecola, quindi della serie omega-6) e acido alfa linolenico (ALA, con ultimo doppio legame a tre atomi di carbonio dalla fine della molecola, quindi della serie omega-3).

Mentre l'acido linoleico si trova senza difficoltà sia nel regno vegetale che nel regno animale, l'acido alfa linolenico va ricercato con un minimo di attenzione, visto che è più raro da scovare.

Mi scuso per la lunga digressione di biochimica, ma era necessaria per meglio comprendere il perché, in quanto a fonti di grassi, frutta secca e semi oleosi siano una scelta molto più saggia rispetto a ciò che sta più in alto nella piramide alimentare.

I grassi contenuti nella frutta secca e nei semi oleosi non solo sono insaturi (di grassi saturi non se ne trova praticamente traccia), ma si tratta prevalentemente di acidi grassi essenziali.

L'acido linoleico (LA), della serie omega-6, lo troverete un po' dappertutto in questo gruppo alimentare.

Per quanto riguarda l'acido alfa linolenico, il precursore

della serie omega-3, i semi di lino, di chia e le noci ne sono particolarmente ricchi.

Come in tutti gli altri gruppi alimentari vegetali, anche nella frutta secca e nei semi oleosi non troviamo traccia di colesterolo.

«Ma frutta secca e semi oleosi sono... calorici!»

Sono certa che l'avrete pensato, dite la verità.

Siamo abituati ad associare l'attributo calorico a qualcosa di estremamente negativo. Non è infatti con l'eccesso di calorie che si crea quel surplus energetico che porta poi all'aumento di peso?

Avete tecnicamente ragione, ma quando si parla di semi e di frutta secca le leggi della fisica sembrano non valere, tanto che quando questo surplus energetico viene creato in modo controllato e facendo sì che venga esclusivamente da questo gruppo alimentare, l'aumento di peso non si verifica, o è nettamente minore del previsto.[12]

Nel caso di frutta secca e semi oleosi andrebbe quindi sostituito l'aggettivo *calorico* (che non è nemmeno un attributo negativo, del resto l'energia misurata in calorie ci serve per vivere!) con *nutriente*, vista la ricchezza di minerali, vitamine e altri composti essenziali racchiusi in ciascuna, piccola unità.

Considerate poi che i legumi, non contenendo grassi, sono una fonte proteica a densità calorica decisamente inferiore rispetto a quelle di origine animale. Se, come mi auguro, da ora in avanti la maggior parte del vostro fabbisogno proteico giornaliero deriverà esclusivamente (o almeno prevalentemente) da loro, potete tranquillamente giocarvi l'energia «risparmiata» aumentando il consumo di frutta secca e di semi oleosi.

Non siete ancora convinti?

Be', sappiate che consumarne una manciata ogni giorno (o quasi) riduce significativamente il rischio di malattie cardiovascolari, in particolar modo di infarto.[13]

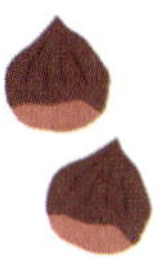

Nutrienti (e altre sostanze) a effetto positivo: fibre, acidi grassi insaturi tra cui acidi grassi essenziali, proteine, vitamine liposolubili, sostanze fitochimiche protettive, minerali.

Nutrienti (e altre sostanze) a effetto negativo: -

Omega-6/omega-3 a rapporto

Affinché i benefici per la salute siano massimi, non basta preferire gli alimenti contenenti acidi grassi insaturi rispetto a quelli ricchi di grassi saturi. Anche il rapporto tra gli acidi grassi omega-6 e omega-3 assunti con l'alimentazione conta, e deve essere il più basso possibile. Questo si verifica – se avete ancora un po' di familiarità con l'algebra studiata a scuola – quando è basso il numeratore (ovvero l'apporto di omega-6) e alto il denominatore (ovvero quello di omega-3).

I (pochi) grassi insaturi presenti nei cibi di origine animale sono raramente della serie omega-3 (eccezion fatta per il pesce, che ha comunque delle criticità delle quali ci occuperemo dopo), mentre abbondano invece quelli della serie omega-6, tra cui uno a catena particolarmente lunga, l'acido arachidonico, che è il precursore di moltissimi composti proinfiammatori.

Non che questo sia necessariamente un male: del resto, l'infiammazione è un meccanismo messo in atto dal nostro organismo per riparare le ferite, combattere le infezioni e limitare eventuali danni.

Ma quando l'apporto di grassi omega-6 è tale da aumentare il rapporto a 15 o a 20:1, come avviene nelle diete ricche di cibi animali dove di grassi omega-6 e di acido arachidonico in particolare se ne trovano più del necessario, lo stato infiammatorio viene «acceso» a sproposito, il che crea una base fertile per l'insorgenza di patologie croniche.

Il rapporto si avvicina invece a quello ottimale (che va da 8:1 a, ancora meglio, 4:1) tanto più la dieta è vegetale e ricca di acidi grassi omega-3.

Olio extravergine di oliva

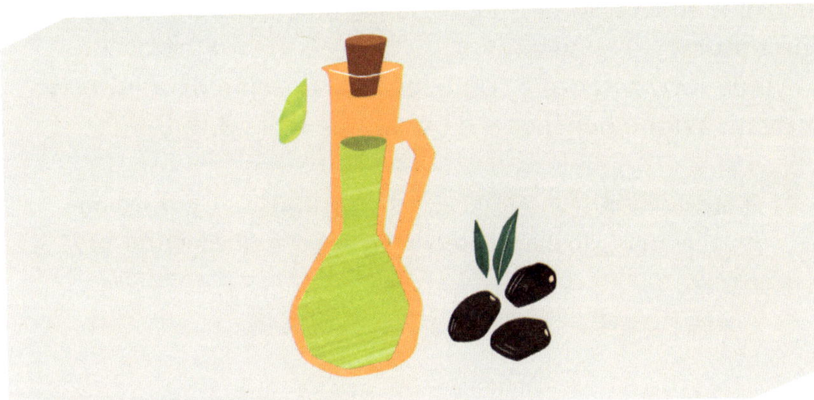

Proprio come la frutta secca e i semi oleosi, anche l'olio di oliva merita un posto nei gradini inferiori della piramide alimentare dato il suo profilo lipidico decisamente più favorevole rispetto ai grassi da condimento di origine animale.

Nell'olio di oliva la quasi totalità dei grassi è infatti rappresentata dall'acido oleico, un grasso monoinsaturo che, insieme ai polifenoli, è responsabile dei suoi effetti benefici per la salute, tra cui la riduzione dei marker infiammatori nel sangue, dello stress ossidativo e del colesterolo.[14]

La quantità di acidi grassi saturi è molto bassa (circa il 14%) e quella di omega-6 è irrisoria, a differenza degli oli di semi, motivo per il quale sarebbe bene utilizzare questi ultimi occasionalmente e solo quando la ricetta li richiede espressamente, non nella quotidianità.

Di colesterolo, *ça va sans dire*, non ve ne è traccia.

Neanche di fibre, a dire il vero: l'olio è un prodotto raffinato, le fibre restano in ciò che rimane nelle olive dopo la spremitura.

Ma la loro assenza è compensata da decine di composti a provata azione benefica e da vitamine liposolubili.

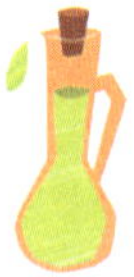

- **Nutrienti (e altre sostanze) a effetto positivo:** acidi grassi mono e polinsaturi, vitamine liposolubili, sostanze fitochimiche protettive.
- **Nutrienti (e altre sostanze) a effetto negativo:** -

E l'olio di cocco?

L'olio di cocco è uno dei pochi grassi vegetali saturi: potete accorgervene anche solo guardandolo a occhio nudo, dal momento che è solido a temperatura ambiente.

Si vocifera che, nonostante sia un grasso saturo, non abbia effetto sull'aumento del colesterolo totale. È vero?

No: il consumo di olio di cocco ha un effetto favorevole sull'aumento di colesterolo plasmatico solo se viene messo a confronto con i grassi animali. Quando il termine di paragone sono gli oli vegetali, e l'olio di oliva in particolare, questi ne escono decisamente vincitori.[15]

Latte e derivati

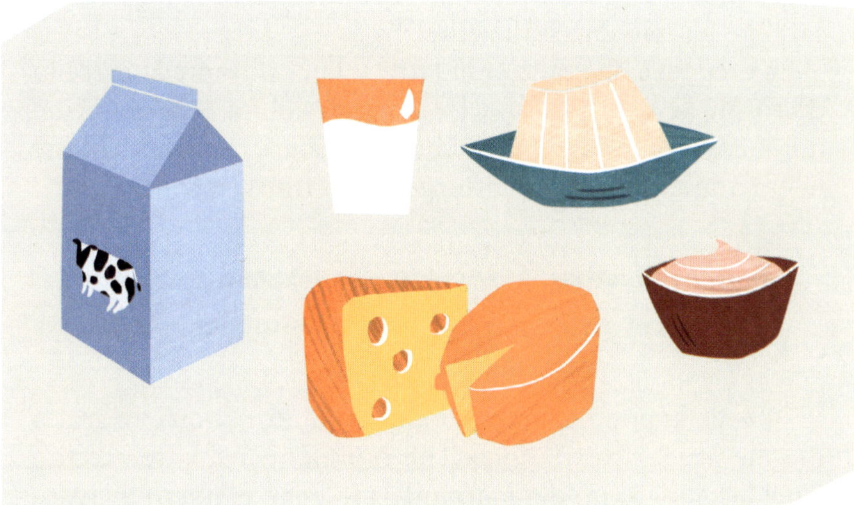

Salendo di un altro gradino lungo la piramide alimentare troviamo il gruppo alimentare di latte e derivati (come yogurt e formaggi).

Siamo abituati a dare per scontata la loro presenza in un'alimentazione bilanciata e completa: «Senza latticini, del resto, come si farebbe ad assumere il calcio necessario per mantenere le ossa in salute?».

Lo so che lo state pensando, ma analizziamo la questione con un minimo di occhio critico.

Il suggerimento della maggior parte delle linee guida di consumarne da una a tre porzioni ogni giorno è proprio finalizzato a raggiungere il mastodontico fabbisogno di calcio quotidiano settato dalle stesse, intorno al grammo.

Ma serve davvero così tanto calcio?

Secondo l'Organizzazione Mondiale della Sanità la metà sarebbe già più che sufficiente.[16]

La credenza che tanto più latte si beve durante la crescita tanto più le ossa saranno forti in età adulta è in realtà un mito, così come non è vero che consumare derivati del latte in età adulta prevenga l'insorgenza di fratture.[17,18]

A dire il vero, i derivati del latte vaccino o di altri animali all'uomo... non servono.

Il 70% della popolazione mondiale, peraltro, non è in grado di tollerare il lattosio (lo zucchero presente nel latte vaccino e nel latte materno dei mammiferi in genere, uomo incluso) una volta superata l'infanzia.[19]

Sempre a proposito di lattosio, il galattosio, uno dei due monosaccaridi che compongono la sua molecola, sembra avere un ruolo chiave nella genesi del morbo di Parkinson. Con due soli bicchieri di latte al giorno si supererebbe già la quantità di galattosio in grado di causare le alterazioni in neuroni e cellule accessorie tipiche della malattia.[20] La ricerca sul tema è ancora in una fase iniziale, ma buono a sapersi per un qualcosa che, a noi esseri umani, nemmeno serve.

A parte la vitamina B12, una vitamina prodotta da batteri che si trovano nel tubo digerente dei ruminanti e nel terreno e che gli animali concentrano nei loro muscoli, gameti e secrezioni, non vi è infatti nel latte e nei suoi derivati alcun nutriente che non si possa trovare nei gruppi alimentari dei gradini precedenti, calcio incluso.

Vedremo nel dettaglio quali sono le fonti vegetali di calcio nel prossimo capitolo.

Sebbene latte e derivati siano poi considerati alimenti proteici e «light», quando non vengono artificialmente trattati e «scremati», più della metà del loro apporto energetico deriva da grassi.

Ottenere derivati del latte con una maggior quantità di proteine invece che di grassi non è poi detto che sia un vantaggio. Le caseine, ovvero le proteine più rappresentate nel latte vaccino, nel nostro intestino vengono convertite in caseomorfine, piccole molecole che – come dice il nome – hanno effetto simil-oppiaceo.

Da un punto di vista evoluzionistico, questo è ovviamente un vantaggio: ogni cucciolo di mammifero, per sopravvivere, deve essere così «drogato» del latte della propria madre da non poterne fare a meno. Ma che effetto hanno su di noi, che non siamo vitelli, queste caseomorfine?

Oltre a renderci letteralmente dipendenti dai derivati del latte (scommetto che, anche solo leggendo tutti i ragionevoli motivi esposti in questo paragrafo per farne a meno, fate fatica a immaginare la vostra vita senza), le caseomorfine attivano quei recettori presenti sia nel tubo digerente che nel tratto respiratorio responsabili della produzione di muco.[21]

Potrebbe essere questo il motivo per cui spesso, nella pratica clinica, chi soffre di patologie delle basse vie respiratorie beneficia dalla loro eliminazione?

Può darsi, anche questa per il momento resta un'ipotesi, seppur verosimile e supportata dal beneficio clinico che spesso si riscontra con l'eliminazione o la drastica riduzione di questo gruppo alimentare nei pazienti affetti da asma e da infezioni bronchiali ricorrenti.

Ciò che invece è certo è che i derivati del latte, e soprattutto i formaggi dove tutto viene concentrato dalla riduzione o dalla mancanza della componente liquida, sono tra i responsabili del superamento delle soglie massime raccomandate di assunzione di inquinanti ambientali persistenti come le diossine e il PCB.[22]

E gli ormoni?

È vietato somministrarne agli animali ma, dal momento che la maggior parte del latte presente in commercio proviene da mucche in gravidanza al momento della mungitura, tracce di steroidi sessuali (soprattutto estrogeni e progesterone) si ritrovano nel latte e nel sangue/urine di chi ne consuma.[23]

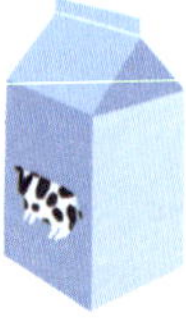

Nutrienti (e altre sostanze) a effetto positivo: proteine, vitamina B12 e altre vitamine liposolubili, calcio.

Nutrienti (e altre sostanze) a effetto negativo: grassi saturi, colesterolo, sale (nei formaggi), ormoni steroidei, caseomorfine, inquinanti ambientali persistenti, lattosio (per 2 persone su 3).

E i latti vegetali?

Basta entrare in un qualsiasi supermercato ormai per rendersi conto di come l'offerta di alternative vegetali al latte sia aumentata a dismisura negli ultimi anni.

«Non sono latte e non si possono chiamare latte!» mettono in guardia alcuni nutrizionisti vecchia scuola e, ovviamente, anche le associazioni di produttori lattiero-caseari per le quali il mercato in continua crescita di questi prodotti è una minaccia allo status quo.

Be', questo è ovvio, non sono latte. E chi acquista queste alternative lo sa molto bene.

Sono bevande bianche a contenuto calorico molto basso, soprattutto nelle versioni senza zuccheri aggiunti, alle quali viene addizionato calcio in modo che il contenuto rispecchi esattamente quello del latte vaccino. Con il vantaggio di non avere colesterolo, grassi saturi, ormoni e di non concentrare inquinanti ambientali persistenti accumulati lungo la catena alimentare.

A parte quella di soia, che ne contiene tante quante il latte vaccino, le altre bevande vegetali non contengono significative quantità di proteine. Questo e la mancanza di iodio, un minerale essenziale per un corretto funzionamento della tiroide, sono i «difetti» che vengono portati dai detrattori delle alternative vegetali al latte a sostegno delle loro tesi.

Ma si tratta davvero di un problema?

In una dieta dove i gruppi alimentari vegetali (e soprattutto legumi, cereali e frutta secca) sono presenti in abbondanza, la quota proteica viene raggiunta e addirittura superata senza latte e derivati.[24]

Per quanto riguarda lo iodio, il ministero della Salute consiglia già a chiunque l'utilizzo di (poco) sale e di solo sale iodato per raggiungerne già, anche solo con i pochi grammi consigliati, il fabbisogno.[25]

I latti vegetali sono quindi una modalità comoda e a impatto positivo, o quantomeno neutro, per la salute, che permettono di raggiungere il fabbisogno quotidiano di calcio anche a chi non ha dimestichezza con le fonti vegetali integrali.

Come dite?

Addizionare i latti vegetali di calcio non è naturale?

Non lo è nemmeno bere latte materno di un'altra specie, se è per questo.

Pesce

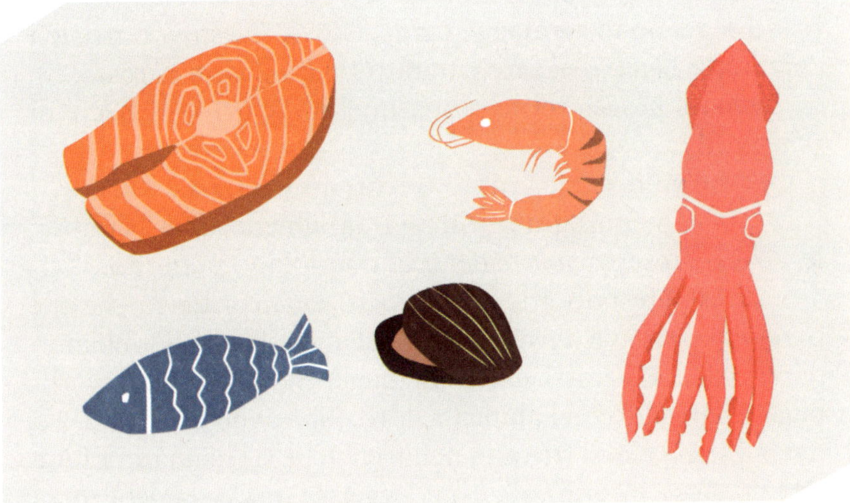

Lasciamoci il gradino dei derivati del latte alle spalle e proseguiamo con l'analisi critica degli alimenti di origine animale il cui consumo suggerito non è quotidiano come i legumi, bensì settimanale.

Iniziamo dal pesce.

Come mai occupa una posizione più marginale rispetto alle fonti proteiche vegetali, quando viene descritto da nutrizionisti (sempre quelli della vecchia scuola, gli stessi contrari all'uso di latte vegetale) e testate giornalistiche che si occupano di alimentazione come l'alimento ricco di proteine più vantaggioso per la nostra salute?

È vero che apporta proteine, minerali (soprattutto ferro) e vitamine (tra cui la vitamina B12, l'unica che non si trova nei cibi di origine vegetale), ma, rispetto ai legumi, non contiene fibre e apporta quantità non trascurabili di colesterolo. Ne possiede meno di formaggi, carne e uova, questo è certo, ma comunque ben più di zero (soprattutto molluschi e crostacei).

«Però il pesce, soprattutto quello azzurro, è ricco di omega-3!»

Quante volte avete sentito o letto questa frase?

Io più o meno ogni settimana da almeno quindici anni, leggendo l'inserto *Salute* del mio quotidiano preferito.

Se avete prestato attenzione, però, vi ricorderete che nel paragrafo relativo a frutta secca e semi a pagina 39 abbiamo parlato di acidi grassi essenziali, quelli che vanno assunti obbligatoriamente con l'alimentazione. Non sono gli omega-3 a lunga catena che si trovano nel pesce (che si chiamano EPA e DHA) a essere essenziali. Non leggerete una cosa del genere su nessun libro di biochimica, e vi sfido a trovarlo scritto.

È infatti il *precursore* di tutti gli omega-3, l'acido alfa linolenico (ALA), a essere essenziale. A partire da quello, proprio come i pesci che lo introducono con le alghe, siamo perfettamente in grado di sintetizzare anche noi EPA e DHA, rendendo il consumo di pesce completamente superfluo se si apporta una quantità sufficiente di ALA attraverso cibi vegetali (e vedremo come fare nel prossimo capitolo).

Vi è peraltro una contraddizione di fondo nel consigliare il consumo di pesce a categorie di persone con elevato fabbisogno di omega-3 (come donne in gravidanza o allattamento e bambini) per poi metterle in guardia dal consumo dello stesso, in particolare degli esemplari di grossa taglia, per il rischio di assunzione di troppi metalli pesanti. Non pensiate che i livelli di metalli come piombo e mercurio siano infatti un problema solo per chi consuma pesce e molluschi in quantità esagerate: aumenti significativi nel sangue si rilevano già con le porzioni raccomandate dalla piramide alimentare di 150 g per almeno quattro volte alla settimana.[26,27]

Meglio un piatto di ceci e una manciata di noci in più, a questo punto. Così facendo si eviteranno non solo quei metalli pesanti che, una volta entrati in circolo, tendono ad accumularsi per anni nel sistema nervoso centrale,[28] ma anche inquinanti ambientali persistenti come il PCB.[29]

Un altro problema di non poco conto è la plastica che ormai, per colpa dell'incuria e della superficialità degli esseri umani, si ritrova nel mare e di conseguenza anche nei suoi abitanti.

Il consumo di molluschi, crostacei e pesci, soprattutto se si mangiano interi come le specie più piccole, è la modalità più probabile con la quale particelle di plastica microscopiche possono arrivare fino all'uomo, entrare in circolo e accumularsi in organi e tessuti.[30,31,32]

Gli effetti di questo fenomeno sulla salute sembrano essere legati al rilascio progressivo da parte di queste microplastiche delle sostanze chimiche che le compongono, come gli ftalati, e non sono a oggi ancora del tutto noti.[33]

Meglio non fare da cavia, nel frattempo, voi che dite?

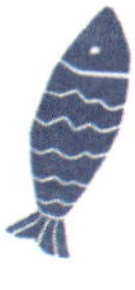

- **Nutrienti (e altre sostanze) a effetto positivo:** proteine, vitamina B12, minerali, acidi grassi omega-3.
- **Nutrienti (e altre sostanze) a effetto negativo:** colesterolo, metalli pesanti, inquinanti ambientali persistenti, microplastiche.

Uova

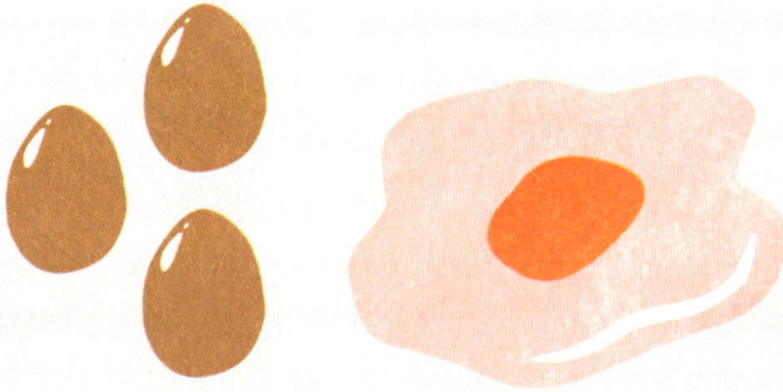

Sapete quanto colesterolo contiene il tuorlo di un uovo di gallina di medie dimensioni?

Circa 300 mg, ovvero la quantità che è raccomandato non superare quotidianamente.

«Che le uova aumentino il colesterolo plasmatico è però un falso mito» sono sicura avrete letto da qualche parte.

Be', mica tanto.

O meglio, nel caso la dieta sia già ricca di colesterolo e i valori di colesterolo plasmatici siano già elevati, non è certo un uovo a peggiorare le cose.[34]

Il che però è un po' come dire che un fiammifero gettato in un incendio non faccia poi tanta differenza.

Sapete cosa fa, invece, la differenza sui livelli di colesterolo nella norma?

Indovinate un po': mangiare uova.[35]

Ma c'è di più.

La colina contenuta nelle uova viene processata a opera della flora batterica prima e dal fegato poi in TMAO (che sta per trimietilamina-N-ossido, ma non penso vi aggiunga alcunché sapere il nome per intero), una molecola che favorisce il deposito di colesterolo nelle arterie e aumenta il rischio di malattie cardiovascolari, come ictus e infarti.[36,37]

Un prezzo un po' alto da pagare per assumere proteine, ferro e vitamina B12, non trovate?

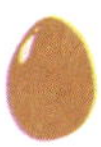

- **Nutrienti (e altre sostanze) a effetto positivo:** proteine, vitamina B12, minerali.
- **Nutrienti (e altre sostanze) a effetto negativo:** colesterolo, grassi saturi, colina (→ TMAO).

Carne bianca

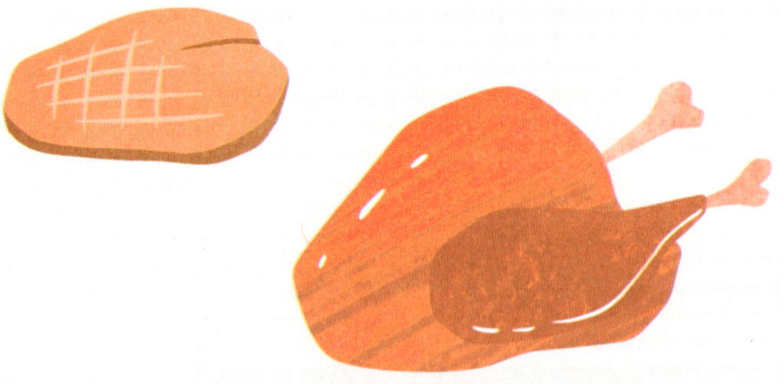

Se la carne bianca merita di trovarsi un gradino più in basso rispetto a quella rossa significa che non costituisce poi chissà che pericolo per la salute, giusto?

Sbagliato.

I suoi effetti sui livelli di colesterolo, per esempio, non sono tanto diversi.[38]

La carne bianca non è poi un alimento cancerogeno di per sé, ma i metodi di cottura ai quale viene spesso sottoposta prima del consumo (come la grigliatura) causano la formazione di amine eterocicliche e idrocarburi policiclici aromatici.[39,40] E questi composti sì che aumentano il rischio di sviluppare alcuni tipi di tumore.[41]

La carne di pollo è inoltre la prima fonte di quei patogeni che causano le più frequenti infezioni alimentari,[42] e se l'appetito vi è già passato così sappiate che il peggio deve ancora arrivare.

Quando la carne di pollo viene macellata, infatti, al momento dell'eviscerazione degli animali i batteri contenuti nel loro tubo digerente entrano in contatto con i tessuti muscolari, quelli che saranno venduti come carne per il consumo umano, e li contaminano. Non sono tanto i batteri il problema, quelli muoiono con il calore. Ma le endotossine da loro prodotte, no.

Attraversano la barriera intestinale, facilitate dai grassi saturi, vengono assorbite e una volta in circolo accendono la risposta infiammatoria, il *primum movens* di molte patologie croniche.[43,44]

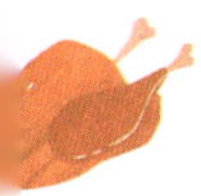

Nutrienti (e altre sostanze) a effetto positivo: proteine, minerali (ferro e zinco), vitamina B12.

Nutrienti (e altre sostanze) a effetto negativo: colesterolo, grassi saturi, amine eterocicliche aromatiche e idrocarburi policiclici aromatici (dopo la cottura), endotossine.

Carne rossa

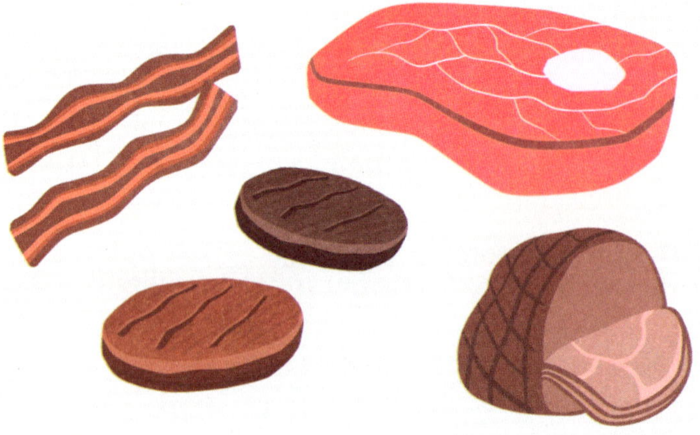

Le carni rosse, vale a dire quelle provenienti da maiali, bovini e ovini, si trovano su un gradino ancora più alto della piramide alimentare.

Come mai?

Be', innanzitutto sono classificate come probabile cancerogeno dall'Agenzia Internazionale per la Ricerca sul Cancro (IARC), quel ramo dell'Organizzazione Mondiale della Sanità che si occupa di prevenzione oncologica.[45]

«Ma, ehi, probabile cancerogeno non significa cancerogeno certo. E poi la carne rossa è ricca di ferro, che ci serve. Quindi fa anche del bene, in fondo.»

Sono in molti a consumare spesso questo gruppo alimentare pensando che la ricchezza di ferro delle carni rosse sia un vantaggio, ma non è proprio così.

Il ferro *eme*, vale a dire la forma in cui il ferro si trova nei muscoli e nel sangue degli animali, è un potente ossidante che esercita la sua azione, tra le altre cose, sul colesterolo circolante, rendendolo in grado di infiltrarsi con più facilità nelle pareti delle arterie.

Pensate che con l'assunzione di 1 solo milligrammo di ferro eme al giorno (come quello contenuto in una bistecca da un etto) il rischio di malattie cardiovascolari aumenta del 27%![46,47]

È proprio il ferro eme, tra l'altro, uno dei possibili responsabili della cancerogenicità della carne rossa.[48]

Ma non è il solo.

Avete mai sentito parlare dell'acido N-glicolil-neuraminico, Neu5Gc per gli amici?

Capisco che il nome vi giunga nuovo, del resto gli esseri umani hanno perso la capacità di sintetizzarlo più di due milioni di anni fa.[49]

Gli animali che siamo soliti mangiare, però, ne producono ancora. Consumando carne rossa, il Neu5Gc viene assorbito, incorporato nelle nostre cellule e riconosciuto come estraneo dal nostro sistema immunitario, scatenando un'infiammazione cronica di basso grado che continuerà fintanto che la causa non verrà rimossa, ovvero fino a che non toglieremo il filetto al sangue dal nostro piatto.

E sapete chi trae vantaggio da questa situazione?

Le cellule tumorali, dove il Neu5Gc va a concentrarsi e che grazie alle sostanze prodotte dallo stato infiammatorio riescono a crescere più velocemente e a diffondersi anche in altre sedi attraverso vasi sanguigni di nuova formazione.[50]

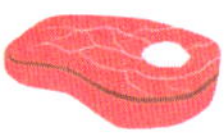

Nutrienti (e altre sostanze) a effetto positivo: proteine, minerali (ferro e zinco), vitamina B12.

Nutrienti (e altre sostanze) a effetto negativo: colesterolo, grassi saturi, ferro eme, Neu5Gc, inquinanti ambientali persistenti.

Diete vegetali e ferro

Se avete il timore che senza carne e prodotti animali di alcun tipo possiate non assumere ferro a sufficienza, sappiate che, che si segua o meno una dieta vegetale, il rischio di sviluppare una carenza di questo minerale è il medesimo.[51]

A dirla tutta, una dieta vegetale ricca di legumi, cereali integrali, verdure a foglia verde, semi e frutta secca è molto più ricca di ferro di una dieta onnivora.[52]

Nei vegetali, però, si trova sotto forma inorganica, *non eme*: avrete probabilmente sentito dire che, per questo motivo, il ferro vegetale venga assorbito in maniera meno efficiente.

Non è così.

Il suo assorbimento non è più inefficiente, ma semplicemente *regolato* a seconda dei fabbisogni del nostro organismo in tempo reale.

Il ferro eme non viene assorbito in modo più efficiente, ma indiscriminato. Vale a dire, anche quando non ce n'è bisogno: questo fa sì che il ferro in eccesso si accumuli nei tessuti sotto forma di ferritina, il che è tutt'altro che un beneficio dal momento che aumenta il rischio di patologie croniche.[53]

Con il ferro vegetale questo non succede.

Ne abbiamo bisogno?

Ne aumentiamo l'assorbimento a livello della parete intestinale.

Non ne abbiamo bisogno?

Viene eliminato con le feci.

Carni lavorate

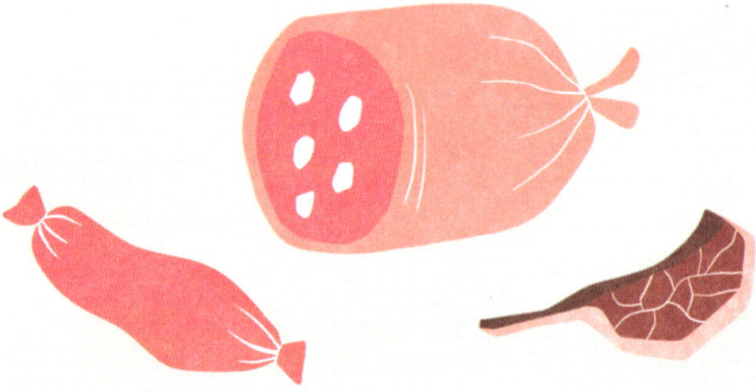

Possiamo dare alla carne rossa il beneficio del dubbio per quanto riguarda la sua presunta cancerogenicità, ma non alla carne lavorata.

Affettati e salumi figurano nella lista dell'IARC come cancerogeno di tipo 1 per l'essere umano, in buona compagnia insieme al fumo di sigaretta e alle bevande alcoliche.[45]

La ragione di ciò non risiede solo nei conservanti utilizzati nella produzione di questi alimenti (nitriti e nitrati, convertiti nello stomaco nelle cancerogene nitrosammine), ma anche nel loro contenuto di ferro eme e di sale.

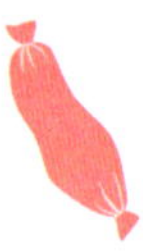

- **Nutrienti (e altre sostanze) a effetto positivo:** proteine, minerali (ferro e zinco), vitamina B12.
- **Nutrienti (e altre sostanze) a effetto negativo:** colesterolo, grassi saturi, ferro eme, sale, nitriti e nitrati (→ nitrosammine).

Zuccheri aggiunti

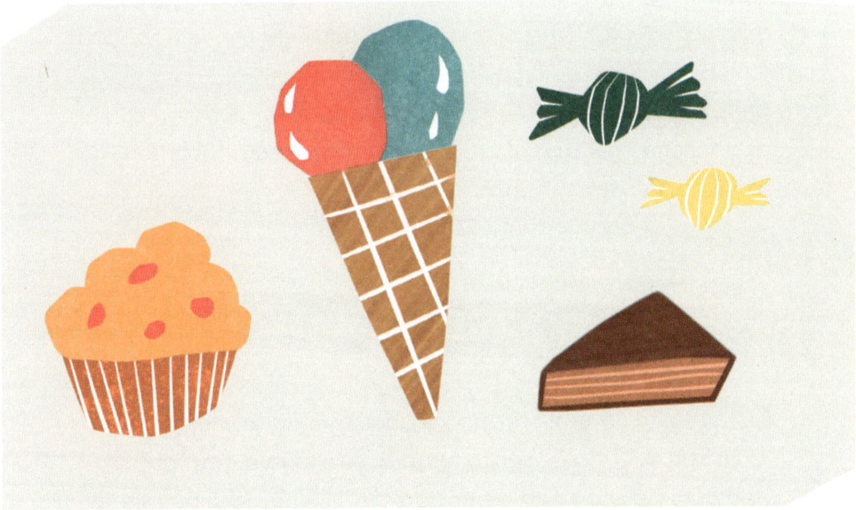

Non è per metterci in guardia dall'occasionale cornetto al bar o fetta di torta in compagnia che la piramide alimentare ha posizionato gli alimenti ricchi di zuccheri aggiunti sul gradino più alto, ma per farci riflettere sul fatto che questo gruppo alimentare ha un puro (e legittimo, sia chiaro!) significato edonistico, non nutrizionale.

Il fabbisogno quotidiano di carboidrati viene già raggiunto attraverso il consumo di cereali e frutta, con un piccolo contributo da parte di legumi e di alcune verdure. I dolci servono quindi all'anima ma non al corpo, in sostanza, e sarebbe bene non superare le due porzioni a settimana (l'equivalente del 5% dell'energia giornaliera da zuccheri suggerito come tetto massimo dall'Organizzazione Mondiale della Sanità).[54]

Nutrienti (e altre sostanze) a effetto positivo: nessuno in particolare, ma sono conviviali e appagano il piacere.

Nutrienti (e altre sostanze) a effetto negativo: zuccheri aggiunti e, a seconda del tipo di grassi e leganti utilizzati (burro, uova), colesterolo e grassi saturi.

E i dolcificanti?

Zucchero di canna, sciroppo d'acero, malto di riso, zucchero di fiori di cocco... sebbene ve le vendano a caro prezzo, non cercate scorciatoie per aggirare il limite settimanale di consumo di dolci. Si tratta infatti sempre di zuccheri aggiunti, solo più costosi e meglio pubblicizzati.

Lo stesso discorso vale per i dolcificanti artificiali, anche quelli per i quali al momento non sono stati accertati in modo definitivo potenziali rischi per la salute, come la cancerogenicità (ma nel dubbio...).[55]

Nonostante siano di fatto senza calorie, interferiscono con la normale regolazione del meccanismo di fame/sazietà e possono portare, contrariamente a quanto ci si aspetterebbe, a un aumento di peso.[56]

E se sono naturali?

Meglio non utilizzarli anche in questo caso.

Abituano il cervello a un sapore innaturalmente dolce e quindi a essere meno attratto da alimenti come la frutta o i cereali dai quali dovremmo trarre la nostra quota di zuccheri giornaliera.

Tiriamo le somme

Ora che abbiamo analizzato nel dettaglio ogni gradino della piramide alimentare, vi chiedo: avete notato qualcosa in particolare?

Guardate la figura riassuntiva che si trova nella prossima pagina.

Nei gruppi alimentari vegetali alla base della piramide troviamo solo **nutrienti a noi utili** e sostanze a effetto benefico per la salute, ma non la vitamina B12.

Nei cibi animali in cima alla piramide troviamo sì nutrienti a noi utili e **vitamina B12**, ma anche **nutrienti e sostanze ad azione potenzialmente dannosa.**

Ha certamente senso, quindi, che chi decide di consumare cibi animali sappia di doverli limitare e compensarne gli effetti negativi con un'abbondanza di vegetali. È proprio questo, in fondo, il messaggio che vuole trasmettere la piramide alimentare.

Vorrei però farvi riflettere su una cosa. Perché mettersi nelle condizioni di dover *compensare* gli effetti negativi dei cibi di origine animale?

Non sarebbe più logico risolvere il problema alla radice, eliminando del tutto gli alimenti di origine animale e basando la nostra alimentazione solo su ciò che sta alla base della piramide?

Cereali, legumi, verdure, frutta secca e semi oleosi hanno tutto ciò che ci serve.

Vitamina B12 a parte, vero. Ma la questione si può risol-

I gruppi alimentari

Cibi animali

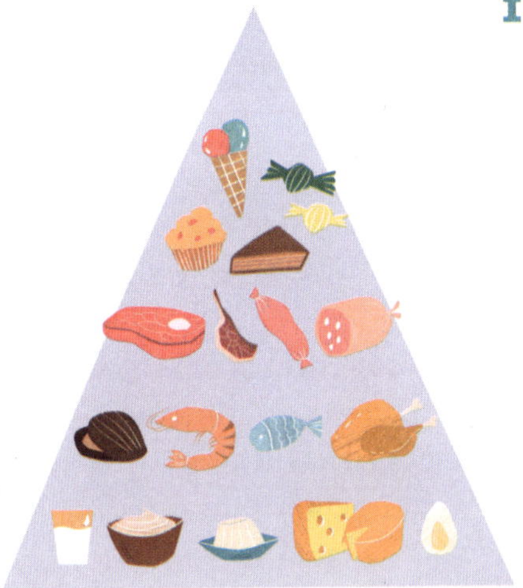

proteine, grassi insaturi, minerali, vitamina B12

colesterolo, grassi saturi, caseomorfine, lattosio, inquinanti ambientali persistenti, microplastiche, precursori del TMAO, endotossine, ammine eterocicliche aromatiche e idrocarburi policiclici aromatici, ferro eme, neu5Gc, sale, zuccheri aggiunti

---

proteine, grassi insaturi, carboidrati, minerali, vitamine (tranne la vitamina B12), fibre, sostanze fitochimiche protettive

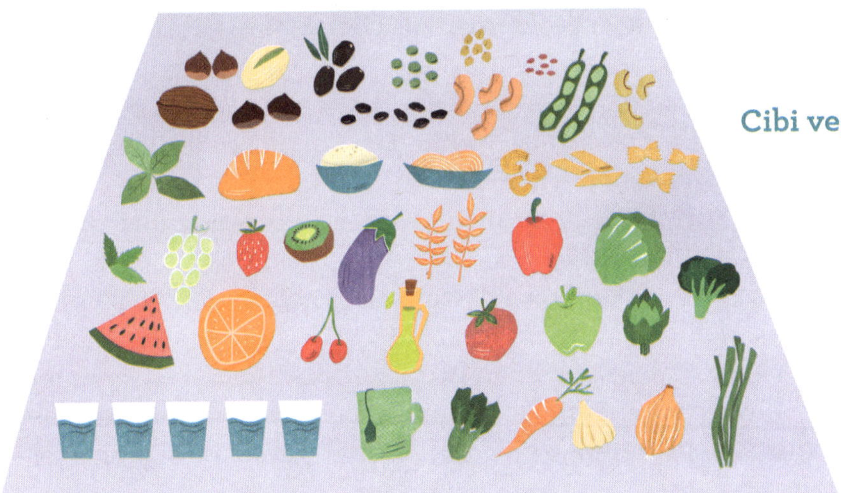

Cibi vegetali

vere con un economico integratore sublinguale, con un costo annuale irrisorio (vedremo i dettagli nel prossimo capitolo) e che viene ampiamente compensato dal risparmio sulla spesa.

Pensateci.

I cibi di origine animale non sono un buon affare.

Vi portate a casa proteine, ma anche colesterolo.

Calcio, ma anche grassi saturi.

Ferro, ma anche sostanze potenzialmente cancerogene.

Con i cibi vegetali è l'esatto il contrario.

Vi servono delle proteine?

Le trovate insieme alle fibre.

Calcio?

Certo, e per lo stesso prezzo anche sostanze fitochimiche protettive.

Ferro?

Sicuro, e in omaggio anche un aperitivo per la vostra flora batterica intestinale.

Ci pensate a come cambierebbe l'andamento delle patologie croniche se si decidesse di lasciare le loro cause alimentari fuori dal piatto?

Ne parleremo in modo dettagliato nella seconda parte di questo libro, ma prima voglio darvi qualche consiglio pratico, perché, se siete arrivati a leggere fino a qui, sono sicura di avervi fornito delle ottime motivazioni per dare una chance a una dieta vegetale.

Ma come comporre i pasti?

Come organizzare la spesa?

Come assicurarsi un'alimentazione completa?

È molto più semplice di quanto pensiate, e lo vedremo nel prossimo capitolo.

«Ma se una dieta mediterranea ha comunque una base *fortemente* vegetale... perché dovrei passare a un'alimentazione *completamente* vegetale?»

La domanda è più che legittima, e io vi rispondo con l'aiuto di uno studio che ha assegnato un «punteggio» di aderenza alla dieta mediterranea a 500 soggetti divisi in tre gruppi in base al tipo di alimentazione seguita: onnivora, vegetariana o vegana, quindi 100% vegetale.[56]

E sapete chi ha ricevuto i punteggi più elevati, quelli che attestavano una maggiore aderenza ai dettami della dieta mediterranea?

L'ultimo gruppo!

Il mio consiglio è quindi, se potete, di puntare a una dieta 100% vegetale.

Non ci riuscite? Pazienza, avrete fatto del vostro meglio e riuscirete quanto meno ad avere una dieta davvero mediterranea.

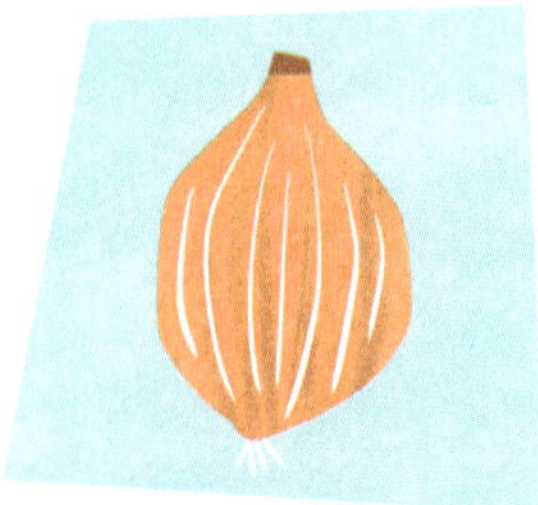

3. CONSIGLI PRATICI *per* *un'*ALIMENTAZIONE VEGETALE

«Tutto è difficile
prima di diventare facile.»

Luca Mazzucchelli

In questo capitolo vi tradurrò le linee guida per la pianificazione di una dieta vegetale bilanciata[1] in una manciata di semplici istruzioni applicabili alla vita di tutti i giorni.

Come vedremo, basare la propria alimentazione solo su cibi di origine vegetale non è affatto complicato. Ricordate la piramide alimentare mediterranea che abbiamo analizzato nel capitolo precedente? I cibi animali sono rappresentati in cima, non sono «portanti»: la maggior parte dei fabbisogni viene comunque raggiunta grazie ai vegetali anche nel caso si segua una dieta onnivora.

Se avete già una buona infarinatura di educazione alimentare, passare a un'alimentazione vegetale non stravolgerà quindi la vostra vita. Con il tempo sarete in grado di valutare a colpo d'occhio se avrete impostato i vostri pasti in modo corretto, e i comportamenti che all'inizio vi costeranno un po' di fatica, soprattutto se facevate troppo affidamento sui cibi di origine animale, diventeranno automatici.

Prima di iniziare, però, facciamo una doverosa precisazione.

L'alimentazione è sì una scienza, ma non è necessario che la affrontiate con la calcolatrice in una mano e un blocco per gli appunti nell'altra, terrorizzati all'idea di sbagliare.

I vegetali sono l'emblema della densità nutrizionale e, scegliendoli quotidianamente nelle giuste proporzioni (di cui trovate una rappresentazione grafica a pagina 74), è praticamente automatico che tutti i fabbisogni vengano raggiunti, senza che dobbiate fare calcoli o prendere una laurea in materia.

L'unica cosa che dovrete fare è cercare di applicare alcune semplici regole. Sono le stesse che insegno ai miei pazienti, e nel corso degli anni ho notato che concentrarsi su questi pochi ma concreti aspetti ha permesso loro di aderire a un modello ottimale di dieta vegetale senza particolari sforzi e di correggere subito il tiro, quando fosse necessario.

Vediamoli insieme.

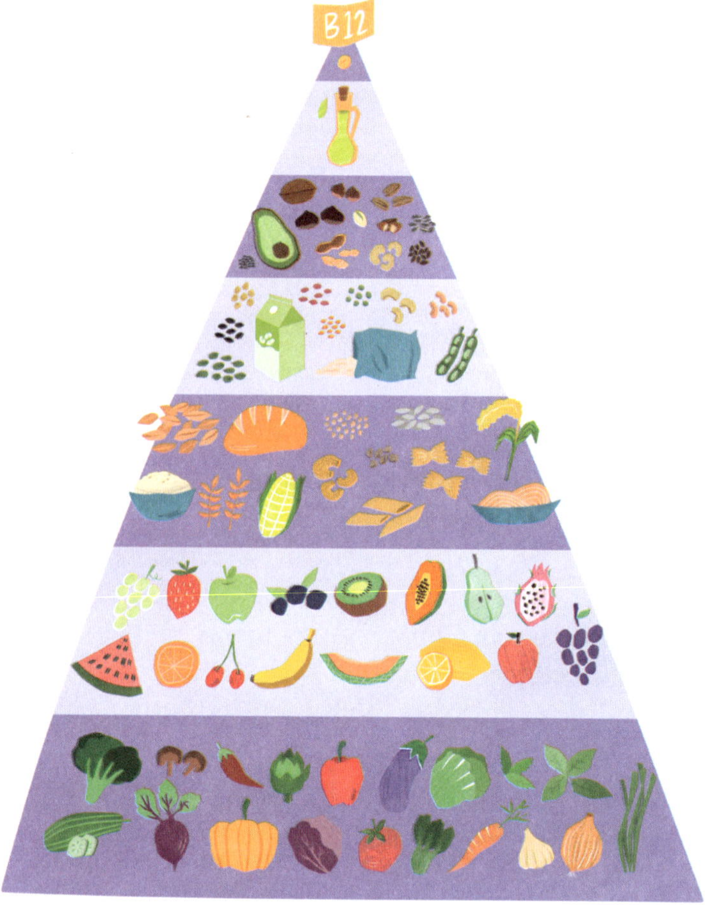

Piramide alimentare vegetale. Illustra i gruppi alimentari vegetali e le proporzioni che questi dovrebbero avere in un'alimentazione vegetale bilanciata.

Consumate i legumi o i loro derivati almeno due volte al giorno

Raggiungere questa quantità è più semplice di quanto non sembri, considerando che a questo gruppo alimentare appartengono anche la soia e i suoi derivati.

Non scoraggiatevi quindi se non riuscite a organizzarvi e a prevedere legumi sia a pranzo che a cena: potete sostituire una delle due porzioni con del latte di soia a colazione, o con uno yogurt di soia a merenda.

La pasta di legumi, aggiunta in cottura nella stessa pentola dove state preparando la pasta di cereali, è poi un modo furbo per aumentarne il consumo senza impattare sul tempo totale passato ai fornelli.

I legumi già cotti sono comodi da tenere in dispensa e possono essere aggiunti anche all'ultimo minuto a insalate, zuppe e piatti a base di pasta, o servire da base per polpette e burger.

Se preferite partire dai legumi secchi, invece, una pentola a pressione è un ottimo investimento per ridurre drasticamente i tempi di cottura. Potrete preparare una grossa quantità di legumi tutti in una volta per poi congelarli.

Le farine di legumi, di cui quella di ceci è la più famosa, quando mescolate ad acqua, olio e verdure già cotte si prestano a diventare deliziose frittate da cuocere al forno o in padella.

I derivati della soia

Non guardateli con sospetto solo perché originari di un'altra cultura!

Oltre ad avere straordinari benefici per la salute, che scopriremo nella seconda parte di questo libro, i derivati della soia sono preziosi alleati che possono semplificarvi la vita in cucina e «contare» come porzione di legumi giornaliera.

Il latte di soia è una bevanda che si ottiene a partire da fagioli di soia precedentemente ammollati frullati prima con acqua, quindi cotti e filtrati. Grazie al suo elevato contenuto di proteine può sostituire il latte vaccino nella maggior parte delle ricette che lo prevedono, dai dolci alla besciamella.

La sua fermentazione dà luogo allo **yogurt di soia**.

Il **tofu** si ottiene dalla cagliatura del latte di soia ed è forse l'ingrediente più versatile di tutta la cucina vegetale. Può diventare una crema per condire la pasta, il ripieno di una torta salata, l'ingrediente legante di polpette di verdure o la base per un dolce al cucchiaio.

Per ottenere il **tempeh**, invece, i fagioli di soia vengono prima cotti brevemente e poi fermentati. Il risultato è un panetto compatto che si può tagliare a fette o a cubetti, marinare e cuocere al forno o saltare in padella.

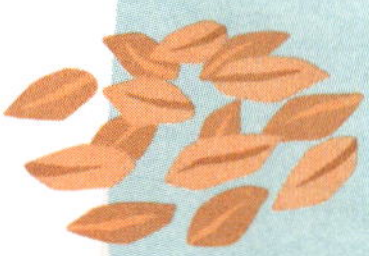

I cereali o i loro derivati non devono mancare nei pasti principali

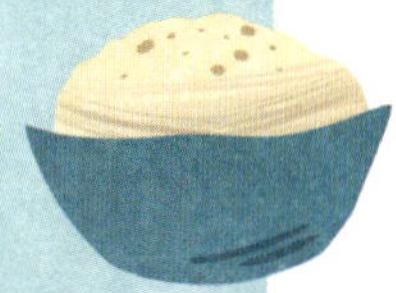

Questa regola dovrebbe valere qualsiasi tipo di dieta si segua, in realtà. Omettere o ridurre questo gruppo alimentare dalla vostra alimentazione, infatti, vi farebbe vivere in un costante stato di fame atavica, costringerebbe il vostro organismo ad abituarsi a vivere con meno energia e vi condurrebbe alla lunga a uno stato di malnutrizione.

Inoltre, variare il tipo di cereale consumato durante la giornata e/o la settimana vi permetterà di apportare più nutrienti e renderà la vostra flora batterica intestinale più diversificata.

Farlo è più semplice di quanto sembri: preferire dei fiocchi di avena a quelli di frumento a colazione o utilizzare di tanto in tanto una pasta di farro o di grano saraceno invece di quella classica non richiede alcun impegno da parte vostra, se non quello di ricordarsi di acquistarli.

Un po' di frutta secca e/o di semi oleosi qua e là

«A quanti pistacchi equivalgono 30 g? E a quante mandorle?»

In rete spopolano le guide per convertire esattamente i grammi di frutta secca o di semi oleosi in unità da contare scrupolosamente prima del consumo. Questa strategia è chiaramente fallimentare nel lungo termine e favorisce lo sviluppo di un atteggiamento nei confronti del cibo tutt'altro che sano.

L'unità di misura che insegno ai miei pazienti, anche coloro che insistono per sapere il numero massimo di pinoli a loro consentiti nel pesto alla genovese, è «qua e là».

Non è necessario che questo gruppo alimentare sia presente a tutti i pasti della giornata, ma è bene che faccia la sua comparsa, appunto, qua e là.

Come vedete dalla rappresentazione grafica della piramide alimentare vegetale che trovate a pagina 74, la quantità giornaliera necessaria si colloca anche visivamente a metà strada tra i legumi e i grassi da condimento.

Se non siete abituati a consumare frutta secca e semi oleosi come snack o ad aggiungerli ai vostri piatti, potete farlo sotto forma di quelle creme o «burri» senza oli o zuccheri aggiunti che si trovano facilmente online e nella maggior parte dei supermercati ben forniti. Questi prodotti sono ottimi spalmati sul pane a colazione, aggiunti a un risotto per una mantecatura impeccabile o mescolati con olio e limone per condire le verdure crude in modo insolito.

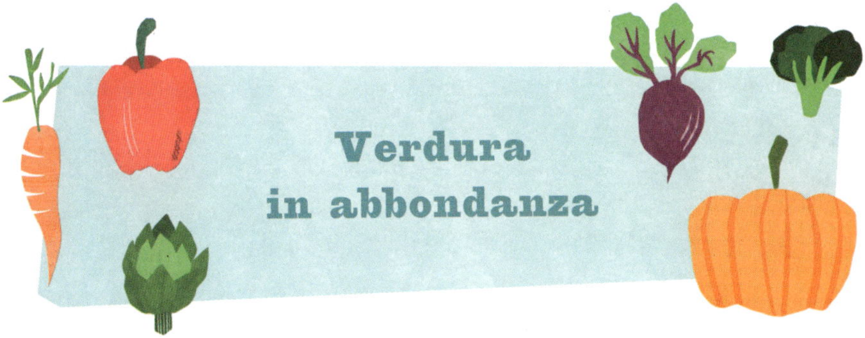

Verdura in abbondanza

Le verdure dovrebbero rappresentare almeno la metà del vostro pasto.

Se le considerate però solo un mero contorno, sarà difficile che ne consumiate quantità sufficienti. Le verdure dovrebbero infatti essere l'ingrediente chiave per valorizzare tutti gli altri gruppi alimentari e rendere ogni portata più interessante.

Perché non aggiungere delle zucchine al risotto allo zafferano?

Della zucca arrosto all'hummus di ceci?

Della barbabietola a cubetti e delle carote julienne alla vostra insalata?

In quanto a unità di misura verbale, vi suggerisco in questo caso di utilizzare «mai abbastanza» quando vi riferite a questo gruppo alimentare. Solo in questo modo è facile che vi avviciniate al consumo suggerito, che è di oltre mezzo chilo al giorno!

Le verdure sono tutte uguali?

Fate in modo che le verdure verde scuro in foglia (come la rucola e gli spinaci) e quelle appartenenti alla famiglia delle crucifere (come i broccoli, il cavolfiore o le cime di rapa) siano rappresentate spesso durante la settimana, meglio ancora se anche tutti i giorni.

La maggior parte di loro apporta infatti una significativa quantità di calcio e tutte contengono più sostanze fitochimiche protettive e più ferro rispetto alla media delle altre verdure.

Non meno di due porzioni di frutta al giorno

Anche il consumo di frutta dovrebbe aggirarsi intorno al mezzo chilo al giorno.

Per raggiungere agevolmente questa soglia rendetela la protagonista di spuntini e merende, consumatene una porzione già a colazione (mescolata ai cereali, oppure sul pane dove avrete spalmato una crema di frutta secca) e abituatevi ad aggiungerla alle vostre insalate.

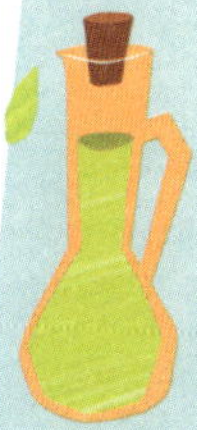

Usate olio di oliva, ma senza esagerare

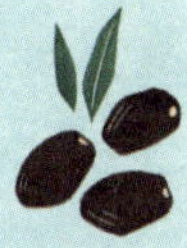

L'olio extravergine di oliva ha una buona resistenza alle elevate temperature e non influenza in senso negativo il rapporto omega-6/omega-3.

Sebbene sia il condimento per eccellenza, fate in modo che non ne rimangano due dita sul fondo di ogni piatto. Oltre a essere uno spreco, questa abitudine rende più probabile il verificarsi di un surplus calorico che, a lungo andare, verrà convertito in tessuto adiposo.

L'olio di semi di lino

L'olio ottenuto dalla spremitura a freddo dei semi di lino è un condimento ricco di ALA, quell'acido grasso essenziale a partire dal quale siamo in grado di sintetizzare gli acidi grassi omega-3 a catena più lunga (EPA e DHA).

Nel caso scegliate di sostituire parte dell'olio di oliva con olio di lino, assicuratevi che quest'ultimo non subisca sbalzi di temperatura e conservatelo in frigo una volta aperto.

Gli omega-3 che contiene sono molto sensibili alla luce e al calore, ed è proprio per questo motivo che viene venduto in piccole bottigliette di vetro molto scuro.

Per garantirne il massimo dei benefici va utilizzato a crudo, su piatti non troppo caldi, e mai in cottura.

Non dimenticatevi degli omega-3

Fate in modo di inserire nella vostra alimentazione un paio di cucchiai di semi di lino o di chia macinati al giorno.

La macinazione è fondamentale per riuscire ad assorbirne il contenuto, altrimenti verrebbero evacuati tali e quali.

Per preservarne il prezioso acido alfa-linolenico che contengono, utilizzate un macinacaffè (anche elettrico) quando li polverizzate: un frullatore rischierebbe infatti di surriscaldarsi troppo e rendere inutilizzabili gli acidi grassi omega-3 in essi presenti.

Potete macinarne una grossa quantità e conservarli in frigo in un contenitore a chiusura ermetica per circa tre settimane.

In alternativa, anche l'olio di semi di lino è un'ottima fonte di omega-3 vegetali: ne basta un solo cucchiaio al giorno.

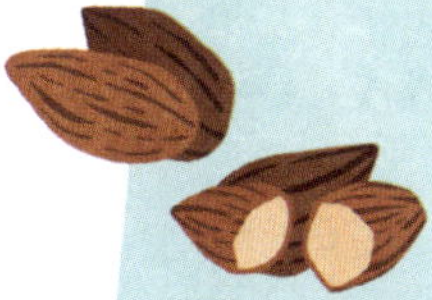

Fate attenzione al calcio

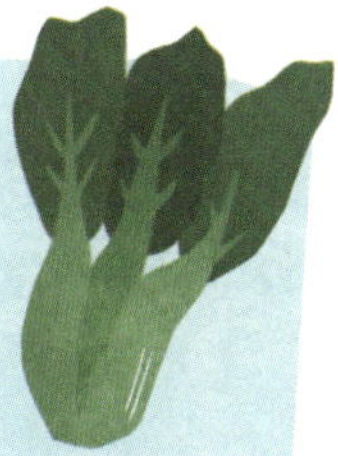

Cibi vegetali ricchi di calcio si trovano all'interno di quasi tutti i gruppi alimentari: verdure verde scuro in foglia e della famiglia delle crucifere, sesamo, mandorle, latti e yogurt vegetali addizionati di calcio, tofu, tempeh e fichi secchi.

Assicuratevi che compaiano più volte nel corso della giornata!

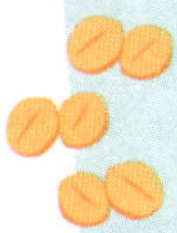

Prendete un supplemento di vitamina B12

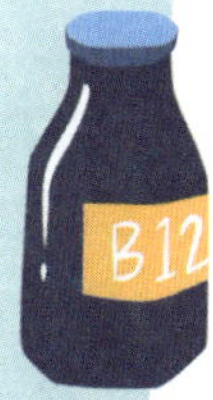

Come abbiamo visto nel capitolo precedente, la vitamina B12 (o cobalamina) è una prerogativa dei cibi di origine animale: i vegetali non ne contengono. Chi segue un'alimentazione completamente o prevalentemente vegetale deve quindi assumerla attraverso un integratore.

Le modalità di assunzione variano a seconda della quantità e della tipologia di B12 contenuta nell'integratore.

Per la vitamina B12 sotto forma di cianocobalamina sono sufficienti 50 mcg al giorno o 1000 mcg due volte alla settimana.

Se invece l'integratore contiene B12 sotto forma di metilcobalamina, la forma attiva ma più instabile di questa vitamina diffusa soprattutto all'estero, è più prudente assumerne 1000 mcg al giorno e verificarne più di frequente i livelli nel sangue.

Dieta vegetale... ma quanto vegetale?

Queste pagine non avranno lo stesso effetto su tutti i lettori. Ci sarà chi, terminato di leggere l'ultima pagina, non toccherà mai più un alimento di origine animale in vita sua, chi continuerà a consumarne ma li ridurrà in maniera significativa, chi riuscirà a mangiare vegetale a casa ma non se la sentirà ancora di farlo nelle occasioni sociali, e così via. Le sfumature sono infinite, e il mio scopo non è quello di giudicare, ma di darvi gli strumenti per compiere la scelta che ritenete migliore per voi. Se questo libro riuscirà a farvi «mangiare più vegetale che potete», avrò raggiunto il mio obiettivo!

Visto quanto è semplice?

Per dimostrarvelo ulteriormente, ecco quattro esempi di menu giornaliero costruiti seguendo queste poche regole.

Menu 1 - estate

- **Colazione:** Overnight oatmeal con fiocchi d'avena, frutti di bosco e semi di chia
- **Spuntino:** Anguria a fette
- **Pranzo:** Linguine alla carbonara di asparagi (⟶ **pagina 107**) + insalata di cetrioli e pesche noci
- **Merenda:** Frullato di melone e crema di mandorle in latte di avena addizionato di calcio
- **Cena:** Insalata di pasta al «tonno» e pomodorini (⟶ **pagina 127**) + rucola con pomodori secchi, noci e glassa al balsamico

Menu 2 - autunno

- **Colazione:** Pane con crema di mandorle e marmellata + arancia + yogurt di soia con banana e semi di lino macinati
- **Spuntino:** Mela al forno con cannella
- **Pranzo:** Risotto di zucca con nocciole tostate e rosmarino + tempeh ai funghi (⟶ **pagina 113**)
- **Merenda:** Energy balls cocco e limone (⟶ **pagina 127**)
- **Cena:** Zuppa di lenticchie con riso e spinaci + broccoli al peperoncino

Menu 3 – inverno

- **Colazione:** Porridge di avena con pere, noci e scaglie di cioccolato fondente
- **Spuntino:** Spremuta d'arancia e pane con olio di lino e origano
- **Pranzo:** Curry di ceci con carote e riso + erbette saltate in padella con olive taggiasche
- **Merenda:** Grissini di lenticchie al pomodoro e origano (⟶ **pagina 161**) + kiwi
- **Cena:** Spaghetti al pesto di sedano, spinaci e pistacchi al limone (⟶ **pagina 149**) + cavolfiore speziato al forno

Menu 4 – primavera

- **Colazione:** Pane con tahina, banana a fettine e cannella + cappuccino con latte di soia
- **Spuntino:** Mirtilli
- **Pranzo:** Penne con crema di asparagi e mandorle al profumo di limone (⟶ **pagina 169**) + rucola con fichi secchi e dressing al miso
- **Merenda:** Stick di sedano e carote con burro di arachidi
- **Cena:** Spaghetti di grano saraceno con agretti al pomodoro + purè di fave con cipolle caramellate e capperi condito a freddo con olio di lino

Vogliamo provare a riassumere ulteriormente con un'unica frase?

Eccola.

> **Avere un'alimentazione vegetale bilanciata significa attingere da tutti i gruppi alimentari vegetali nel corso della giornata in modo vario, assumere un integratore di vitamina B12 e prestare un minimo di attenzione all'apporto di calcio e di omega-3.**

Alimentazione vegetale senza pensieri

Avete letto e riletto le pagine precedenti ma sentite ancora di avere bisogno di un aiuto per pianificare la vostra alimentazione vegetale in modo corretto?

Insieme a Carlotta Perego e Simone Secchi di @cucinabotanica abbiamo creato **Planter**, un servizio che vi permette di avere il vostro piano alimentare vegetale bilanciato sempre a portata di app!

Dopo aver inserito alcune informazioni come età, sesso e livello di attività fisica, **Planter** pianifica per voi un menu settimanale con ricette vegetali di stagione sempre diverse, facili e deliziose.

Le dosi di ogni ingrediente saranno adattate in base ai vostri fabbisogni e la lista della spesa verrà generata in modo automatico, così comprerete solo il necessario e avrete sempre tutto ciò che serve.

Potrete anche aggiungere i membri della vostra famiglia e condividere il piano con loro!

Inquadrate il QR code per scoprire come **Planter** può semplificarvi la vita, e provatelo gratis per una settimana!

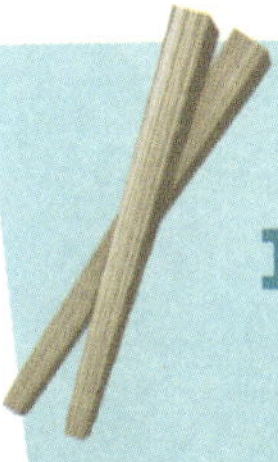

E se capita di mangiare fuori casa?

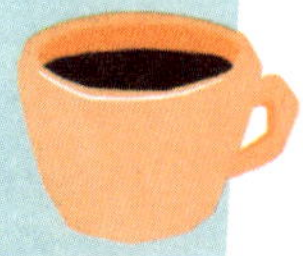

Sono sempre più diffusi i ristoranti che propongono un menu completamente vegetale o che offrono pietanze adatte a chi preferisce seguire questo tipo di alimentazione. Applicazioni come HappyCow o Abillion permettono di geolocalizzarli e sfogliare le foto dei piatti postate da altri utenti e leggere le loro valutazioni.

Non scoraggiatevi se non riuscite a trovare la stessa varietà di verdure o di cereali alla quale siete abituati a casa, o se faticate a reperire il gruppo alimentare dei legumi con la frequenza che vorreste. Avete il resto della giornata, della settimana, del mese e dell'anno per recuperare!

Detto questo, ecco alcuni consigli che possono tornarvi utili.

- **In hotel** ⟶ Avvisate al momento della prenotazione che vorreste trovare del latte vegetale per la colazione. Il latte di soia conta come porzione giornaliera di legumi, quindi potete metterne in saccoccia una già prima dell'ora di pranzo. Insieme a fiocchi di avena, noci e frutta fresca o con pane tostato, marmellata e una macedonia è un pasto di tutto rispetto.

- **Nei ristoranti italiani e nelle trattorie tipiche** ⟶ Un primo piatto vegetale è difficile che non lo troviate. Leggete tutto il menu per vedere quali verdure compaiono nelle diverse pietanze proposte e chiedete se possono comporvi qualcosa di più accattivante di una pasta al pomodoro. Fate attenzione alla pagina dei contorni, spesso i legumi si trovano lì insieme ad altre chicche della cucina regionale italiana, come la cicoria ripassata o il purè di fave.

- **In pizzeria** ⟶ Chiedete una pizza con salsa di pomodoro, aglio, origano e tutte le vostre verdure preferite. Leggete con attenzione il menu, perché spesso nelle pizze con ingredienti di origine animale troverete spunto per abbinamenti insoliti (come crema di zucca, radicchio e noci invece della salsiccia).

- **Nei ristoranti asiatici** ⟶ Tra gli antipasti trovate spesso gli edamame, fagioli di soia verde brillante da sbucciare e mangiare in attesa dalle altre portate. Potete ordinare degli spaghetti o del riso saltato con verdure, del tofu o del sushi a base di riso e avocado.

- **Nei ristoranti mediorientali** ⟶ Quale miglior luogo per ordinare un hummus a regola d'arte e dei falafel?

- **Al bar** ⟶ Qui il gioco si fa duro. Sebbene la maggior parte siano sempre più attrezzati, potrete ritenervi già fortunati a reperire un panino con verdure grigliate, magari vivacizzato da del paté di olive, e un'insalata mista. Lo so, non è il massimo della vita e vi meritate di recuperare a cena con qualcosa di decisamente più succulento!

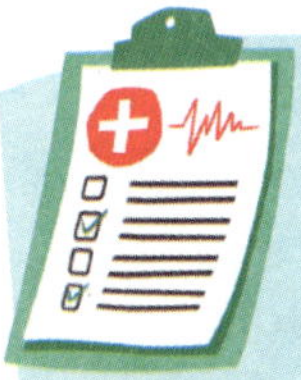

Quali esami del sangue?

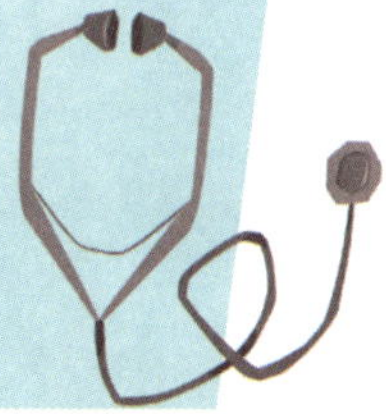

Resta ora un ultimo aspetto da analizzare, ovvero quello dei valori ematici da controllare quando si decide di passare a un'alimentazione che escluda i derivati animali. Non tanto per verificare che tutto proceda come deve (se seguite i consigli di questo capitolo sarà praticamente automatico), o perché seguire una dieta vegetale sia un pericoloso capriccio da attuare solo sotto stretto controllo medico.

Una «fotografia» dei valori chiave all'inizio del percorso vi aiuterà a restare motivati quando, dopo qualche mese, vedrete i parametri relativi alla vostra salute migliorare drasticamente.

Sarà il vostro medico a decidere quali prescrivere nel vostro caso in particolare, ma ecco un elenco di quelli che mi capita di richiedere più spesso ai miei pazienti.

- **Emocromo con formula** → Emoglobina, ematocrito e conta dei globuli rossi servono per darci un indizio, nel caso fossero ridotti, su una possibile carenza di ferro (in caso si cercherà la conferma e le possibili cause con ulteriori esami). Un volume dei globuli rossi superiore alla norma può essere invece spia di una carenza di vitamina B12 o di acido folico. Chi segue una dieta vegetale vede spesso abbassarsi il numero di globuli bianchi (leucociti) leggermente al di sotto dei limiti di riferimento. Questo è un reperto molto comune e, se non è accompagnato da infezioni frequenti, non solo non deve allarmare, ma si associa a un minor rischio di malattie cardiovascolari.[2]

- **Glicemia, insulina a digiuno ed emoglobina glicata** → Eliminando i derivati animali dalla propria alimentazione è facile che questi valori si normalizzino. Anche se l'ideale per diagnosticare un'eventuale insulino-resistenza sarebbe eseguire una curva da carico di glucosio, già a partire dai livelli di insulina e glicemia a digiuno possiamo calcolare l'indice HOMA e avere un'idea della sensibilità insulinica. Questa migliora drasticamente con un'alimentazione vegetale, soprattutto se a basso contenuto di grassi.

- **Colesterolo totale, HDL e trigliceridi ⟶** Dopo qualche mese dall'inizio della dieta vegetale è facile che troviate i valori migliori di sempre!

- **Transaminasi ⟶** Tendono a diminuire (ed è un bene) parallelamente alla riduzione di grassi e di zuccheri aggiunti, condizione che si verifica quando si segue una dieta basata su cibi vegetali nella loro forma integrale.

- **Creatinina, azotemia, acido urico ⟶** Anche la funzione renale migliora senza cibi animali nel piatto. Se avete avuto dei valori sballati in passato tenetela monitorata, e avrete delle belle soddisfazioni.

- **TSH ⟶** Se i valori restano nella norma significa che la vostra tiroide riceve iodio a sufficienza per sintetizzare i suoi ormoni. Se però i livelli variano nel tempo, non date subito la colpa alla dieta! Rivolgetevi a un endocrinologo, che saprà consigliarvi gli accertamenti da eseguire.

- **PCR** → La proteina C reattiva è un indice infiammatorio correlato a un aumentato rischio cardiovascolare. Una dieta vegetale ne abbassa i livelli.[3]

- **Vitamina B12** → Indipendentemente da ciò che riporta il vostro laboratorio, si considerano buoni valori di B12 totale che partono da 488 pg/ml (o 360 pmol/L). Nel caso invece il vostro laboratorio dosi la B12 attiva, la OLO-transcobalamina, potete considerarvi tranquilli con un risultato superiore a 60-70 pmol/L.

- **Omocisteina** → È un amminoacido prodotto dal nostro organismo a partire dalla metionina. Valori superiori a 12 µmol/L si associano a un aumentato rischio di patologie cardiovascolari.

  Un aumento dell'omocisteina nel sangue può essere dovuto a una carenza di vitamina B12 o di acido folico, così come a difetti ereditari del loro metabolismo.

- **Acido folico** → Insieme a vitamina B12 e omocisteina ci aiuta ad avere un quadro più completo della situazione qualora uno dei due parametri fosse alterato.

- **Vitamina D-25OH** ⟶ Valori sotto la soglia di normalità non sono da imputare alla dieta (nessuna dieta bilanciata, da sola, è infatti in grado di soddisfarne il fabbisogno) ma a un'insufficiente esposizione ai raggi solari che ne favoriscono la sintesi a livello cutaneo.

Dopo la lettura di questi primi capitoli, che vi hanno dato un'infarinatura generale di educazione alimentare, avrete compreso come i cibi vegetali siano la scelta nutrizionalmente più vantaggiosa, e che più ce ne sono nella vostra alimentazione, meglio è.

Ora avete anche un'idea di massima di come sia più facile di quanto avevate pensato passare a una dieta senza derivati animali (o con derivati animali ridotti all'osso).

Cosa manca?

La motivazione per farlo, forse.

Ma, dopo che avrete visto cosa un'alimentazione vegetale può fare in termini di prevenzione e trattamento delle principali patologie croniche nella seconda parte di questo libro, sono certa che troverete anche quella.

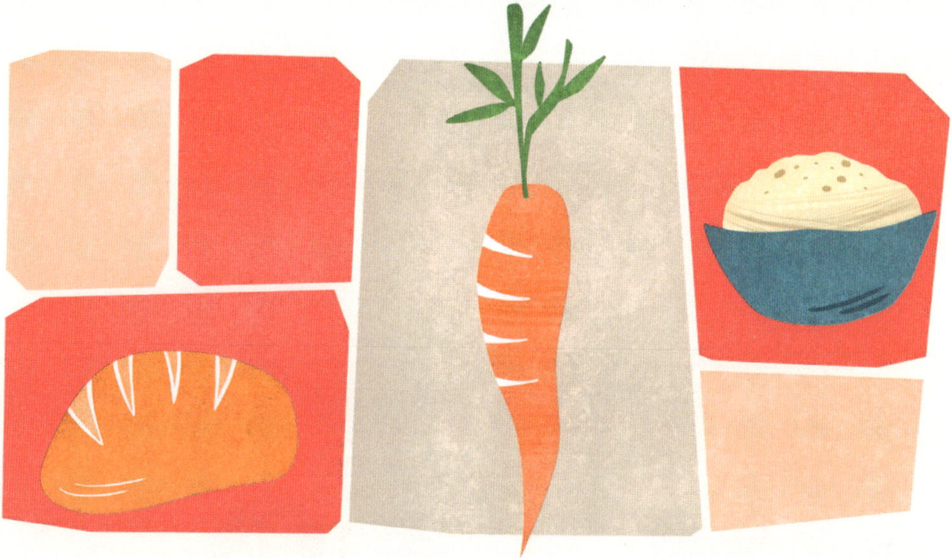

PARTE 2

ALIMENTAZIONE VEGETALE E SALUTE

1. Cardiopatia ischemica

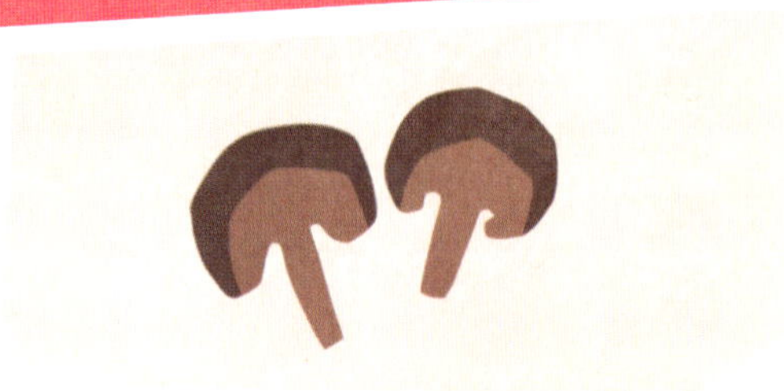

La cardiopatia ischemica è la principale causa di morte in Italia e in tutti gli altri Paesi definiti occidentali. Ogni sette minuti, in media, una persona nel nostro Paese muore colpita da un infarto.[1]

Il termine «colpito da un infarto» potrebbe farvi pensare a un qualcosa di improvviso, che senza alcuna avvisaglia si materializza come un fulmine a ciel sereno e si scaglia sul malcapitato senza alcuna ragione apparente. Qualcosa sulla quale non abbiamo alcun controllo o influenza.

Come vedremo nelle pagine che seguono, invece, ne abbiamo eccome.

È un argomento che, per motivi personali, mi sta molto a cuore, e immagino valga lo stesso anche per la maggior parte di voi, anche solo per motivi meramente statistici. E se la lettura di questo capitolo allungherà la vita a una persona a voi cara (o a voi, che siete la persona cara a ben più di qualcuno), questo libro avrà già fatto il suo dovere.

Ma che cos'è un infarto?

Anche se siamo abituati ad associare il termine al muscolo cardiaco, un infarto può verificarsi in realtà in tutti quei distretti corporei dove la circolazione sanguigna è *terminale*, come il cervello o i reni.

Se non avete dimestichezza con l'anatomia, vi spiego cosa significa.

Nella maggior parte degli organi le arterie che portano sangue ossigenato a una determinata area creano tra di loro dei collegamenti (anastomosi) così che, se per caso una di esse fosse ostruita, il sangue riuscirebbe comunque ad arrivare dove deve seguendo altre vie e i tessuti non soffrirebbero per la mancanza di ossigeno. Nel cuore questo non avviene: ciascuna coronaria (le arterie che portano il sangue al cuore si chiamano così perché lo avvolgono come una corona) è responsabile dell'afflusso di sangue solo e soltanto di un'area ben precisa, e non crea collegamenti con le «colleghe». Capite bene quindi che, nel caso il flusso di sangue in un'arteria coronaria fosse bloccato per qualche motivo, si tratterebbe di un bel problema. Il cuore è infatti un organo che richiede parecchio ossigeno per funzionare correttamente.

Ma che cosa esattamente ostruisce queste arterie, impedendo all'ossigeno di arrivare al cuore?

Le placche aterosclerotiche. E capire perché si formano vi aiuterà ad attuare i giusti comportamenti per evitare che ciò accada.

Il colesterolo LDL (quello che viene spesso definito «cattivo») viaggia all'interno dei vasi sanguigni diretto a organi e tessuti, con lo scopo di rifornirli del colesterolo utile alle loro necessità, come la stabilizzazione delle membrane cellulari.

Il problema, ahimè, è che il colesterolo di cui ha bisogno il nostro organismo è decisamente meno di quello che circola nel sangue di chi segue una dieta occidentale ricca di cibi di origine animale. Quello di troppo dove finisce?

Va a infilarsi nelle pareti delle arterie.

Il suo ingresso non lascia indifferenti le cellule del sistema immunitario che, richiamate dall'endotelio (il sottile strato di cellule che tappezza i vasi sanguigni verso l'interno), accorrono a vedere come possono aggiustare il danno. Purtroppo possono fare ben poco se non inglobarlo e organizzarsi in *fatty streaks*, ovvero striature di grasso (che si rilevano già nella vita fetale,[2] a riprova che non è mai troppo presto per iniziare a prevenirle).

Ingloba colesterolo oggi, ingloba colesterolo domani, le *fatty streaks* diventano vere e proprie placche aterosclerotiche ripiene di colesterolo, cellule e molecole proinfiammatorie (ricordatevi infatti che per il nostro organismo il colesterolo all'interno delle pareti arteriose è un problema da eliminare attraverso l'infiammazione, proprio come un batterio o un virus).

E cosa succede a questo punto?

Che lo spazio rimasto per il passaggio di sangue all'interno dell'arteria è sempre meno.

Quando al cuore arriva meno ossigeno di quello richiesto per compiere una determinata attività (come ad esempio fare sport o salire le scale), la cardiopatia ischemica si manifesta come angina, un dolore costrittivo proprio al centro del torace.

Al primo manifestarsi del dolore anginoso di solito si corre dal cardiologo che, a seconda della gravità della situazione, prescriverà al paziente dei farmaci, oppure lo metterà in lista per inserire un piccolo palloncino all'interno dell'arteria occlusa e posizionare una rete metallica che la tenga aperta (angioplastica).

Questo sempre che l'occlusione non sia già così grave da richiedere un bypass vero e proprio.

Non sempre però la placca aterosclerotica ci fa il favore di manifestare la sua presenza come angina, dandoci il tempo di agire. Quando il colesterolo nella placca inizia a essere davvero troppo, questo passa dallo stato liquido a quello solido, cristallizzandosi.[3] E proprio come l'acqua quando diventa ghiaccio, aumenta di volume.

Potete intuire cosa succede quando cristalli appuntiti di colesterolo solido perforano le pareti delle arterie: queste si rompono. Le piastrine accorrono a tappare il buco, ma vanno a inserirsi in una zona (quella della placca) dove già c'era poco spazio per il passaggio di sangue. Il trombo di piastrine occlude l'arteria coronaria, il sangue non scorre, l'ossigeno non arriva, il tessuto cardiaco va in necrosi e il cuore non riesce a funzionare come prima.

Ed ecco come nasce un infarto.

Quando i livelli di colesterolo LDL si mantengono elevati nel tempo, l'aterosclerosi si sviluppa a livello di tutte le arterie, non solo delle coronarie. Le manifestazioni cliniche dipenderanno dal distretto interessato, ma la matrice è sempre la stessa.

Arti inferiori? Difficoltà nella deambulazione a causa dell'insorgenza di dolore dopo pochi passi.

Carotidi? Scarso afflusso di sangue al cervello, con perdita di coscienza o di funzioni neurologiche in modo transitorio o permanente.

Arterie pudende interne? Disfunzione erettile.

«Ma dal momento che la maggior parte degli infarti avviene in età avanzata, non è che la formazione delle placche aterosclerotiche dipende dal passare del tempo, e si verificherebbe in ogni caso?»

Mi dispiace contraddirvi, ma non è così.

La formazione delle placche aterosclerotiche è un processo che inizia già nell'infanzia (le *fatty streaks* si ritrovano già nei bambini di dieci anni!) e che dipende principalmente dai nostri livelli di colesterolo LDL.

Questo aumenta tanto più nella dieta sono presenti grassi saturi (esatto, proprio quelli tipici dei prodotti animali), grassi trans (abbondanti in formaggi e carni rosse) e colesterolo stesso.

Se l'alimentazione è povera di vegetali, e quindi di sostanze antiossidanti, succede anche di peggio. Il colesterolo LDL si ossida e aumenta la sua capacità di formare e nutrire le placche.

Non è l'età, sono le scelte alimentari.

Ci sono ovviamente delle condizioni in cui, a causa di difetti genetici, la produzione di colesterolo avviene in modo incontrollato da parte del fegato indipendentemente da quello che si mette nel piatto. Ma sono una percentuale irrisoria.

Più che «il colesterolo alto è di famiglia», nella maggior parte dei casi bisognerebbe infatti dire che «le cattive abitudini alimentari sono di famiglia, e quindi il colesterolo è alto».

Nelle popolazioni che non conoscono derivati animali, o che ne fanno un uso davvero (ma davvero) limitato, non si ritrovano placche aterosclerotiche nemmeno nelle autopsie delle persone anziane. E gli infarti sono pressoché sconosciuti.[4,5]

I livelli di colesterolo totale che scongiurano la formazione di placche aterosclerotiche e proteggono dalla cardiopatia ischemica sono inferiori a 150 mg/dl, con un colesterolo LDL inferiore a 50-70 mg/dl.

E come si fa per mantenere questi valori, che per inciso sono quelli fisiologici presenti alla nascita?

O con una terapia farmacologica, o con una dieta vegetale.[6]

Lo so, sui referti di laboratorio i valori normali per il colesterolo sono indicati inferiori a 200, quelli per il colesterolo LDL sotto a 130. Ma questi intervalli di riferimento sono calcolati su una popolazione, quella occidentale, la cui causa di morte più frequente è l'infarto.

Grazie, ma anche no.

Meglio seguire una dieta vegetale e ridurre il rischio di avere un infarto nel corso della vita di una percentuale che va dal 16 al 40%, a seconda di quali altre buone norme di stile di vita si accompagnano all'alimentazione (abolizione di fumo e alcol, pratica regolare di attività fisica e riduzione dello stress).[7,8]

Qualora poi la cardiopatia ischemica si manifestasse comunque, se si segue un'alimentazione senza derivati animali la probabilità che sia fatale è significativamente inferiore.[8,9] Nonostante ciò, le cinque parole che vengono pronunciate dagli operatori sanitari al momento della dimissione dei pazienti dalle unità coronariche in risposta alla loro domanda: «Devo cambiare qualcosa nella mia dieta?» sono le fatidiche:

«Mangi un po' di tutto!».

Poche cose riescono a infervorarmi come questa preziosissima occasione sprecata. Perché rispetto al «mangi un po' di tutto», seguire una dieta vegetale riduce non solo il rischio di recidiva di un nuovo evento ischemico acuto, ma anche le dimensioni delle placche stesse.

Esatto, avete capito bene.

Seguire un'alimentazione vegetale fa letteralmente *riaprire* le arterie ostruite e riduce le dimensioni delle placche di colesterolo.[10,11,12]

Non pensate anche voi che questi dati meriterebbero di essere stampati a caratteri cubitali in qualsiasi reparto di cardiologia?

Io sono fiduciosa che il giorno in cui questo succederà non è lontano. Anche perché, citando il celebre dottor Kim Williams, presidente fino al 2016 dell'American College of Cardiology, esistono due tipi di cardiologi: quelli vegani e quelli che ancora non hanno letto i dati.

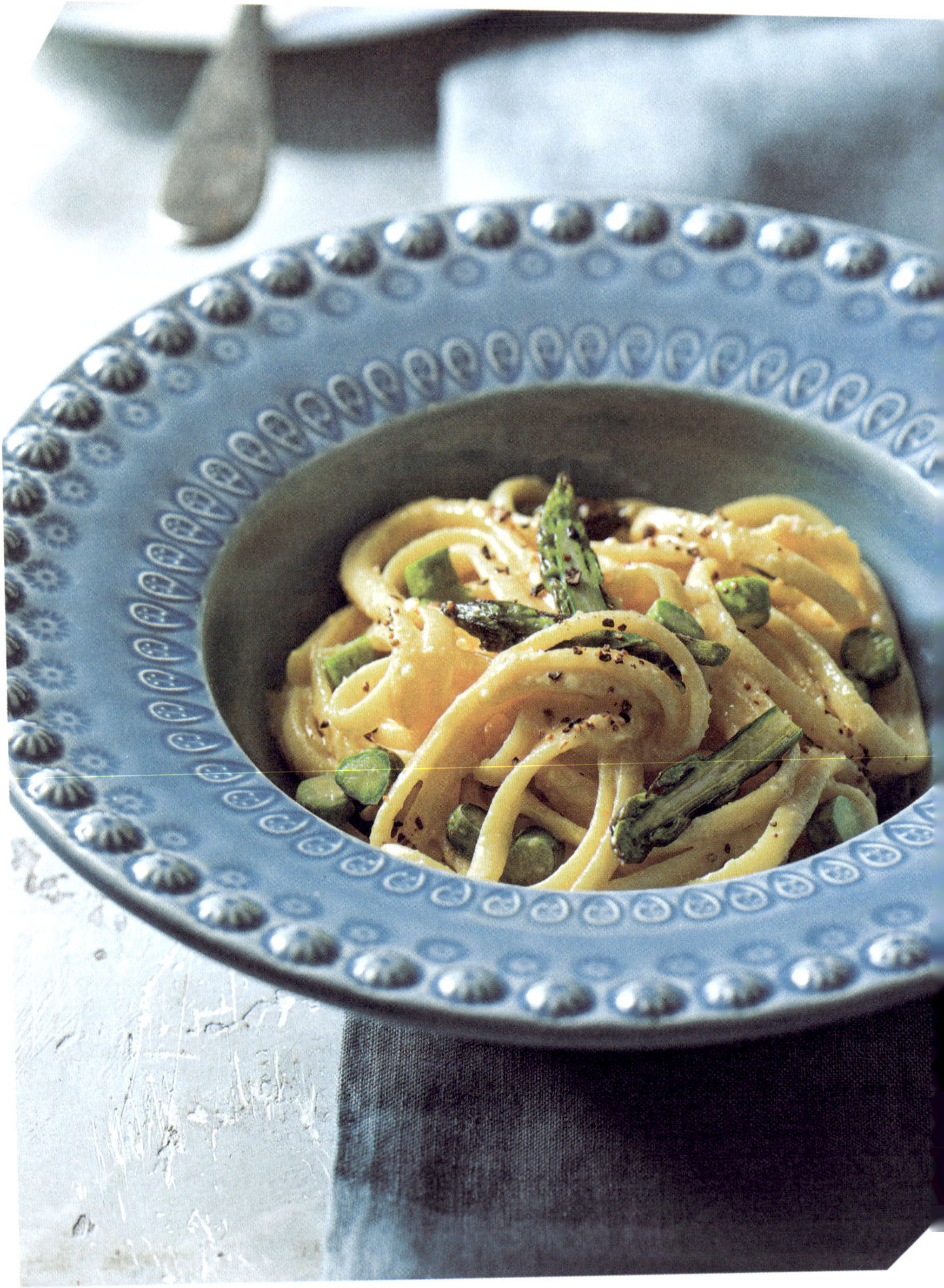

Linguine *alla* carbonara *di* asparagi

(per 4 persone)

Ingredienti

- linguine **a piacere** (*versione senza glutine*: linguine senza glutine)
- **1 mazzo** di asparagi
- **80 g** di farina di lenticchie rosse
- **80 g** di anacardi al naturale
- **2 bustine** di zafferano
- **2 cucchiai** di lievito alimentare in fiocchi
- **2 cucchiai** di olio extravergine di oliva
- **1 cucchiaino** di sale kala namak
- sale **qb**
- pepe nero macinato **qb**

1. Mettete a bagno gli anacardi in acqua bollente per almeno 10 minuti.
2. Preparate una pastella mescolando con l'aiuto di una forchetta o di una frusta la farina di lenticchie e 160 ml di acqua all'interno di una ciotola. Versate la pastella all'interno di una padella antiaderente ben calda e strapazzatela con un mestolo per qualche minuto. Non preoccupatevi se il risultato è orribile, tanto verrà frullata con il resto degli ingredienti. Questo passaggio serve solo a cuocerla.
3. Rimuovete la parte terminale degli asparagi, quella più dura, e tagliate gli asparagi in pezzi di circa 1-2 cm di lunghezza. Fateli saltare nell'olio di oliva all'interno di una padella capiente per una decina di minuti. Aggiustate di sale.
4. Cuocete le mezze maniche in abbondante acqua non troppo salata (perché poi aggiungeremo il sale kala namak per dare il classico sapore di uovo).
5. Mentre la pasta cuoce, frullate la pastella di farina di lenticchie cotta con gli anacardi scolati, lo zafferano, il lievito alimentare, il sale kala namak e pepe a piacere. Allungate il tutto con acqua di cottura della pasta fino a ottenere una crema liscia e omogenea.
6. Quando le mezze maniche saranno al dente, scolatele (conservando ancora un po' di acqua di cottura) e trasferitele nella padella con gli asparagi. Unite la crema «all'uovo» e fate saltare il tutto per 1-2 minuti. Se la crema tendesse a addensarsi troppo, aggiungete un po' di acqua di cottura che avete tenuto da parte.
7. Completate con altro pepe a piacere.

Il sale kala namak è un sale nero sulfureo dal gusto che ricorda quello dell'uovo. Lo potete trovare online e nei negozi che vendono cibo orientale. In questo modo risparmierete parecchio colesterolo e grassi saturi!

E utilizzando il lievito alimentare al posto del formaggio stagionato grattugiato, questa carbonara vegetale avrà anche meno sale.

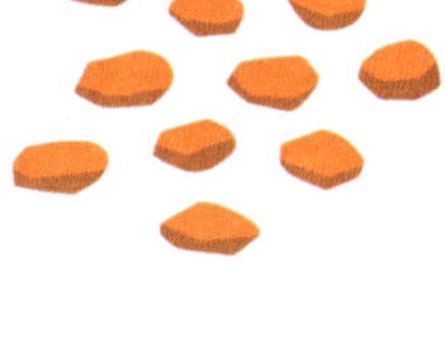

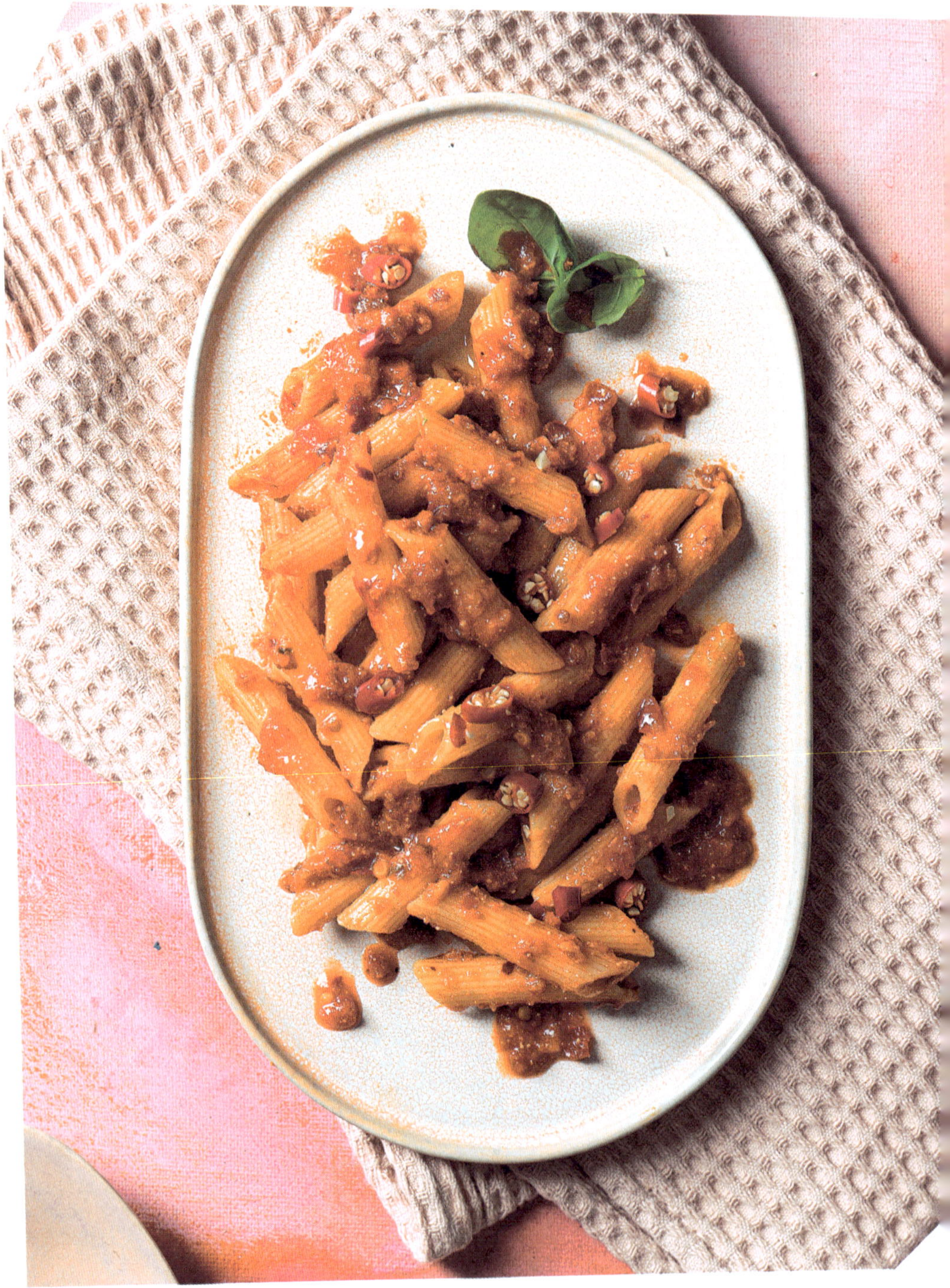

Penne *alla* «'nduja»

(per 4 persone)

Ingredienti

- penne rigate **a piacere** (*versione senza glutine*: penne senza glutine)
- **120 g** di tofu affumicato
- **10** pomodori secchi sott'olio
- **1 cucchiaio** di concentrato di pomodoro
- **1** cipolla rossa
- **8 foglie** di basilico
- peperoncino **qb**
- **2 cucchiai** di olio extravergine di oliva
- sale **qb**

1. Frullate il tofu affumicato con i pomodori secchi, il concentrato di pomodoro e il peperoncino fino a ottenere un composto granuloso. Mettete da parte.
2. Tagliate la cipolla a rondelle e fatela appassire nell'olio di oliva all'interno di una padella capiente insieme a mezzo bicchiere di acqua calda o di brodo vegetale.
3. Aggiungete la «'nduja» e fatela cuocere insieme alla cipolla per 15 minuti, mescolando spesso così da fare amalgamare bene tutti i sapori.
4. Cuocete la pasta in abbondante acqua salata.
5. Quando le penne saranno pronte, conditele con il sugo alla «'nduja» e completate con il basilico fresco.

Se avete deciso che il vostro percorso verso un'alimentazione vegetale sarà graduale invece che repentino, vi consiglio di dare priorità all'eliminazione della carne lavorata (affettati, salumi eccetera) dai vostri piatti. È l'unico alimento classificato come certamente cancerogeno dall'Organizzazione Mondiale della Sanità e per sua natura è un concentrato di colesterolo, grassi saturi e sale.

Tempeh *ai* funghi

(per 4 persone)

Ingredienti

- **400 g** di tempeh al naturale
- **400 g** di funghi champignon
- **200 g** di panna vegetale da cucina
- **2 spicchi** di aglio
- **2 cucchiai** di amido di mais
- **2 cucchiai** di salsa di soia
- timo fresco **qb**
- **2 cucchiai** di olio extravergine di oliva
- sale **qb**

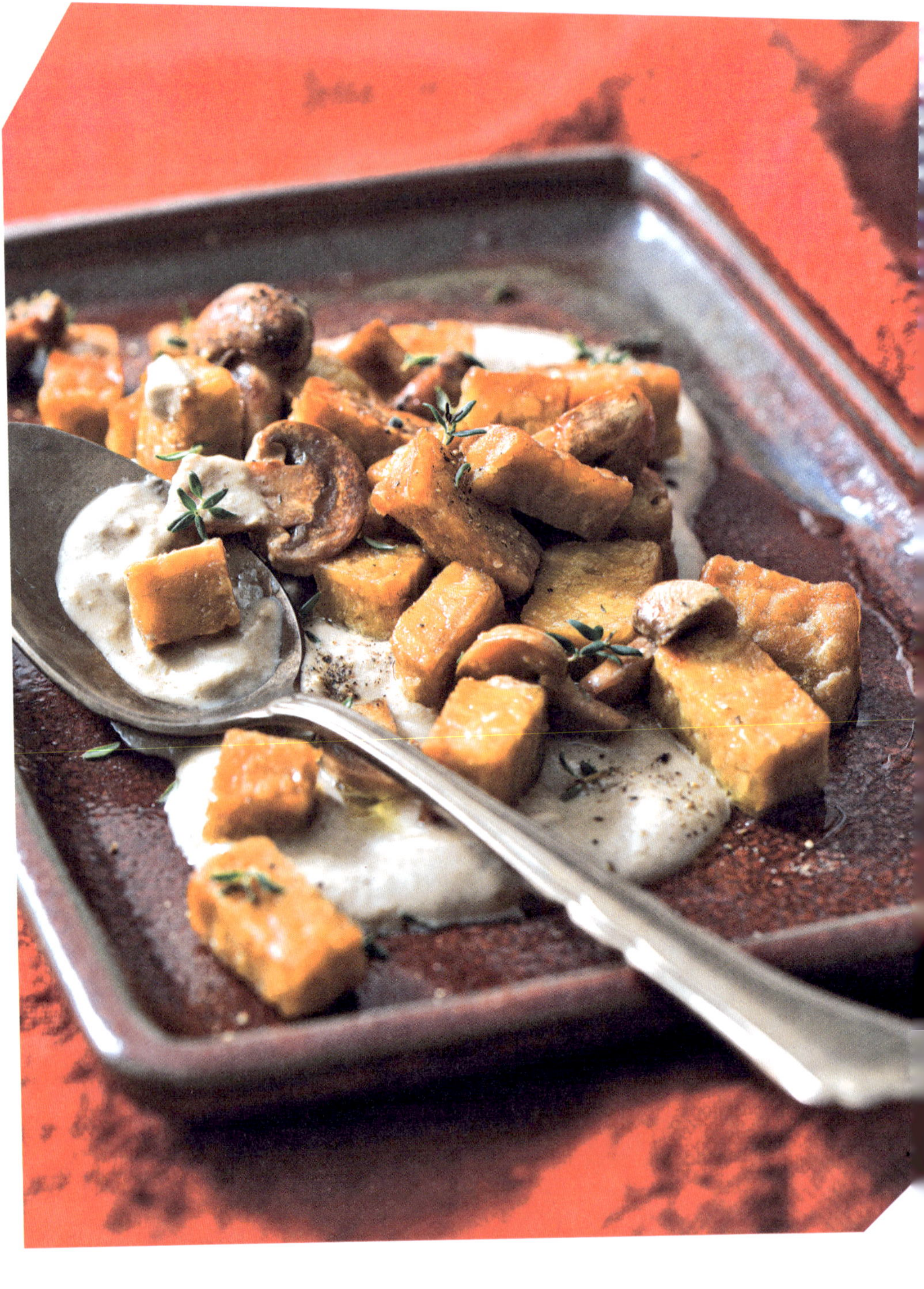

1. Fate soffriggere l'aglio nell'olio di oliva all'interno di una padella capiente.
2. Aggiungete i funghi tagliati a fettine, sfumate con la salsa di soia e fate cuocere per 10-15 minuti senza coperchio. Mettete la metà dei funghi da parte.
3. Tagliate il tempeh a cubetti e passatelo nell'amido di mais. Aggiungetelo alla padella con i funghi rimasti e fatelo saltare per qualche minuto, fino a che risulterà dorato.
4. Frullate la metà dei funghi che avete messo da parte con la panna vegetale. Aggiustate di sale.
5. Versate la crema di funghi nella padella con i funghi e il tempeh e fate cuocere per altri 2-3 minuti a fuoco basso mescolando spesso, così da far amalgamare bene tutti i sapori.
6. Completate con una spolverata di foglie di timo fresco e servite.

Il tempeh ha un nome che può sembrare minaccioso, ma si tratta di innocui fagioli di soia cotti e fermentati. La fermentazione unisce i fagioli di soia l'uno con l'altro, tanto che il classico aspetto del tempeh è in panetti di forma rettangolare.

Assumere di tanto in tanto cibi fermentati non solo è un bene per la nostra flora batterica intestinale, ma anche per il nostro stato nutrizionale generale.

Con la fermentazione, infatti, i nutrienti presenti negli alimenti vengono «liberati» da eventuali antinutrienti a loro legati, e ciò rende il loro assorbimento più agevole.

Non c'è bisogno di trasformare la propria cucina in un laboratorio del piccolo chimico, se non avete voglia. Sono cibi fermentati facilmente reperibili, oltre al tempeh, anche il miso e (scommetto che non ci avevate pensato) il pane a lievitazione naturale, quello fatto con la pasta madre.

Insalata *di* cetrioli *alle* arachidi

(per 4 persone)

Ingredienti

- 2 cetrioli
- **60 g** di burro di arachidi
- **40 g** di arachidi tostate
- **2 cucchiai** di salsa di soia
- **1 cucchiaio** di sciroppo d'acero
- **1 cucchiaio** di aneto
- **1 cucchiaio** di coriandolo fresco
- **2 cucchiai** di olio di sesamo
- sale **qb**

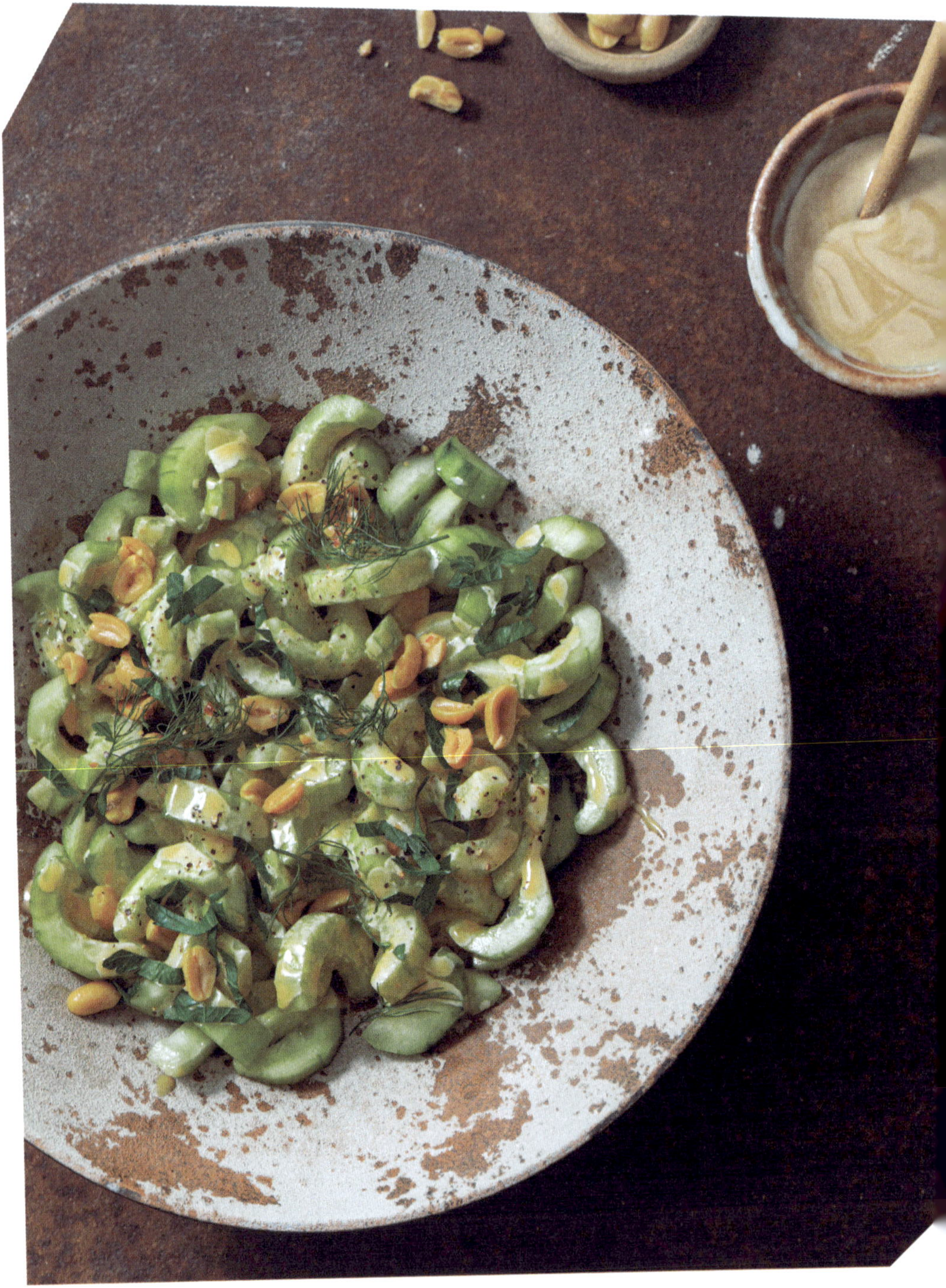

1. Sbucciate i cetrioli con l'aiuto di un pelapatate, tagliateli a metà per il lungo, rimuovete i semi e riducete i cetrioli a fettine sottili.
2. Mescolate il burro di arachidi con la salsa di soia, lo sciroppo d'acero e l'olio di sesamo fino a ottenere una crema liscia. Se necessario, aggiungete anche un po' di acqua.
3. Trasferite i cetrioli all'interno di un'insalatiera capiente e conditeli con la salsa al burro di arachidi, distribuendola in modo uniforme anche con l'aiuto delle mani.
4. Completate con le arachidi tostate e le erbe aromatiche tritate grossolanamente al coltello. Mescolate bene in modo da fare amalgamare tutti i sapori e servite.

Se si fa fatica a prendere l'abitudine di consumare frutta secca e semi oleosi, ricorrere ai loro burri è un'ottima strategia. Da un punto di vista nutrizionale sono identici (ovviamente se non sono stati aggiunti sale, zuccheri o oli, controllate sempre le etichette!), ma gli utilizzi sono diversi.

Spalmate i burri di frutta secca o semi sul pane, utilizzateli per mantecare un risotto, allungateli (come in questo caso) con altri liquidi per condire le vostre insalate, aggiungeteli a un frullato o a uno yogurt.

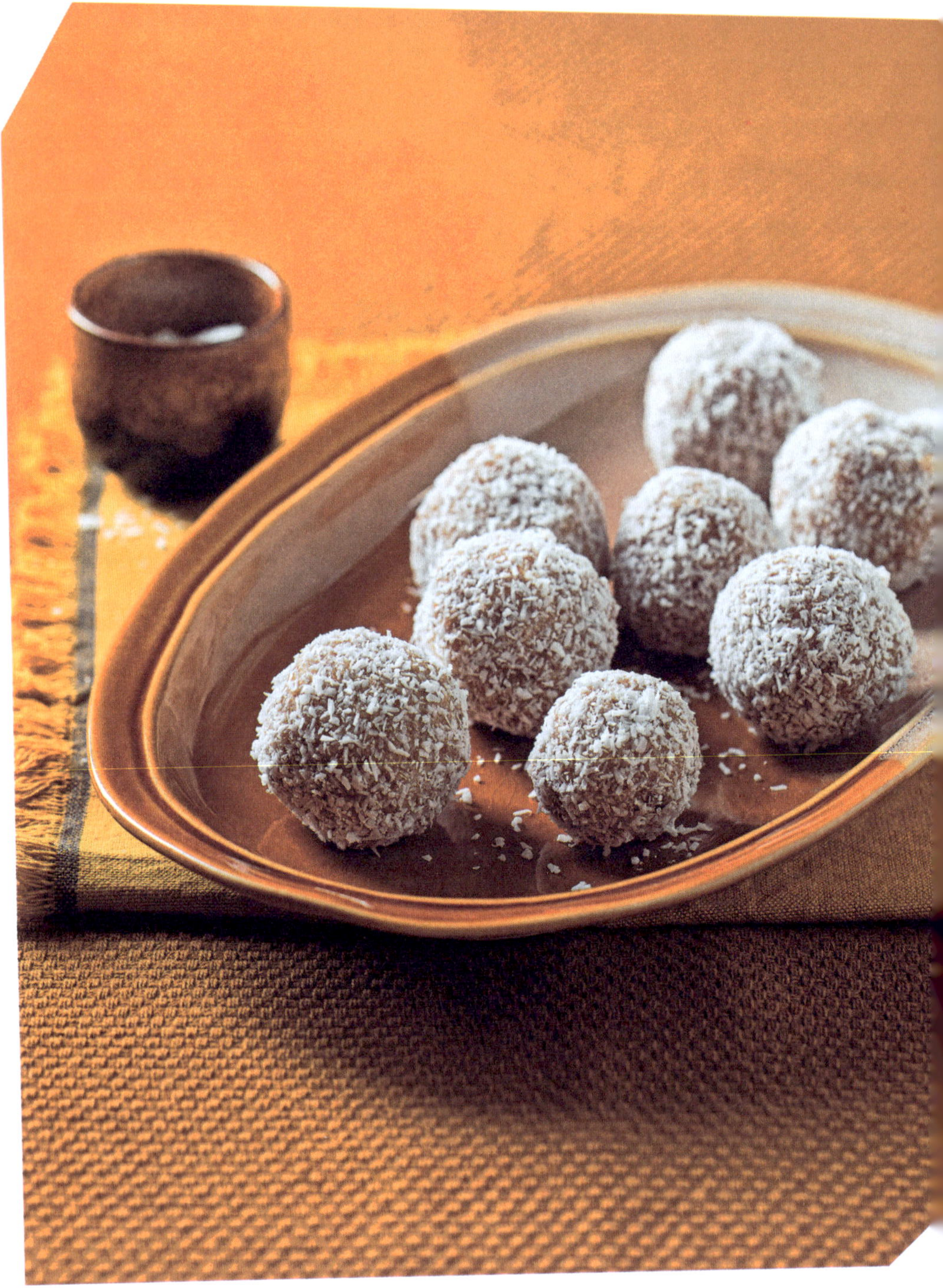

Energy balls cocco e limone

(per 15 palline circa)

Ingredienti

- **250 g** di datteri denocciolati
- **120 g** di mandorle
- **4 cucchiai** di cocco rapè + **qb** per decorare
- succo di **1** limone

1. Frullate tutti gli ingredienti fino a ottenere un composto appiccicoso ma lavorabile.
2. Aiutandovi con le mani, formate delle palline e passatele in altro cocco rapè.
3. Fate riposare in frigorifero per almeno un'ora prima di servire.

2. Ipertensione arteriosa

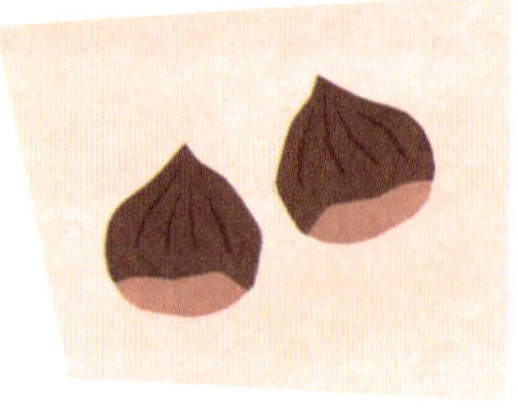

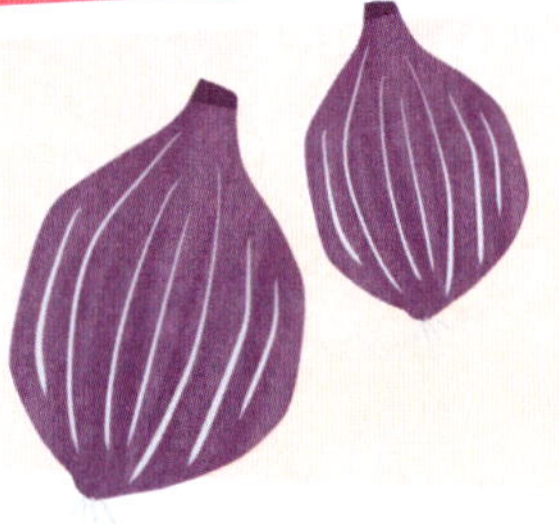

L'ipertensione arteriosa è una condizione subdola. Non dà sintomi nell'immediato, ma mette a rischio la salute di cuore, cervello, occhi e reni nel lungo periodo.

La sua enorme diffusione (secondo l'Organizzazione Mondiale della Sanità ne è affetto oltre un miliardo di persone al mondo)[1] ci spinge a pensare che sia un'inevitabile conseguenza dell'età e che quindi ci si debba rassegnare a introdurre nella propria routine, prima o poi, una pastiglietta che la tenga a bada.

Ma è davvero così?

Anche in questo caso, la risposta è no.

La pressione arteriosa dipende da numerosi fattori, la maggior parte dei quali è pienamente in nostro controllo dal momento che riguarda in larga parte quello che mettiamo nel piatto.

Per capire meglio come un'alimentazione vegetale (ops, vi ho già fatto uno spoiler) aiuti a ridurla, vediamo prima qualche breve cenno di fisiologia.

La pressione arteriosa è la pressione che il sangue esercita sulla parete delle arterie (o che la parete delle arterie esercita sul sangue, è la stessa cosa). Quando la misurate, dal vostro medico o in farmacia, due sono i numeri che vi verranno comunicati: il primo, il più alto, è la pressione che troviamo nelle arterie non appena il cuore si è contratto (pressione sistolica); il secondo, il più basso, è quello rilevato quando il cuore è rilasciato (pressione diastolica).

Più questi numeri sono alti, più il cuore deve contrarsi con forza per vincere la pressione del sangue nelle arterie e fare quindi il suo lavoro, ovvero far progredire per decine di volte al minuto la massa sanguigna lungo l'albero vascolare.

Proprio per questa ragione si preferisce che sia più bassa di 120/80 mmHg (questa sigla strana sta per millimetri di mercurio, l'unità di misura della pressione) e si parla di ipertensione arteriosa quando invece si assesta sopra i 140/90 mmHg.

E com'è la pressione arteriosa di chi segue un'alimentazione vegetale?[2]

Di 7 mmHg più bassa, in media, rispetto a quella di coloro che consumano anche derivati animali.

Troppo poco, dite?

Mica tanto, considerando che bastano 5 mmHg in meno per risparmiare il 14% delle morti per ictus e il 9% di quelle per infarto.[3]

Ma come mai chi segue un'alimentazione senza derivati animali ha una pressione più bassa?

Le ragioni sono molteplici. Innanzitutto, una dieta basata su alimenti vegetali non processati è per definizione povera di sale (e quindi di sodio, minerale che favorisce la ritenzione di liquidi all'interno dei vasi sanguigni, aumentando così la pressione arteriosa)[4] e ricca di potassio (minerale che favorendo l'eliminazione di liquidi con le urine contribuisce alla riduzione del sodio).[5]

L'eliminazione dei cibi di origine animale e dei grassi saturi che questi portano con sé rende il sangue di chi segue un'alimentazione vegetale meno viscoso, e un sangue meno viscoso esercita una minor pressione.[6]

Il pressoché totale azzeramento dell'apporto di grassi saturi con la dieta ha anche un altro beneficio, questa volta però sulla riduzione di alcune molecole prodotte dall'endotelio (quel sottile strato di cellule che ricopre tutti i vasi sanguigni), che hanno un effetto irrigidente sulle arterie. Meno grassi saturi = arterie meno rigide e più flessibili = pressione più bassa.[7]

Ci sono poi singoli alimenti spesso presenti in un'alimentazione vegetale che hanno un effetto diretto sull'abbassamento della pressione arteriosa: è il caso delle verdure ricche di nitrati, come le verdure verde scuro in foglia e la barbabietola, e dei semi di lino.[8,9]

Anche il consumo di soia e dei suoi derivati ha come effetto quello di ridurre di qualche mmHg la pressione arteriosa.[10]

E l'alcol?

Sebbene subito dopo la sua ingestione provochi un rapido e transitorio abbassamento pressorio dovuto alla vasodilatazione, nel lungo termine ha l'effetto completamente opposto.[11] Meglio evitarlo più che potete.

Un'alimentazione il più vegetale possibile aiuta a mantenere la pressione arteriosa entro valori che non costituiscano un pericolo per la salute. Ma si può fare di più?

La risposta della scienza è sì: attività fisica praticata con regolarità e meditazione.[12,13]

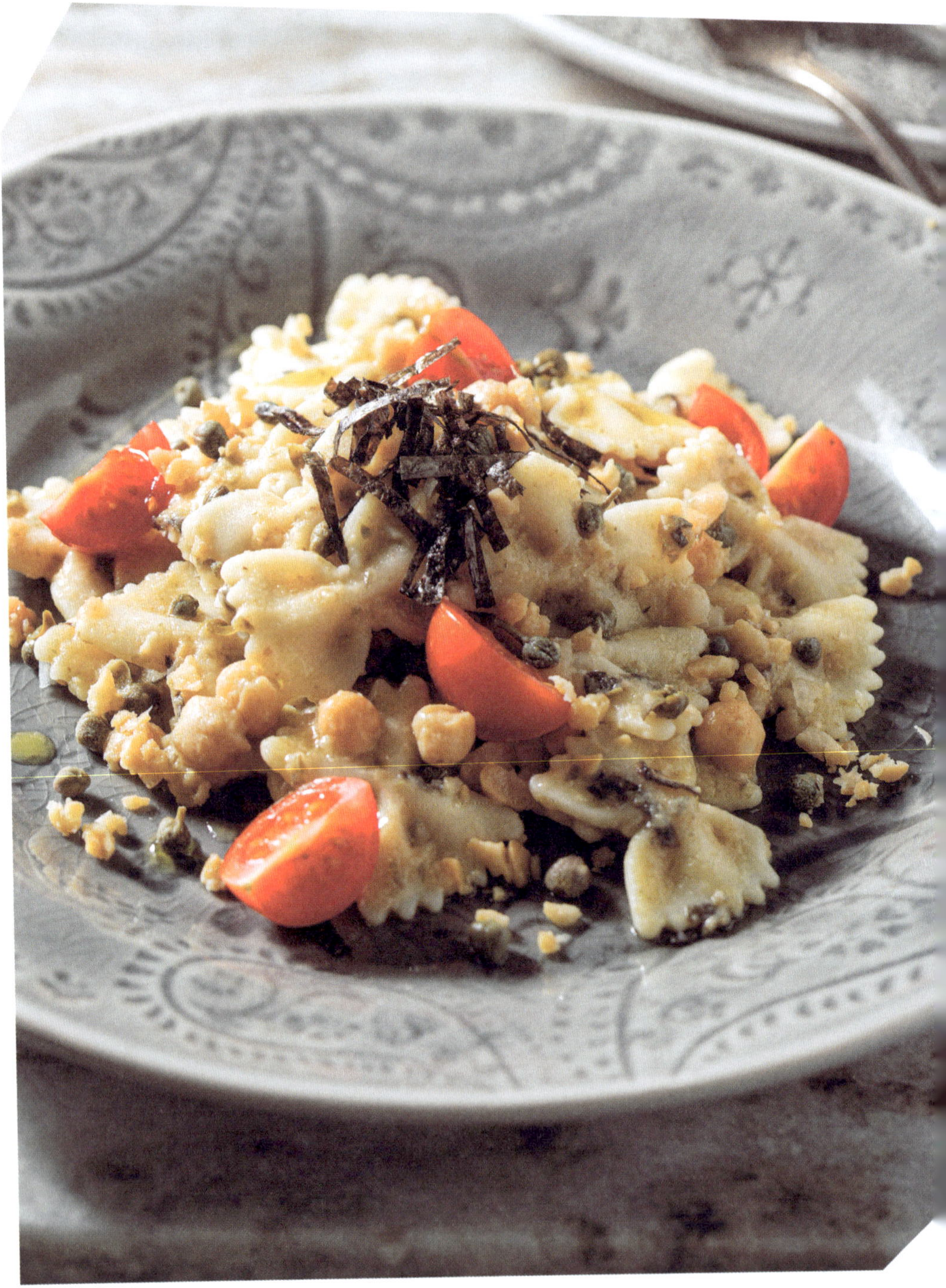

Insalata di pasta al «tonno» e pomodorini

(per 4 persone)

Ingredienti

- farfalle **a piacere** (*versione senza glutine*: farfalle senza glutine)
- **500 g** di pomodorini
- **400 g** di ceci cotti
- **2 cucchiai** di capperi
- **2 fogli** di alga nori
- succo di **1** limone
- basilico **qb** (facoltativo)
- **2 cucchiai** di olio extravergine di oliva
- sale **qb**

1. Tritate i capperi (dopo averli sciacquati per rimuovere eventuale sale di conservazione) e l'alga nori al coltello.
2. Trasferite i ceci all'interno di una ciotola e schiacciateli con una forchetta fino a «sbriciolarli» e dare loro una texture grossolana.
3. Aggiungete l'alga e i capperi tritati, il succo di limone e mescolate in modo da fare amalgamare bene tutti i sapori.
4. Cuocete la pasta in abbondante acqua salata. Quando sarà pronta, raffreddatela sotto un getto di acqua fredda, trasferitela all'interno di un'insalatiera e conditela con l'olio di oliva.
5. Unite il «tonno» di ceci, i pomodorini tagliati in quarti e mescolate. Se volete, potete completare l'insalata di pasta fredda con qualche foglia di basilico fresco.

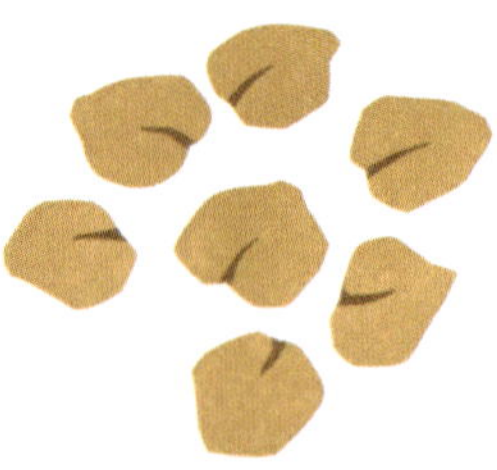

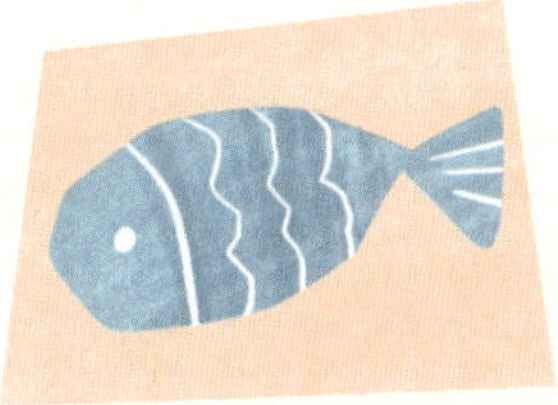

Legumi o pesce?

Le motivazioni per le quali è bene ridurre al minimo l'apporto di carne, uova e formaggi sono comprensibili in modo abbastanza immediato e chiunque, anche se non del mestiere, la trova una cosa ragionevole.

Quando si parla di rinunciare al pesce, però, iniziano le resistenze.

«Ma come, una fonte proteica leggera, ricca di omega-3! Il pesce fa bene!»

Fare *meno peggio* delle suddette fonti proteiche animali (visto il minore contenuto di colesterolo e il profilo lipidico più favorevole) è diverso dal fare *bene* in senso assoluto.

Sono i legumi a detenere l'indiscusso primato tra le fonti proteiche, ineguagliabili per apporto di fibre e sostanze fotochimiche protettive, nutrimento della nostra flora batterica intestinale, nullo contenuto di colesterolo e irrilevante di grassi.

Rinunciare al pesce (o ridurlo all'osso, se proprio non ve la sentite di rinunciarvi) è una perdita meno grave di quello che si possa pensare.

Quello che vi mancherà, per fortuna, saranno tutte quelle sostanze in esso contenute (come PCB, diossine, metalli pesanti e microplastiche) con potenziali ricadute negative per la salute.

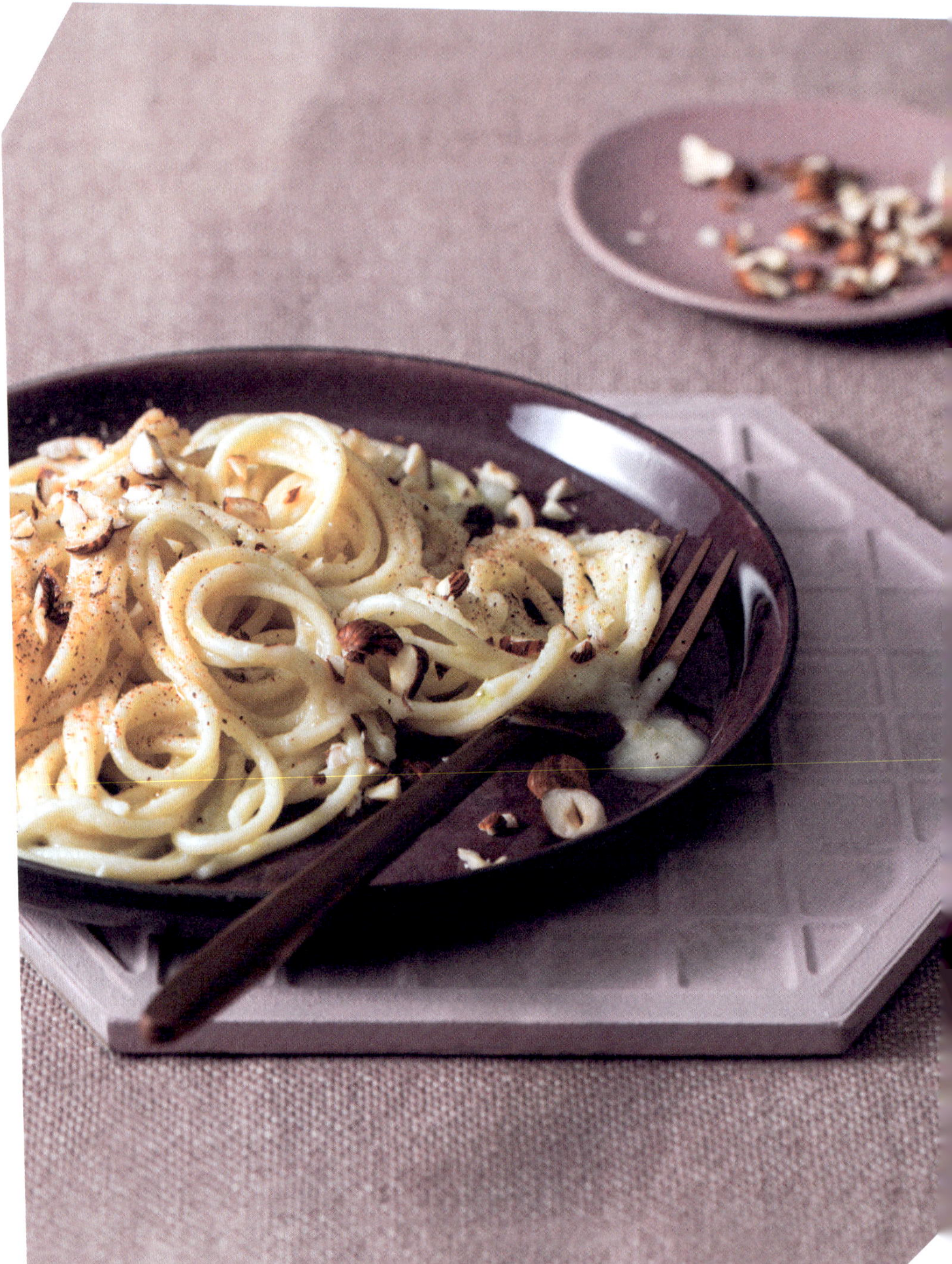

Spaghetti *con* crema *di* finocchi *alla* noce moscata *e* granella *di* nocciole

(per 4 persone)

Ingredienti

- spaghetti **a piacere** (*versione senza glutine*: spaghetti senza glutine)
- **2** finocchi
- **60 g** di nocciole tostate
- noce moscata **qb**
- **2 cucchiai** di olio extravergine di oliva
- sale **qb**

1. Tagliate i finocchi a fettine e fateli cuocere per 10 minuti a fuoco vivo nell'olio di oliva all'interno di un'ampia padella antiaderente. Aggiungete poca acqua, se necessario. Aggiustate di sale.
2. Cuocete la pasta in abbondante acqua salata.
3. Frullate i finocchi con la noce moscata e quanta acqua di cottura della pasta serve per ottenere una crema liscia e omogenea.
4. Quando gli spaghetti saranno pronti, conditeli con la crema di finocchi e una spolverata di nocciole tostate tritate grossolanamente al coltello.

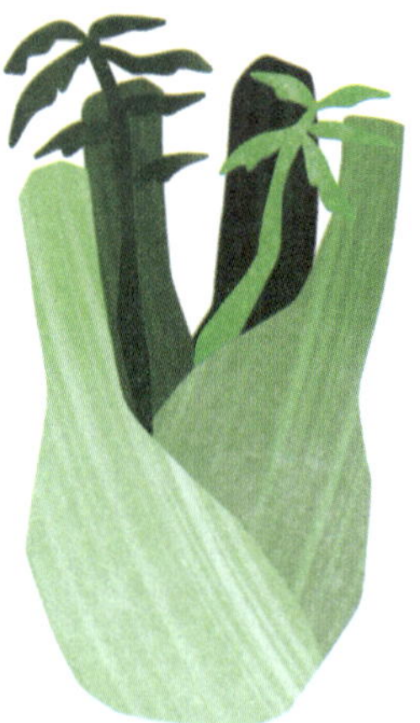

Brodo *di* latte *di* soia *e* tahina *al* miso

(per 2 persone)

Ingredienti

- **200 g** di latte di soia non zuccherato
- **200 g** di brodo vegetale non salato
- 2 **cucchiai** colmi di tahina
- ½ **cucchiaino** di miso

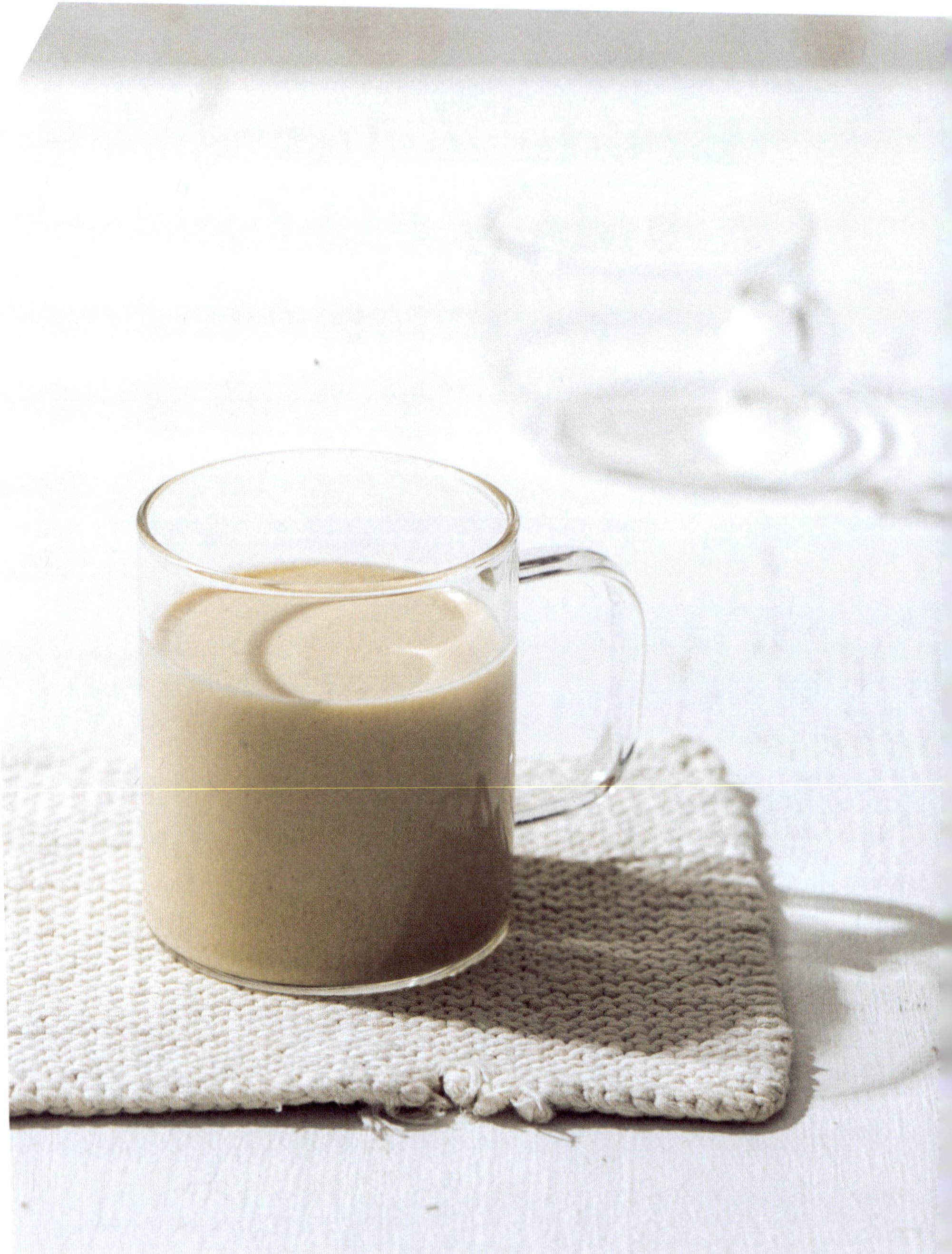

1. Versate il brodo e il latte vegetale all'interno di un pentolino e scaldateli quasi fino al bollore.
2. Spegnete il fuoco, aggiungete la tahina e il miso e mescolate energicamente con una frusta fino a che gli ingredienti saranno completamente amalgamati.
3. Potete sorseggiare il brodo così com'è oppure utilizzarlo come base per le vostre minestre o il vostro ramen.

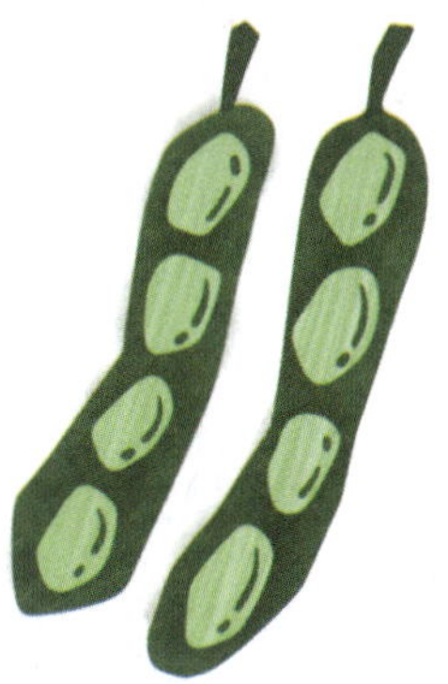

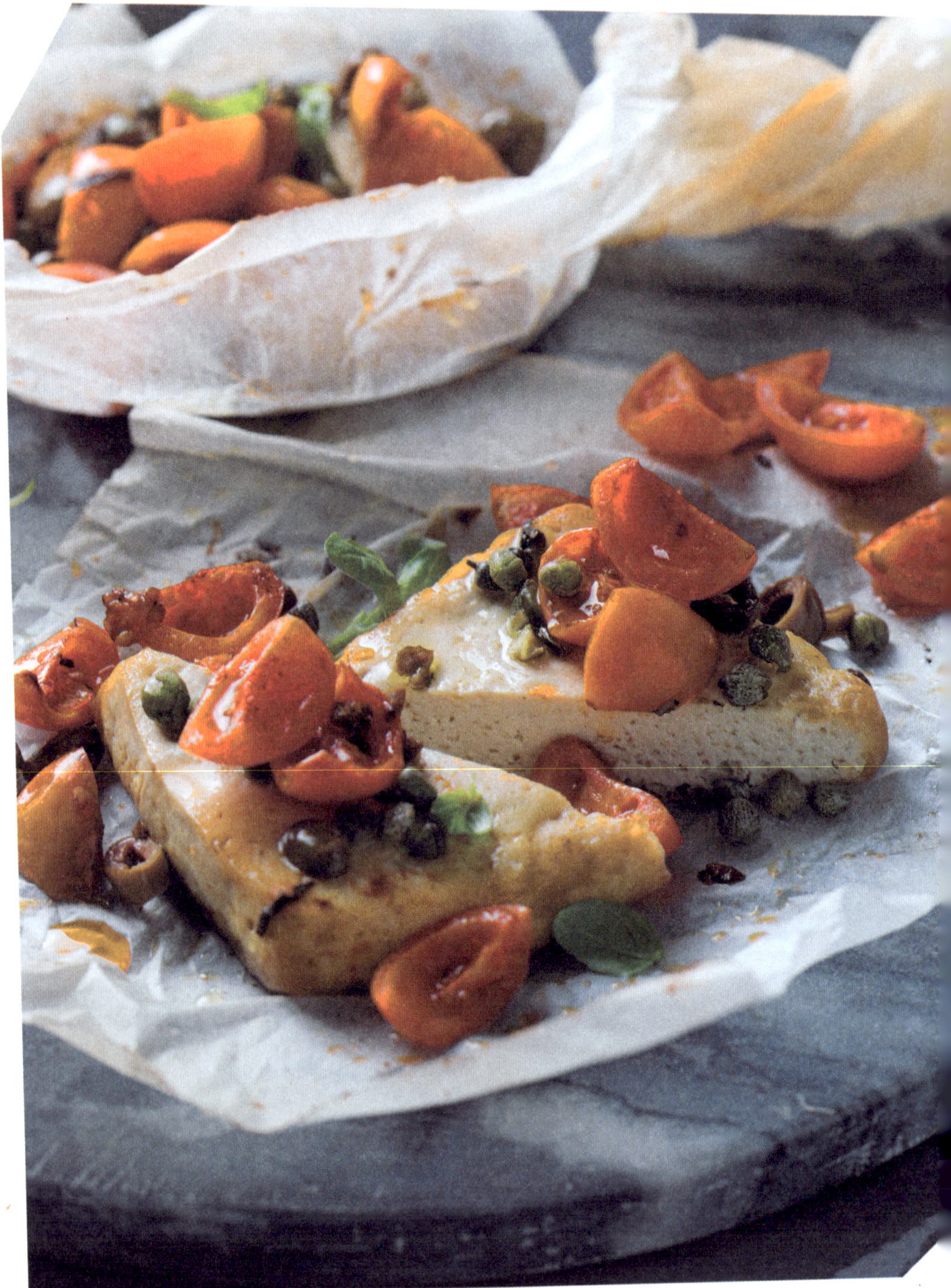

Tofu *al* cartoccio

(per una porzione)

Ingredienti

- **1 panetto** di tofu al naturale (da circa 150 g)
- **200 g** di pomodorini
- **1 foglio** di alga nori
- **½ cucchiaio** di capperi
- **2 cucchiai** di olive taggiasche denocciolate
- **½ limone** non trattato
- **1 cucchiaio** di olio extravergine di oliva
- sale **qb**

1. Tagliate il panetto di tofu in 2 fette quadrate di circa mezzo centimetro di spessore l'una.
2. Adagiate ciascuna fetta di tofu sopra un foglio di carta forno di circa 20x20 cm.
3. Aggiungete l'alga nori e i capperi tritati al coltello, i pomodorini tagliati a metà, le olive e il limone tagliato a fettine. Distribuite gli ingredienti in modo uniforme tra le 2 fette di tofu.
4. Condite il tofu con l'olio di oliva e richiudete il foglio di carta forno sopra ciascuna fetta di tofu in modo da formare un «cartoccio».
5. Cuocete il tofu in forno statico a 180 °C per 30 minuti.

Il tofu è un ingrediente che incute timore in chi non lo conosce (anche se personalmente trovo più spaventose parole come «grassi saturi» e «colesterolo», di cui il tofu è privo, così per dire...), ma farci amicizia non potrà che portarvi dei vantaggi.

Oltre alla sua versatilità, la sua assenza di fibre, data dal fatto di essere ottenuto dalla cagliatura del latte di soia, lo rende perfetto per sostituire le fonti proteiche animali quando si deve seguire temporaneamente una dieta povera di scorie.

Insalata *di* cipolle rosse arrosto, pomodori *e* basilico *al* balsamico

(per 4 persone)

Ingredienti

- **2** cipolle rosse
- **600 g** di pomodori ramati
- **400 g** di pane tipo toscano
- **1 manciata** di basilico fresco
- **4 cucchiai** di aceto balsamico
- **4 cucchiai** di olio extravergine di oliva
- sale **qb**

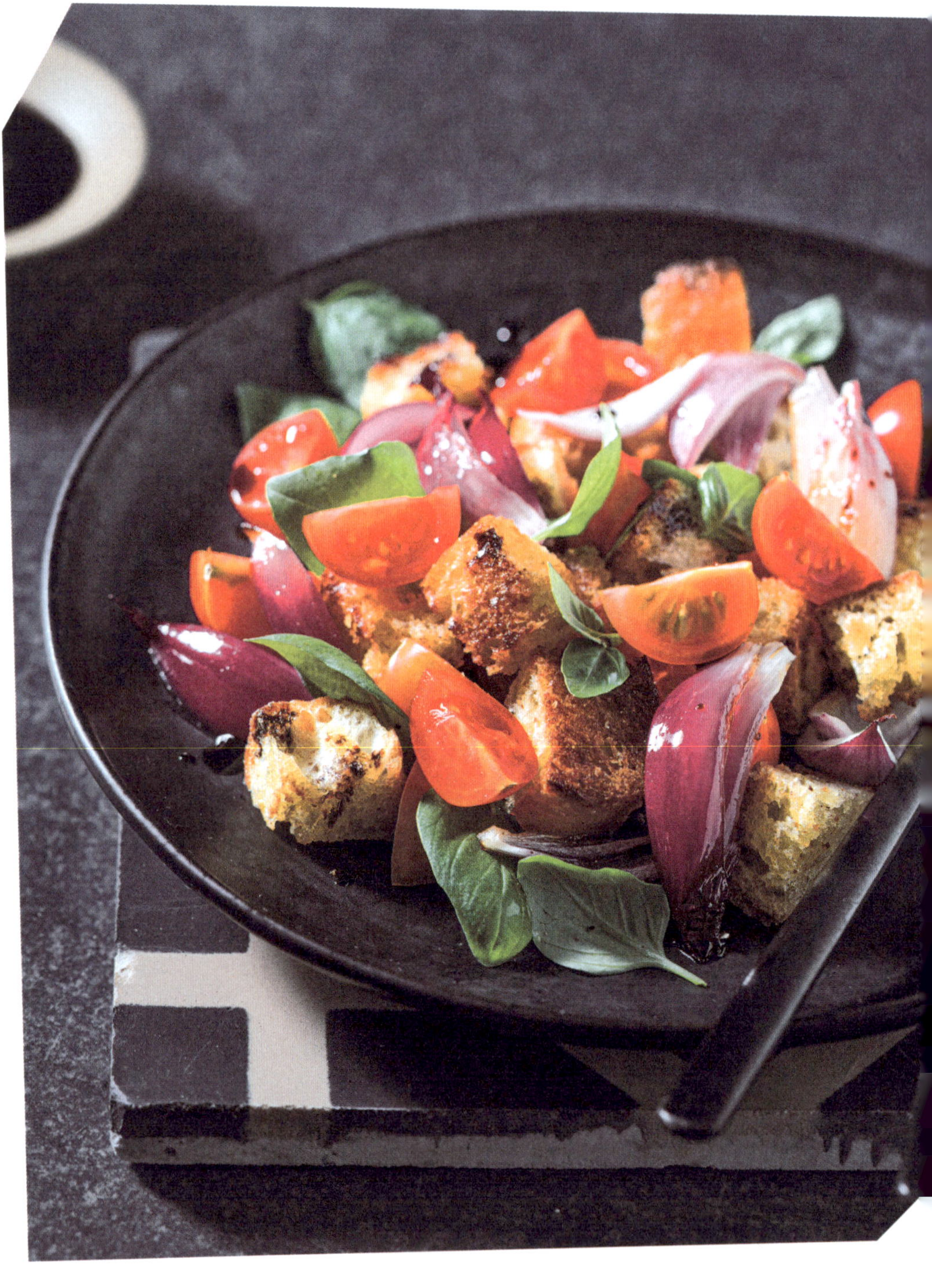

1. Tagliate il pane a cubetti e fatelo abbrustolire in una padella antiaderente ben calda insieme a 2 cucchiai di olio fino a doratura. Mettete da parte.
2. Sbucciate le cipolle e tagliatele in 6-8 spicchi. Salatele e fatele rosolare nella stessa padella dove avete fatto abbrustolire il pane nel resto dell'olio di oliva senza mescolare, ma girando ciascuno spicchio a metà cottura.
3. Tagliate anche i pomodori a spicchi e trasferiteli insieme al pane e alle cipolle all'interno di un'insalatiera capiente.
4. Aggiungete l'aceto balsamico e le foglie di basilico e mescolate bene prima di servire, in modo da fare amalgamare i sapori.

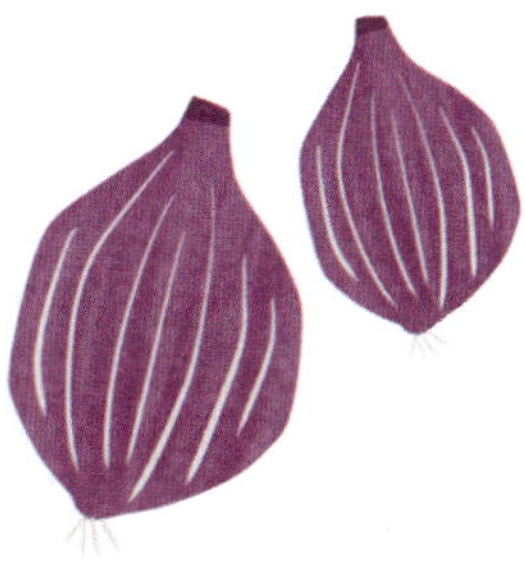

3. Diabete mellito di tipo 2

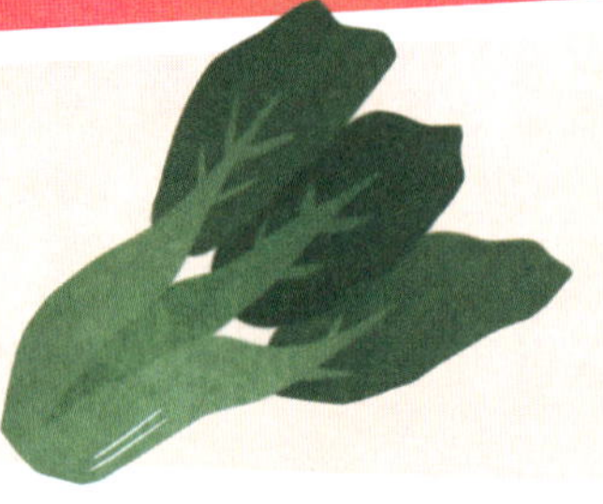

C'è una definizione che si legge ogni tanto riguardo al diabete di tipo 2 che mi fa veramente arrabbiare: «Una patologia cronica irreversibile ad andamento ingravescente».

Be', se il consiglio che ricevono i pazienti non appena la loro glicemia a digiuno supera i 126 mg/dl (valore soglia per la diagnosi di diabete) è quello di ridurre cibi come la pasta, il pane, la frutta e i legumi perché «contengono zuccheri», ci credo che sia così.

E per due motivi.

Il primo è che eliminando o riducendo all'osso questi gruppi alimentari si scatenerà una fame atavica che farà pensare costantemente al cibo, rendendo più difficile aderire alla tipica raccomandazione di «perdere un po' di peso» per migliorare il controllo glicemico.

Il secondo è che, tolti questi gruppi alimentari, cosa rimane? Gli alimenti di origine animale.

Fare colazione con della bresaola, pranzare con una caprese e cenare con del petto di pollo alla piastra accompagnato da verdure potrebbe anche sembrare un'idea ragionevole al fine di ridurre il livello di zuccheri nel sangue (questi alimenti non contengono carboidrati, quindi come potrebbero alzare la glicemia?), ma che cosa succede ai pazienti con recente diagnosi di diabete che seguono questo infelice consiglio? Che la glicemia peggiora inesorabilmente.

Anche se non ne introduciamo, infatti, il nostro fegato produce comunque zuccheri (a partire dai nostri muscoli, le cui proteine vengono lentamente autodigerite, ma questa è un'altra storia).

Non è la (necessaria) presenza nella dieta di zuccheri il problema, bensì il fatto che questi non riescano più a entrare nelle cellule a causa dell'insulino-resistenza, il *primum movens* del diabete di tipo 2.

Facciamo un breve ripasso di fisiologia prima di vedere perché il consumo di cibi di origine animale (e soprattutto di carne, anche bianca)[1,2] peggiora l'insulino-resistenza e aumenta il rischio di comparsa e di progressione del diabete di tipo 2.

L'insulina è un ormone prodotto dalle cellule beta del pancreas, il cui compito è quello di mantenere il livello di zuccheri nel sangue entro range prestabiliti, diciamo sotto i 100 mg/dl. Valori più elevati mantenuti per lunghi periodi di tempo (non mi riferisco quindi al fisiologico e atteso aumento postprandiale della glicemia) potrebbero infatti danneggiare i vasi sanguigni di cuore, cervello, occhi e reni. Per svolgere il suo compito, l'insulina si lega a recettori presenti sulla membrana delle cellule muscolari e adipose e segnala alla cellula che deve «aprire la porta» al glucosio. Il glucosio esce così dal sangue, entra nelle cellule e l'insulina ha fatto il suo lavoro.

In caso di insulino-resistenza, però, il meccanismo si inceppa.

L'insulina si lega ai recettori, ma le porte cellulari per il glucosio non si aprono. Il pancreas produce quindi altra insulina, sperando che con più insulina in circolo le cellule la «ascoltino» e la aiutino a far scendere la glicemia. Per un po' funziona e la glicemia viene mantenuta normale, ma al prezzo di livelli altissimi di insulina circolante. Prima o poi, però, il pancreas non riesce più a soddisfare le richieste, dà forfait e i livelli di zucchero nel sangue aumentano inesorabilmente.

Bene, dopo questo piccolo ripasso facciamo un passo indietro: in che modo i cibi di origine animale favoriscono la comparsa di insulino-resistenza e il peggioramento della stessa nel caso il diabete sia già conclamato?

I loro grassi saturi e trans (dei quali carni e formaggi sono particolarmente ricchi) si accumulano all'interno delle cellule interferendo con la trasmissione del segnale mandato dall'insulina.[3]

E se state pensando di sostituire carni e formaggi con il pesce perché contiene meno grassi, sappiate che anche gli inquinanti ambientali che esso accumula (come l'esaclorobenzene e il PCB) possono aumentare in modo significativo il rischio di diabete di tipo 2.[4]

Visto quanto avete appena imparato, non dovrebbe stupirvi come, quando vengono messi a confronto soggetti con diversi tipi di alimentazione, la prevalenza di diabete sia minima in coloro che seguono un'alimentazione vegetale e massima in chi consuma cibi di derivazione animale.[5]

E, se vi state chiedendo se un'alimentazione vegetale possa essere utile anche a chi ha già ricevuto una diagnosi di diabete o di insulino-resistenza, la risposta è sì.

Grazie all'assenza di grassi saturi e alla minor densità calorica, migliora il controllo glicemico e la sensibilità al messaggio insulinico ancora di più di una dieta «classica» per diabetici, o della stessa dieta mediterranea.[6,7,8,9]
Capite bene come il fatto che ai pazienti venga spesso consegnato, in occasione della diagnosi di diabete di tipo 2, un piano alimentare tutt'altro che vegetale mi mandi su tutte le furie. Perché potrebbero mangiare porzioni più abbondan-

Oltre ai motivi appena descritti, sembra che una dieta vegetale migliori il controllo glicemico anche grazie ad altri meccanismi, come una maggior produzione di incretine (molecole che favoriscono l'azione insulinica) a livello gastrointestinale[10] e un minor contenuto dell'amminoacido leucina, responsabile dell'invecchiamento precoce delle cellule beta pancreatiche.[11]

ti, non vivere la frustrazione di dover limitare ed eliminare quei gruppi alimentari che danno più sazietà e al contempo arrestare, se non addirittura *invertire*, il decorso della malattia, riducendo la necessità di ricorrere a farmaci.

E a proposito di farmaci: se state assumendo una terapia ipoglicemizzante e se, dopo aver letto questo capitolo, deciderete (come mi auguro) di iniziare un'alimentazione senza derivati animali già dal prossimo pasto, avvertite il vostro medico curante. È probabile che, una volta valutato il miglioramento dei livelli di glucosio nel vostro sangue già nelle prime settimane, decida di ridurvi la posologia per evitare il rischio di ipoglicemie.

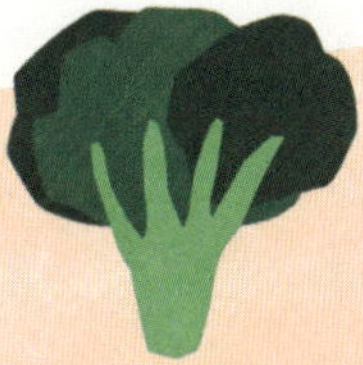

Diabete mellito di tipo 1

Il 10% dei casi di diabete nel mondo viene classificato come diabete di tipo 1, ovvero un tipo di diabete in cui l'aumento della glicemia esordisce in genere in tenera età ed è dovuto alla totale mancanza di insulina conseguente alla distruzione delle cellule beta del pancreas a opera del nostro stesso sistema immunitario, che le scambia per «nemici» da estirpare.

Una dieta vegetale non può certo curarlo, questo è ovvio, ma può comunque aiutare nel controllo della glicemia (grazie al suo contenuto naturalmente elevato di fibre e al suo basso indice glicemico) e nella prevenzione delle complicanze vascolari. E, sembrerebbe, anche nella prevenzione della malattia stessa.

Sebbene si tratti al momento solo di un'ipotesi, si è osservato che alcune componenti proteiche del latte vaccino possono scatenare una risposta immunitaria e la formazione di autoanticorpi che andrebbero ad attaccare le cellule produttrici di insulina.[12,13]

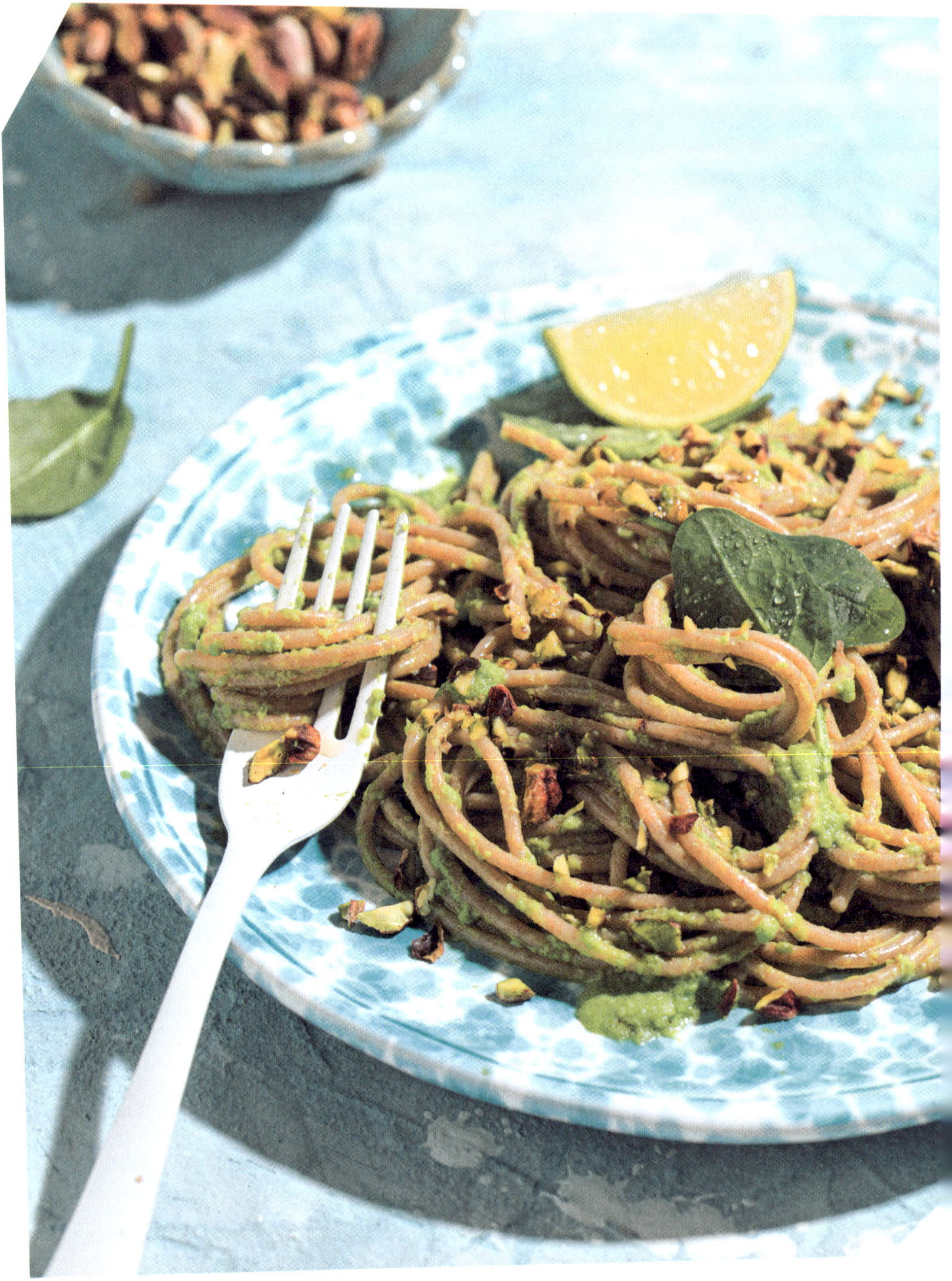

Spaghetti *al* pesto *di* sedano, spinaci *e* pistacchi *al* limone

(per 4 persone)

Ingredienti

- spaghetti **a piacere** (*versione senza glutine*: spaghetti senza glutine)
- **2 gambi** di sedano
- **80 g** di pistacchi
- **60 g** di spinaci freschi
- **1** limone non trattato
- **60 g** di basilico
- **2 cucchiai** di lievito alimentare in fiocchi
- **2 cucchiai** di olio extravergine di oliva

1. Frullate il sedano tagliato a pezzi, gli spinaci, il basilico, i pistacchi, il lievito alimentare, il succo e la scorza del limone, l'olio di oliva e un pizzico di sale fino a ottenere un composto omogeneo. Se necessario, allungate il tutto aggiungendo poca acqua fredda alla volta.
2. Cuocete la pasta in abbondante acqua salata.
3. Condite gli spaghetti con il pesto di sedano, spinaci e pistacchi al limone.

Qual è il vostro colore preferito?

Quando si parla di alimentazione, la risposta dovrebbe essere senza esitazione... il verde!

Scherzo, ovviamente, non voglio sindacare sulle vostre preferenze cromatiche, ma farvi riflettere sul fatto che le verdure verdi in foglia hanno una marcia in più rispetto a tutte le altre in termini di minerali (come calcio e ferro, per esempio) e di sostanze fitochimiche protettive.

Non limitatevi a quelle, naturalmente. Cercate di assumere tutto l'arcobaleno delle verdure, ma, dove potete, aggiungetele (come abbiamo fatto in questo pesto!).

Risotto *alle* erbe aromatiche

(per 4 persone)

Ingredienti

- riso carnaroli **a piacere**
- **1 manciata** di menta
- **1 manciata** di prezzemolo
- **2 rametti** di rosmarino
- **1 cucchiaio** di timo
- **4 foglie** di salvia
- 2 limoni non trattati
- 1 cipolla
- brodo vegetale **qb**
- **2 cucchiai** di olio extravergine di oliva
- sale **qb**

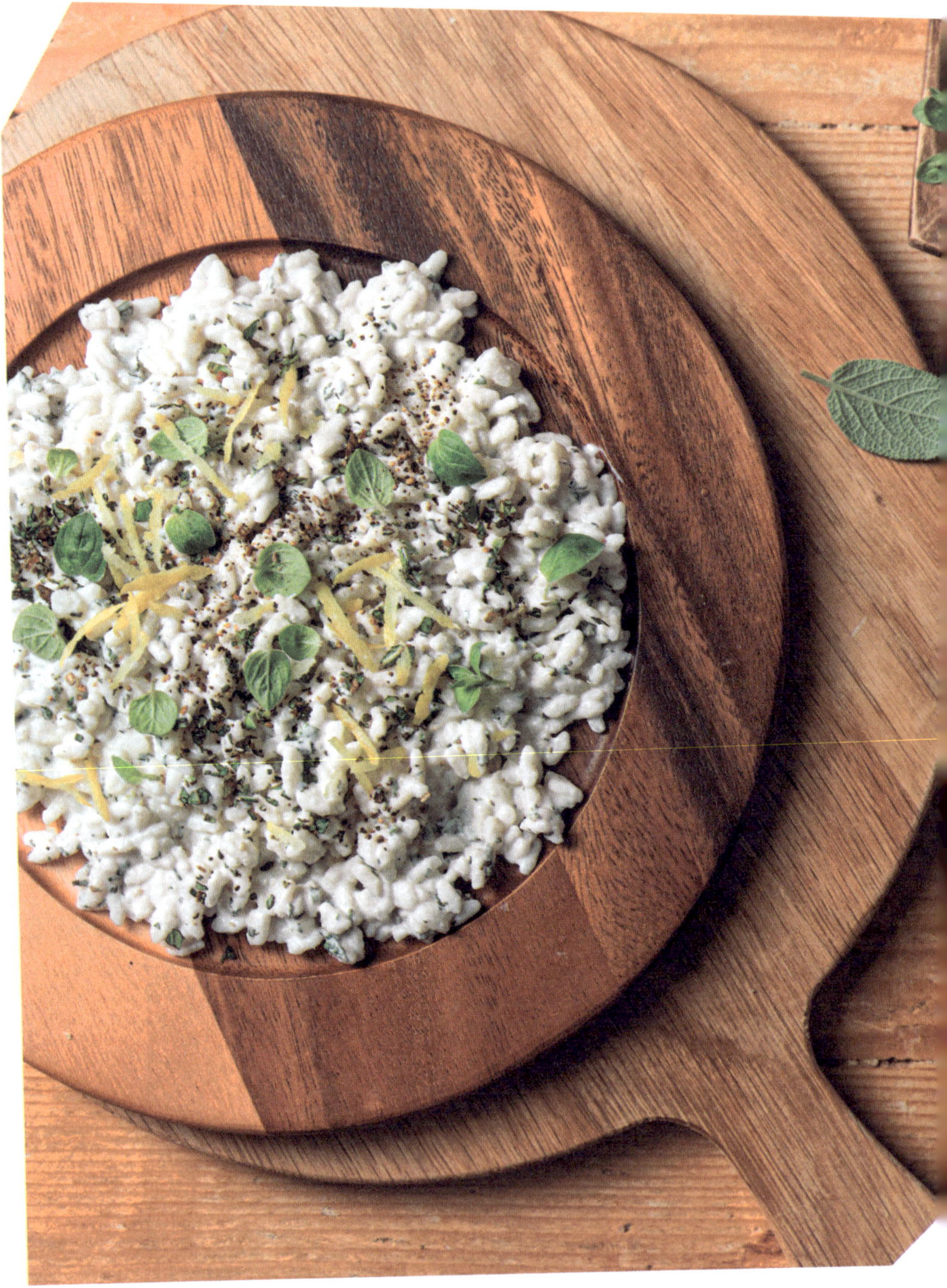

1. Sminuzzate in un mixer le erbe aromatiche con il succo dei limoni e un pizzico di sale. Mettete da parte.
2. Tritate la cipolla e fatela soffriggere all'interno di una pentola dai bordi alti.
3. Conglobate il riso e tostatelo per 2-3 minuti.
4. Aggiungendo un mestolo di brodo vegetale alla volta, portate il risotto quasi a fine cottura, quindi unite il trito di erbe aromatiche e limone e terminate la cottura.
5. Completate ogni piatto di risotto con una grattugiata di scorza di limone.

Le erbe aromatiche, nutrizionalmente parlando, sono delle «microscopiche» verdure verde scuro in foglia dalle interessanti proprietà nutrizionali, soprattutto in termini di minerali come ferro e calcio e di sostanze fitochimiche protettive.

È vero che se ne utilizzano poche in termini quantitativi, ma un po' qua e un po' là... possono fare la differenza! Non solo in termini di apporto nutrizionale, ma anche di gusto, proprio come in questo risotto.

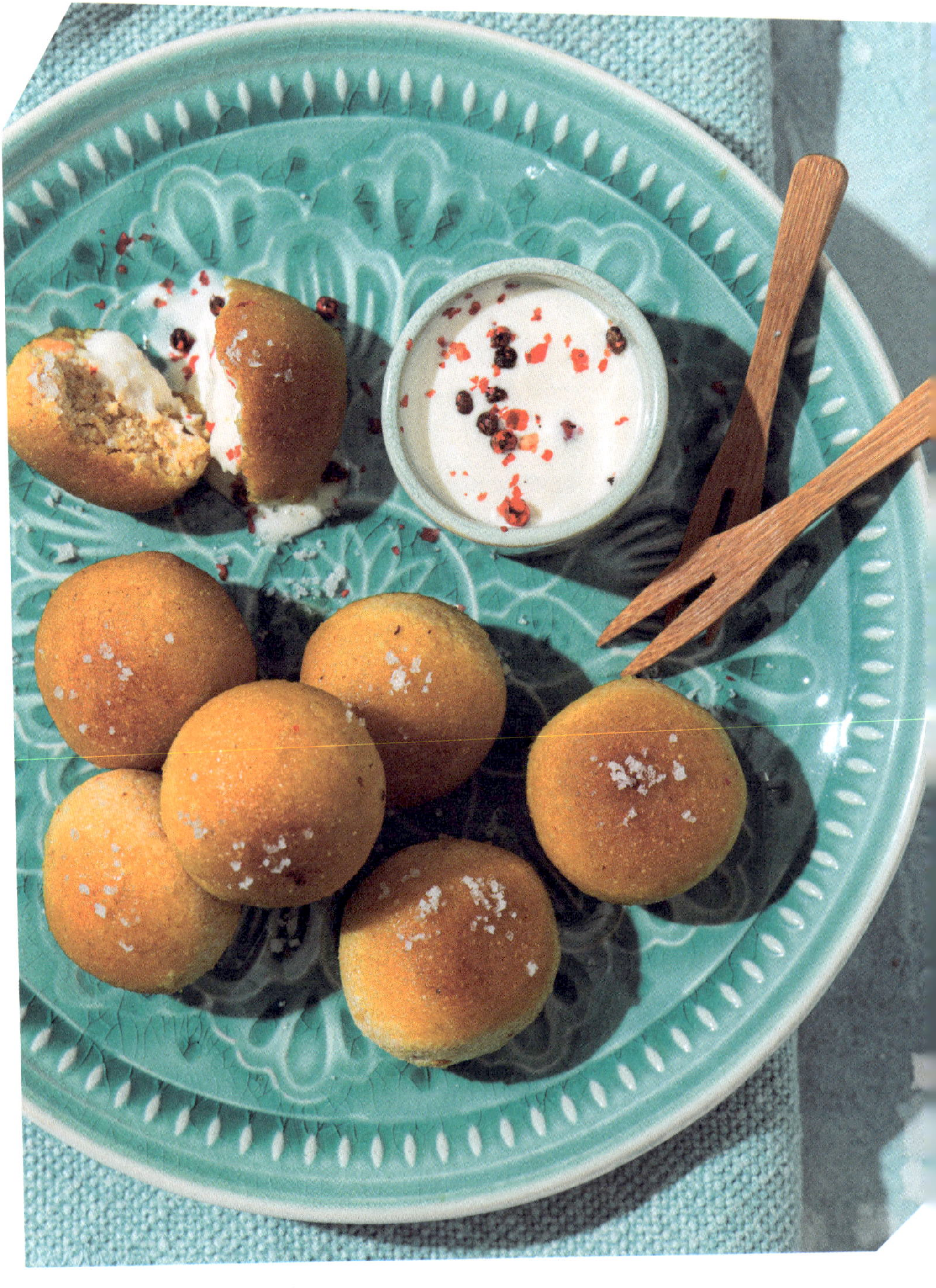

Polpette *di* carote *e* mandorle

(per 4 persone)

Ingredienti

- **2** grosse carote (300 g circa)
- **80 g** di mandorle
- **400 g** di tofu al naturale
- farina di mais precotta per polenta **qb**
- **2 cucchiai** di olio extravergine di oliva
- sale **qb**

1. Pelate le carote, tagliatele a pezzi e frullatele in un mixer insieme al tofu e alle mandorle fino a ottenere un composto dalla consistenza granulosa.
2. Trasferite il composto all'interno di una ciotola e addensatelo con la farina di mais. Aggiustate di sale.
3. Aiutandovi con le mani leggermente bagnate, date al composto la forma delle polpette.
4. Spennellate ciascuna polpetta da ambo i lati con l'olio di oliva.
5. Disponete le polpette sopra una teglia ricoperta di carta forno e cuocetele in forno statico a 200 °C per 20-25 minuti, girandole a metà cottura.

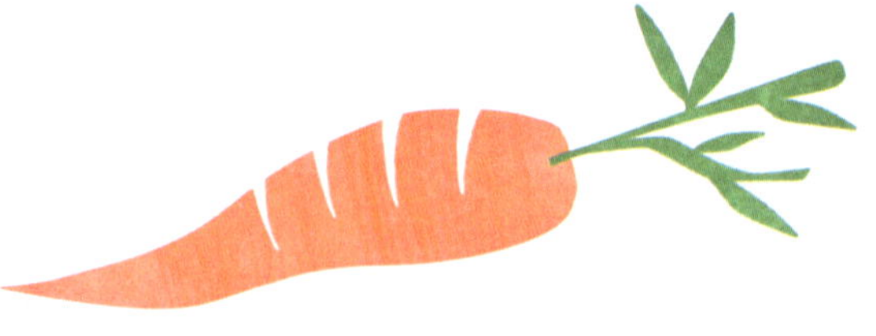

Crema *di* peperoni arrosto *allo* yogurt

(per 4 persone)

Ingredienti

- **2** peperoni rossi
- **500 g** di pomodorini
- **300 g** di yogurt di soia al naturale
- **1 manciata** di basilico
- **4 cucchiai** di aceto balsamico
- **2 cucchiai** di olio extravergine di oliva

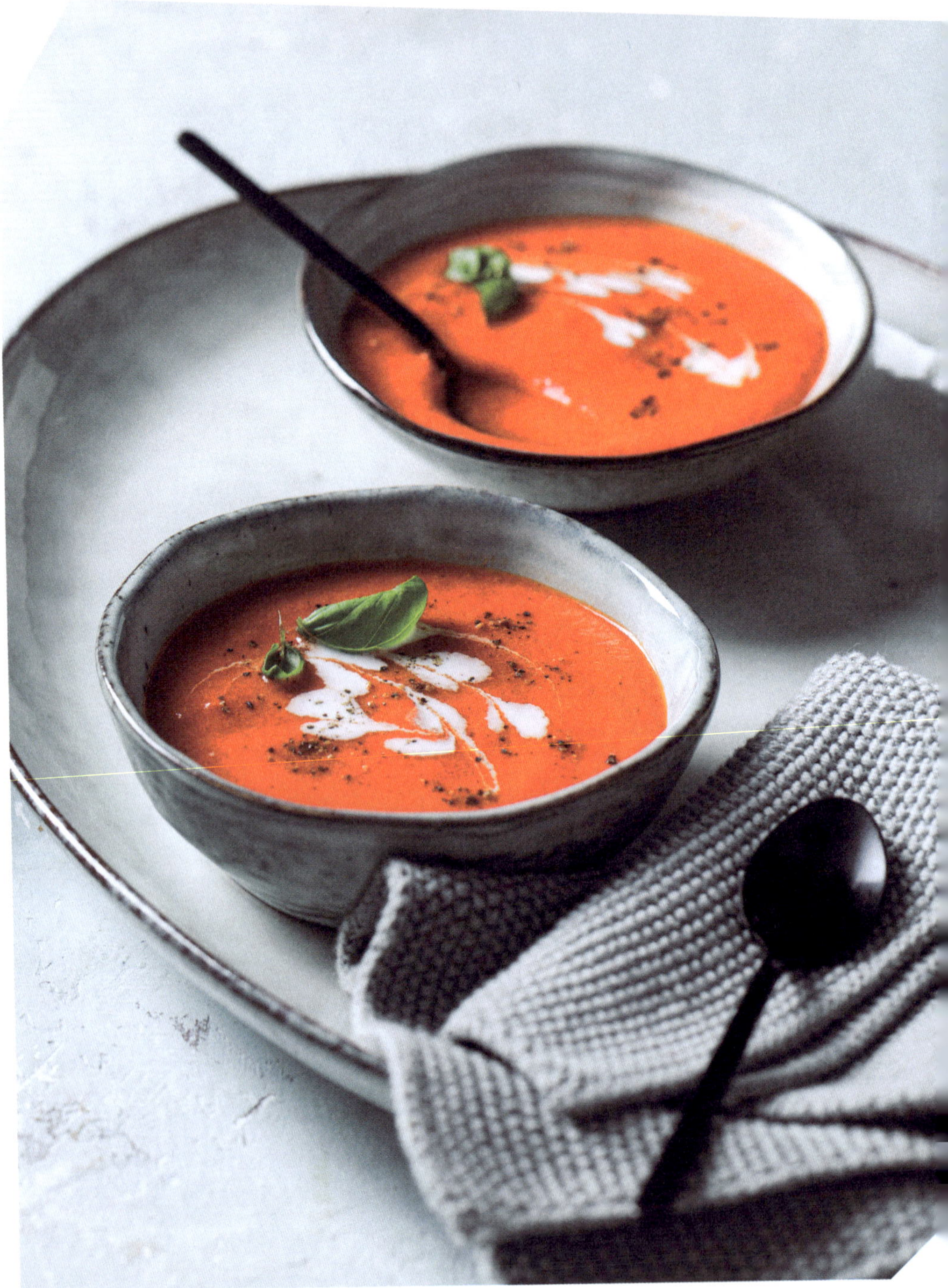

1. Disponete i peperoni sopra una teglia ricoperta di carta forno insieme ai pomodorini tagliati a metà (in modo che la metà tagliata sia rivolta verso l'alto).

2. Condite i pomodorini con l'olio di oliva, salate e cuocete le verdure in forno statico a 200 °C per 50 minuti.

3. Aspettate che i peperoni si raffreddino, quindi sbucciateli e mettete da parte la polpa.

4. Frullate i peperoni, i pomodorini, lo yogurt, il basilico e l'aceto balsamico fino a ottenere una crema liscia e omogenea.

5. Aggiustate di sale e servite.

Se è vero che la cottura delle verdure fa perdere parte delle vitamine sensibili al calore, dall'altra le rende più appetibili e digeribili e, se questo ci spinge a mangiarne di più, poco male per quel poco che viene perso.

La cottura al forno disidrata la verdura, che perdendo acqua diminuisce di volume. Questo può aiutare quelle persone che si saziano velocemente, oppure le donne in gravidanza con una ridotta capienza gastrica, a consumarne comunque la giusta quantità.

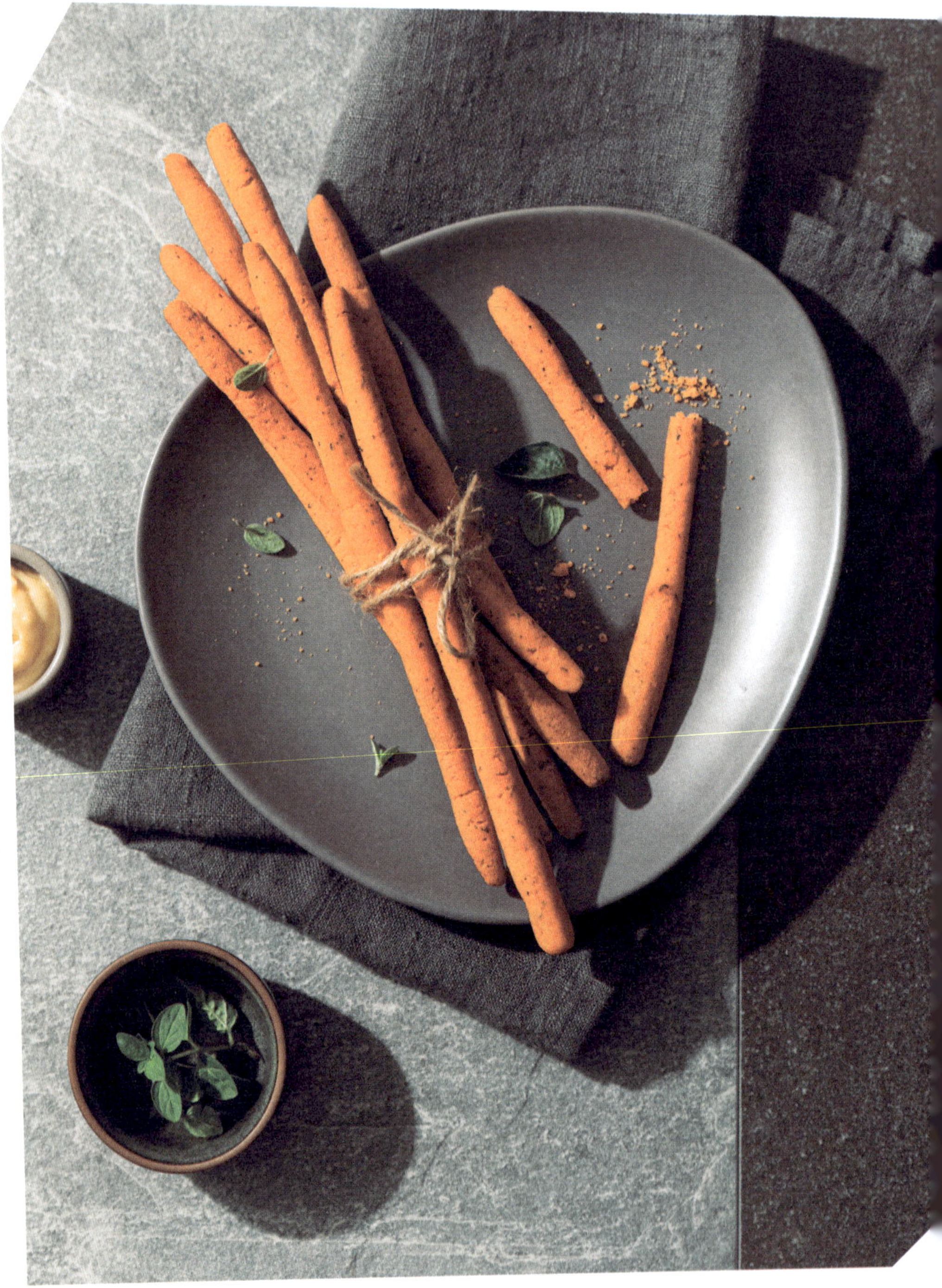

Grissini *di* lenticchie *al* pomodoro *e* origano

(per 8-10 grissini)

Ingredienti

- **100 g** di farina di lenticchie rosse
- **30 g** di farina di ceci
- **1 cucchiaino** di lievito istantaneo per salati
- **1 cucchiaio e ½** di origano
- **½ cucchiaio** di concentrato di pomodoro
- **25 g** di olio extravergine di oliva
- sale **qb**

1. Mescolate gli ingredienti secchi all'interno di una ciotola: le farine, il lievito, l'origano e il sale.
2. Aggiungete 50 ml di acqua, l'olio di oliva e il concentrato di pomodoro e, con un cucchiaio prima e con le mani poi, lavorate il tutto fino a ottenere un impasto liscio e compatto.
3. Aiutandovi con le mani, date all'impasto la forma di grissini allungati e, man mano che sono pronti, disponeteli all'interno di una teglia ricoperta di carta forno.
4. Cuocete i grissini in forno statico a 180 °C per 15 minuti. Non preoccupatevi se vi sembrano ancora friabili, si induriranno raffreddandosi.

Le farine di legumi sono un modo di consumare questo gruppo alimentare al quale non si pensa quasi mai!

La macinazione in farina opera una sorta di predigestione del legume. Per questo motivo, i piatti a base di farina di legumi sono spesso meglio tollerati da chi ha problemi di gonfiore dopo l'assunzione di questo gruppo alimentare.

Se vi riconoscete in queste parole, date ai legumi una chance in questo modo, per iniziare ad abituare la vostra flora batterica intestinale!

4.

Dislipidemie

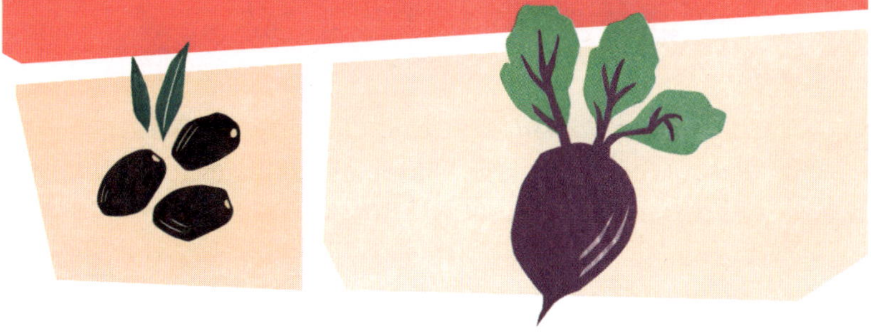

Si parla di dislipidemia quando i lipidi circolanti nel sangue, vale a dire colesterolo e/o trigliceridi, sono più elevati del normale.

Non smetterà mai di sorprendermi la noncuranza con la quale (non sempre, ma ancora troppo spesso) i medici affrontano una dislipidemia rilevata per puro caso durante esami ematici di routine.

«Ma sì, ha il colesterolo un po' alto. Mangi meno ________ (*inserire una categoria di alimenti che spesso e volentieri non ha nulla a che fare con l'aumento di colesterolo nel sangue*) e andrà a posto.»

C'è poco da minimizzare, se pensate che a ogni aumento dell'1% del colesterolo circolante corrisponde un aumento del rischio di malattie cardiovascolari del 2%, e più i trigliceridi nel sangue sono elevati maggiore è il rischio di infarto.[1]

Riportare i valori di colesterolo e di trigliceridi entro limiti di normalità dovrebbe essere una priorità, e andrebbe fatto grazie a un lavoro di squadra medico-paziente. Purtroppo, però, spesso i due membri della squadra non hanno le idee chiare riguardo a come procedere per raggiungere l'obiettivo.

Il paziente si nasconde dietro la scusa della familiarità per non mettere in discussione ciò con cui si riempie il piatto, e il medico può non padroneggiare correttamente i consigli alimentari da dare al paziente per far rientrare la situazione, prima di procedere con una terapia farmacologica.

A questo proposito è doverosa una precisazione: il senso di questo capitolo non è quello di gettare fango sui farmaci esistenti per la cura delle dislipidemie e dire che questi sono sempre e comunque inutili.

Nelle dislipidemie familiari sono indispensabili, tanto che si iniziano ad assumere già dall'infanzia.

Ma quando l'aumento di colesterolo e trigliceridi nel sangue è dovuto ad abitudini alimentari scorrette, che senso ha inghiottire ogni sera una pastiglia non priva di effetti collaterali (come importanti dolori muscolari, l'aumentato rischio di diabete o l'epatotossicità)[2] pur di non cambiarle?

Gli esami del sangue per valutare il proprio profilo lipidico andrebbero eseguiti dopo un digiuno di almeno dodici ore per non falsare i risultati, soprattutto quelli dei trigliceridi.

I valori desiderabili che troverete sul referto sono:

Trigliceridi < 150 mg/dl
Colesterolo totale < 200 mg/dl
Colesterolo HDL > 40 mg/dl nell'uomo
e 50 mg/dl nella donna

Il colesterolo LDL, quello «cattivo», si può calcolare attraverso una formula matematica, se i trigliceridi sono inferiori a 400 mg/dl. È sufficiente dividere il valore dei trigliceridi per 5, sommare questo valore al colesterolo HDL e sottrarre il risultato al colesterolo totale.

Per quanto riguarda il colesterolo, i fattori dietetici che più incidono sui suoi livelli circolanti sono:

- **Il colesterolo assunto con l'alimentazione.** Maggiore sarà quello nel piatto, maggiore sarà quello nel sangue.

- **I grassi saturi.** Ancor più del colesterolo stesso, i grassi saturi causano l'aumento dei livelli di colesterolo.
- **Le fibre.** Una dieta povera di fibre causerà un aumento dei livelli di colesterolo.

Colesterolo. Grassi saturi. Poche, o per niente, fibre.

Vi viene in mente qualcosa?

Esatto, i cibi di origine animale.

Non dovrebbe quindi sorprendervi come al diminuire dei prodotti animali nella dieta diminuiscano progressivamente anche i livelli di colesterolo nel sangue, e che chi segue un'alimentazione senza derivati animali abbia i livelli più bassi di tutti.[3,4,5,6]

Non è infrequente che insieme al colesterolo totale e al colesterolo «cattivo» LDL, con un'alimentazione vegetale anche il colesterolo «buono» HDL si abbassi e che i pazienti, in allarme, si chiedano se non sia il caso di reintrodurre cibi di origine animale per aumentarlo.

Assolutamente no!

Il colesterolo HDL è definito «buono» perché porta il colesterolo dalle arterie al fegato, facendo quindi da «spazzino» del colesterolo in eccesso. Ma in una città pulita (ovvero in caso di un sangue con bassi livelli di colesterolo, come quelli di coloro che seguono una dieta vegetale) è normale che ci siano pochi spazzini!

«Ma il colesterolo ci serve! Per le membrane cellulari, per la sintesi degli ormoni sessuali... Se non ne introduciamo, non rischiamo di averne poi troppo poco?»

Vi invito a riflettere sul fatto che il colesterolo non è una vitamina, ovvero un nutriente che vada introdotto obbligatoriamente con la dieta. Se così fosse, le farmacie venderebbero pastiglie di colesterolo, per prevenire o colmare una eventuale «carenza».

E cosa vendono, invece?

Integratori e farmaci per abbassarlo.

Il nostro organismo sa che sappiamo producirci da soli il colesterolo che ci serve, e che è bene liberarsi di quello in eccesso. Non essendo idrosolubile, però, non può eliminarlo con le urine.

Lo impacchetta quindi nella bile, sperando che le fibre introdotte con l'alimentazione lo intrappolino e lo accompagnino giù dallo scarico insieme alle feci.

E cosa facciamo noi, invece?

Ne continuiamo a introdurre a colazione, pranzo e cena attraverso alimenti (quelli di origine animale) che non solo ne contengono, ma che sono ricchi di grassi saturi e poveri di fibre.

Mangiando vegetale e azzerando l'apporto dietetico di colesterolo e grassi saturi facciamo quindi un *favore* alla nostra salute.

Anzi, a dire il vero, possiamo fare molto più che eliminare i derivati animali dalla nostra alimentazione per tenere sotto controllo i livelli di colesterolo. Esistono alcuni alimenti di origine vegetale che, assunti con regolarità, contribuiscono a ridurre i livelli di colesterolo plasmatico in maniera sovrapponibile ai farmaci.

Quali sono?

I derivati della soia, le mandorle, le melanzane, l'avena, l'orzo e le noci del brasile.[7,8]

E quando sono i trigliceridi a essere elevati?

Una dieta vegetale aiuta anche in questo caso grazie al suo basso indice glicemico e al suo elevato apporto di grassi polinsaturi, come quelli della frutta secca e dei semi oleosi.

In caso di ipertrigliceridemia, l'abolizione del consumo di alcol è obbligatoria.

Penne con crema di asparagi e mandorle al profumo di limone

(per 4 persone)

Ingredienti

- penne **a piacere** (*versione senza glutine*: penne senza glutine)
- **1 mazzo** di asparagi
- **60 g** di mandorle
- **1** limone non trattato
- **2 cucchiai** di olio extravergine di oliva
- sale **qb**

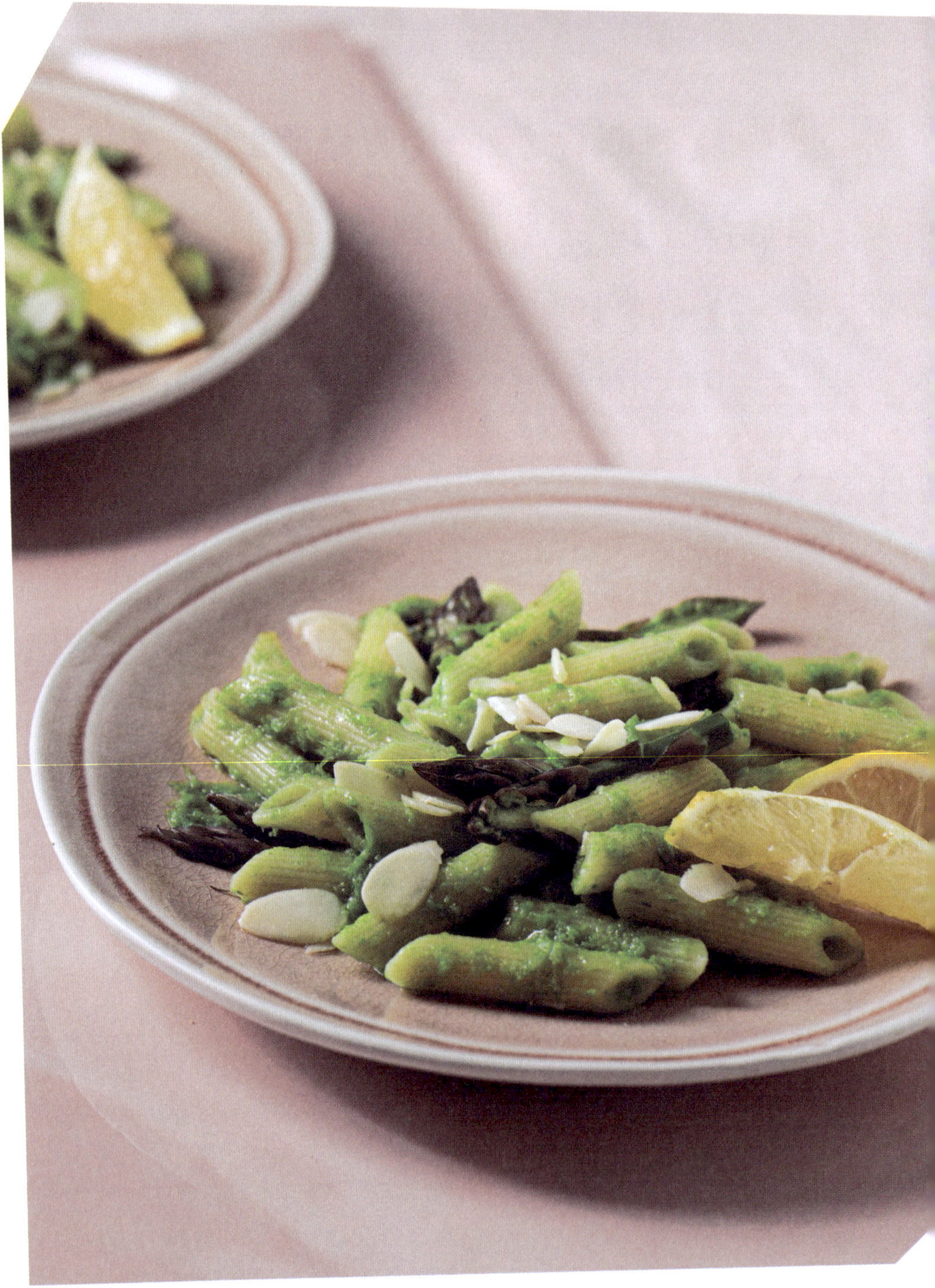

1. Mettete in ammollo le mandorle in acqua bollente per almeno 10 minuti.
2. Rimuovete la parte terminale degli asparagi, quella più dura, poi tagliateli in pezzi di circa 2-3 cm di lunghezza e cuoceteli a vapore per 20 minuti, o comunque fino a quando saranno teneri.
3. Frullate gli asparagi con le mandorle scolate, il succo e la scorza di limone, l'olio di oliva e un pizzico di sale. Tenete da parte le punte degli asparagi, se volete utilizzarle per decorare i piatti una volta pronti.
4. Cuocete la pasta in abbondante acqua salata.
5. Quando le penne saranno pronte, conditele con la crema di asparagi e mandorle al limone e con le punte di asparagi che avevate tenuto da parte.

Aprite una ricetta a caso di un qualsiasi sito di cucina italiana e scommetto che troverete... del formaggio! Sebbene questa categoria di alimenti sarebbe da limitare anche per chi segue un'alimentazione non vegetale a un massimo di due volte a settimana, schivarli può risultare davvero un'impresa.

Un po' di parmigiano di lì, una mantecatura con la robiola di là e, che fai, non la metti un po' di scamorza nella torta salata?

Per allontanarsi dall'abitudine di mettere formaggi ovunque, è utile conoscere qualche piccolo trucchetto, come quello di mettere a bagno la frutta secca in acqua bollente per una decina di minuti e frullarla con gli ingredienti che preferite per ottenere una crema con cui condire la pasta!

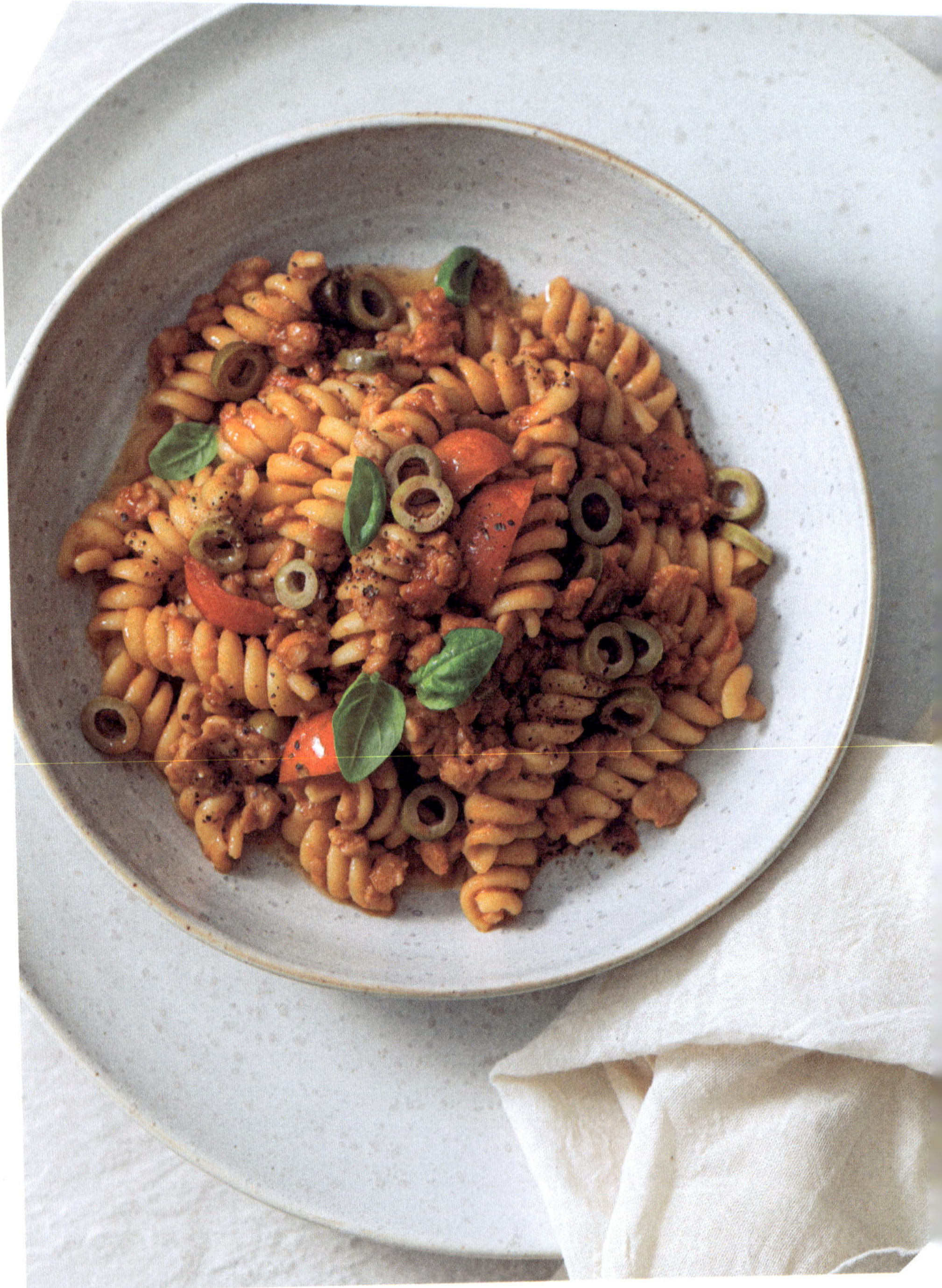

Fusilli *con* sugo *di* tempeh, olive *e* pomodoro fresco

(per 4 persone)

Ingredienti

- fusilli **a piacere** (*versione senza glutine*: fusilli senza glutine)
- **300 g** di tempeh
- **500 g** di pomodorini
- **3 cucchiai** di olive taggiasche denocciolate
- **3 spicchi** di aglio
- **1 cucchiaio** di salsa di soia
- **1 manciata** di basilico
- **2 cucchiai** di olio extravergine di oliva
- sale **qb**

1. Fate soffriggere l'aglio nell'olio di oliva all'interno di un'ampia padella antiaderente.
2. Aggiungete i pomodorini tagliati a metà o in quarti, salate e fate cuocere per 5 minuti a fiamma viva.
3. Aggiungete il tempeh sbriciolato grossolanamente con le mani, la salsa di soia e le olive e fate cuocere per 15 minuti a fuoco medio, mescolando spesso. A pochi minuti dal termine della cottura, aggiungete anche il basilico e lasciate che le foglie appassiscano con il calore.
4. Cuocete i fusilli in abbondante acqua salata.
5. Quando i fusilli saranno pronti, conditeli con il sugo di tempeh, olive e pomodoro fresco.

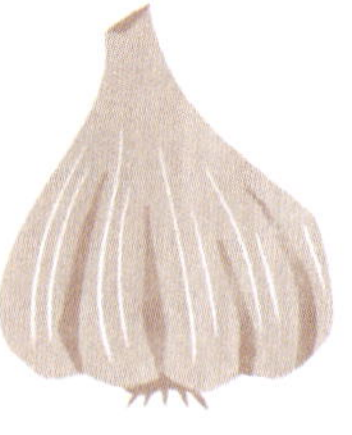

Insalata arcobaleno

(per 4 persone)

Ingredienti

- **2** carote
- **2 gambi** di sedano
- **1** finocchio
- **1** avocado
- **1** barbabietola cotta
- **60 g** di rucola
- **2 cucchiai** di tahina
- **1 cucchiaino** di miso
- **½ cucchiaino** di cumino
- **2 cucchiai** di olio extravergine di oliva
- sale **qb**

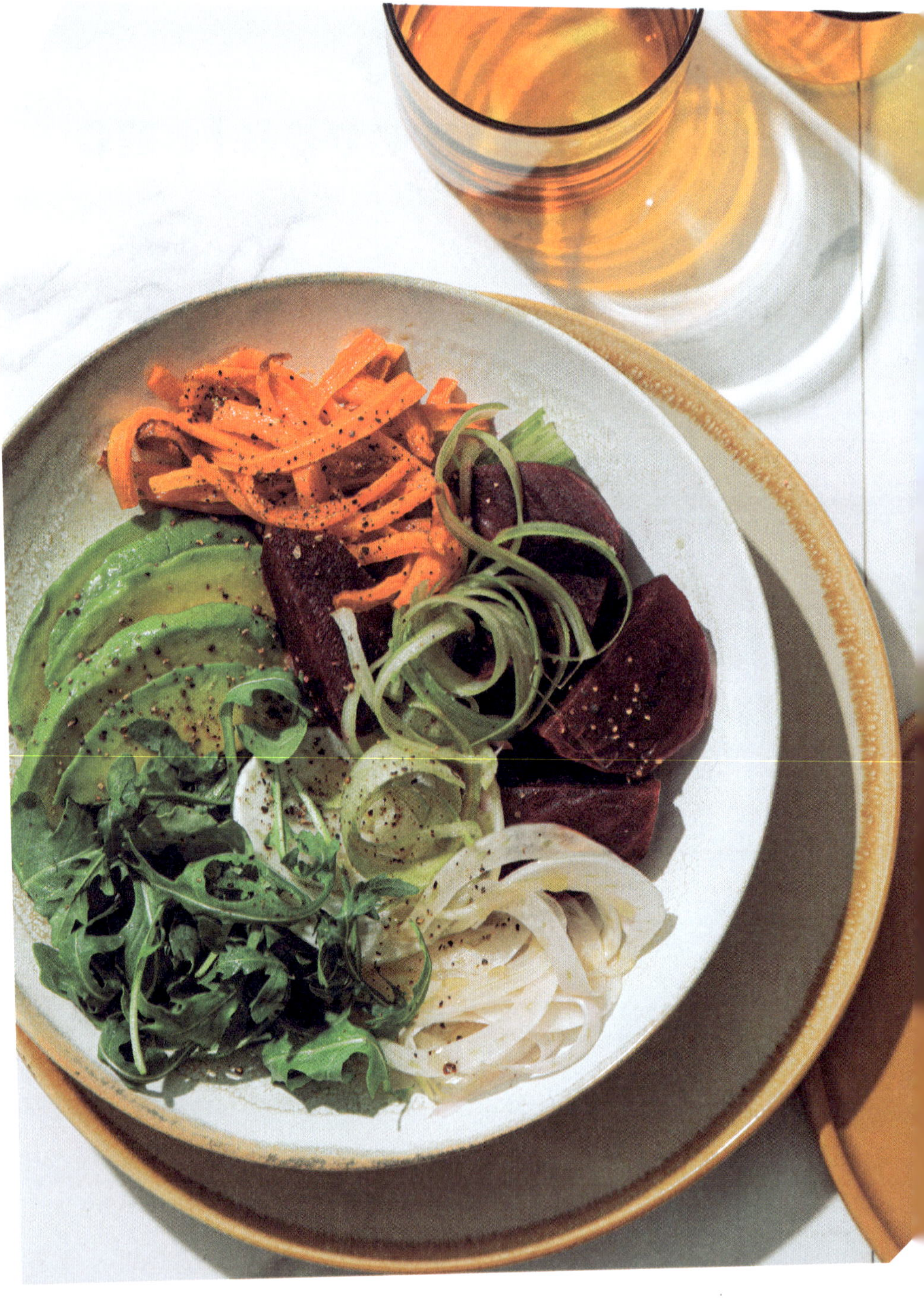

1. Pelate le carote, tagliatele a metà per il lungo e quindi in quarti, conditele con l'olio di oliva, il sale e il cumino e cuocetele in forno statico a 200 °C per 20 minuti.
2. Tagliate il finocchio e il sedano a fettine sottili (l'ideale sarebbe utilizzare una mandolina) e trasferiteli all'interno di un'insalatiera capiente.
3. Unite l'avocado tagliato a fettine e la barbabietola tagliata a cubetti, le carote arrosto e la rucola.
4. Mescolate la tahina con il miso e tanta acqua quanta serve per ottenere una crema liscia e omogenea.
5. Condite l'insalata con la salsina di tahina al miso e servite.

Fate in modo che la vostra alimentazione non sia monotona, includendo la maggior varietà di vegetali possibile nel corso della giornata. In questa insalata, per esempio, contiamo dieci tipi di vegetali diversi!

Più variegata sarà la vostra alimentazione, più lo sarà la vostra flora batterica intestinale e maggiori saranno i benefici per la vostra salute!

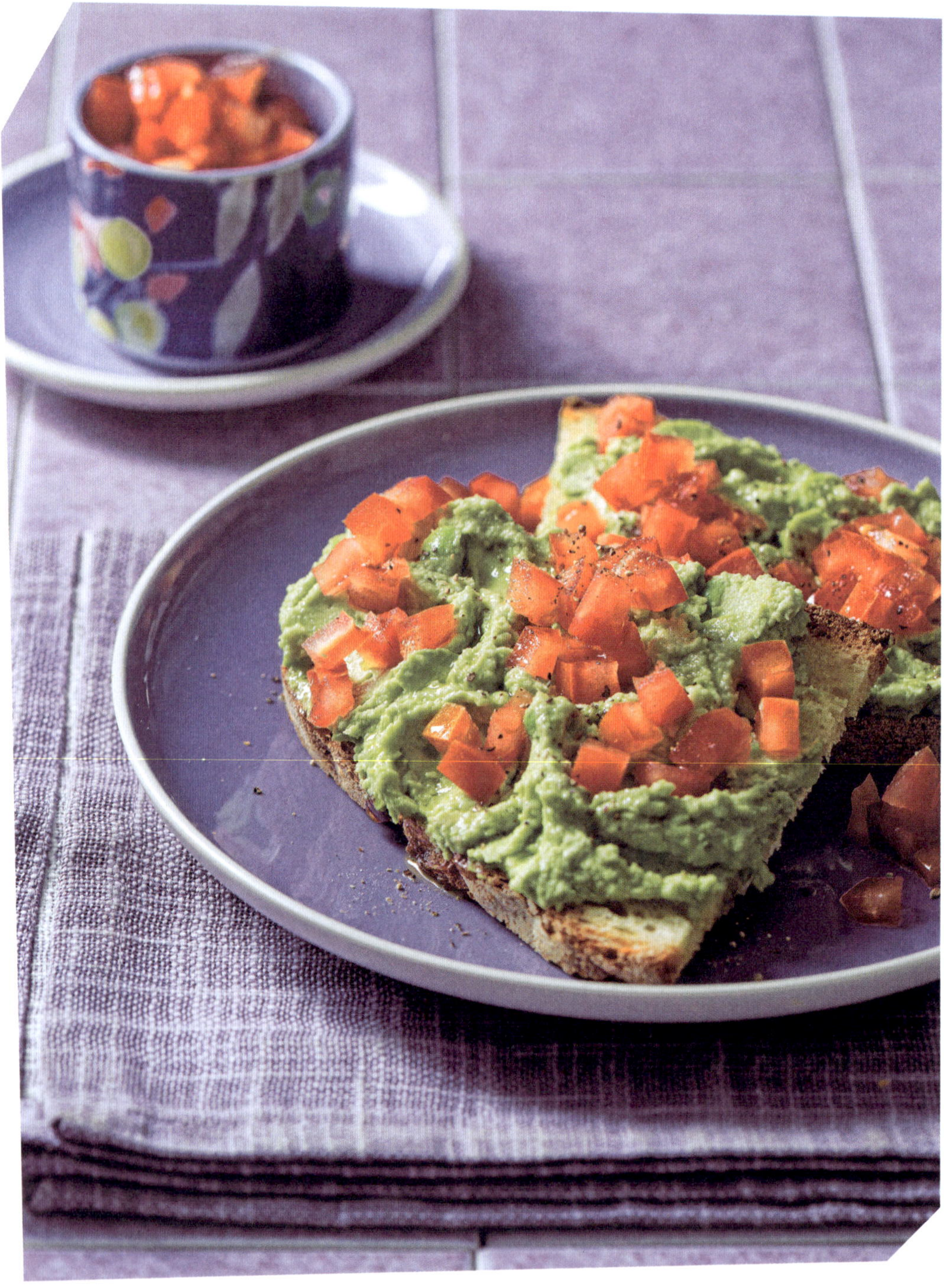

Fava toast *ai* pomodorini

(per una porzione)

Ingredienti

- **1 grossa fetta** di pane
- **150 g** di fave fresche
- **1** pomodoro
- **1 cucchiaio** di tahina chiara
- il succo di **mezzo** limone
- **1 cucchiaio** di olio extravergine di oliva
- sale **qb**

1. Sbollentate le fave per 10-15 minuti in abbondante acqua salata, fino a che non saranno cotte. Fatele raffreddare e sbucciatele: so che è noioso, ma in questo caso è necessario per un risultato ottimale!
2. Schiacciate le fave con l'aiuto di una forchetta e mescolatele con la tahina, il succo di limone, l'olio di oliva e un pizzico di sale.
3. Tostate la fetta di pane all'interno di una padella antiaderente ben calda.
4. Spalmate la crema di fave sopra al pane caldo e completate con il pomodoro tagliato a cubetti.

Il favismo è il nome comune di una condizione genetica meglio nota come deficit di glucosio-6-fosfato-deidrogenasi, un enzima che aiuta a proteggere le cellule, globuli rossi inclusi.

Le persone affette da favismo possono andare incontro a improvvise crisi emolitiche (ovvero di distruzione dei globuli rossi) in situazioni di stress o in seguito all'assunzione di alcuni farmaci o all'ingestione di alcuni alimenti, tra cui le fave.

Se ne soffrite, comunque, non c'è motivo di rinunciare in toto ad avere un'alimentazione vegetale e a consumare i legumi come fonte proteica! Andranno semplicemente evitate le fave e, per precauzione, anche i piselli.

Cavatappi con crema di tofu e zucchine al basilico

(per 4 persone)

Ingredienti

- cavatappi **a piacere** (*versione senza glutine*: cavatappi senza glutine)
- **200 g** di tofu
- **1** zucchina
- **60 g** di basilico
- **2 cucchiai** di olio extravergine di oliva
- sale **qb**

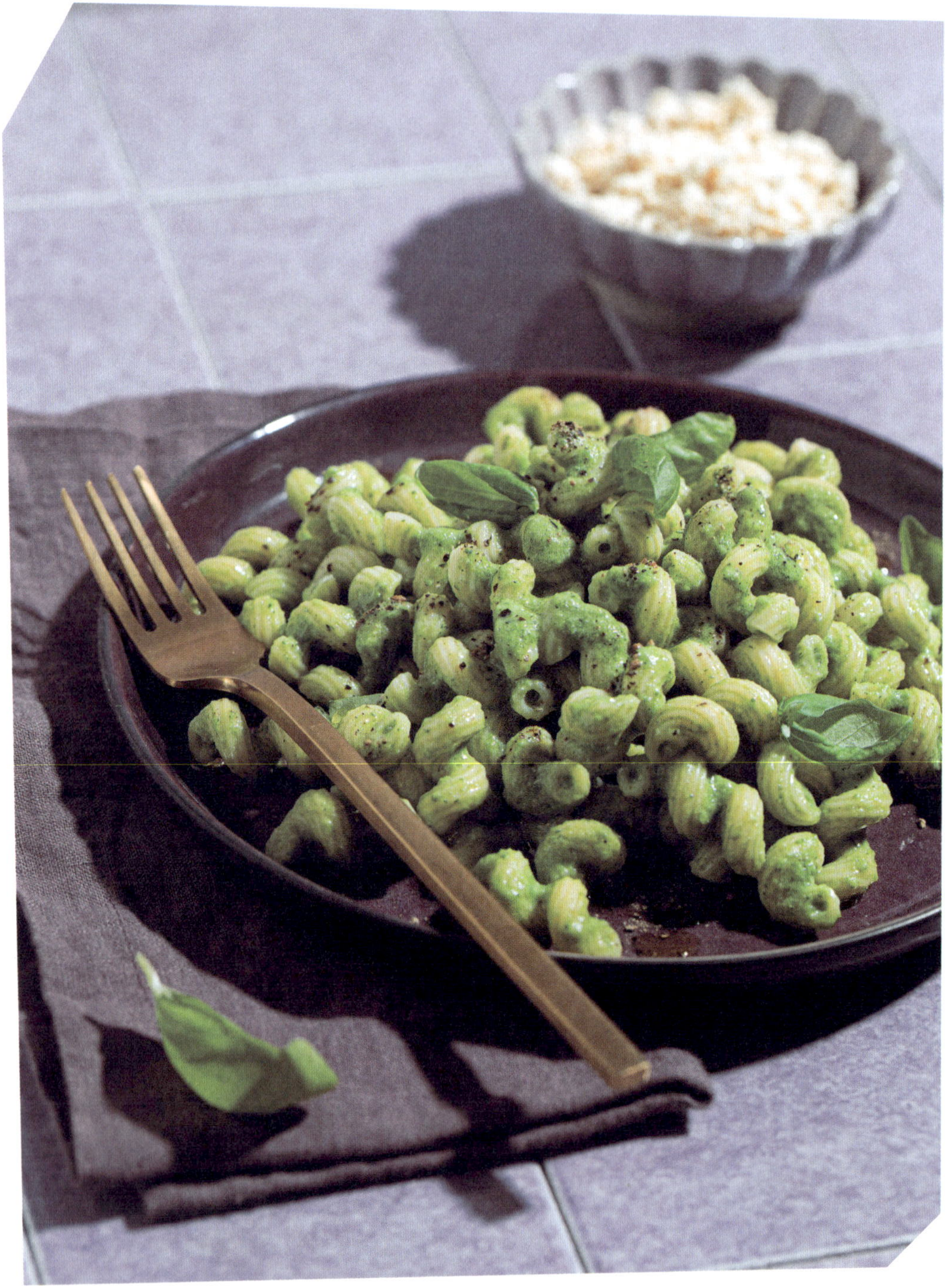

1. Cuocete la pasta in abbondante acqua salata.
2. Frullate la zucchina con il tofu, il basilico, l'olio di oliva e un pizzico di sale fino a ottenere una crema liscia. Se necessario, allungatela con un po' di acqua di cottura della pasta.
3. Quando i cavatappi saranno pronti, conditeli con la crema di tofu e zucchine al basilico.

Ci sono delle condizioni nelle quali è richiesta una dieta quanto più possibile povera di scorie (ovvero di fibre), come la preparazione a una colonscopia o la fase attiva delle malattie infiammatorie intestinali.

Si pensa erroneamente (come dimostrano i piani alimentari a volte consegnati a questi pazienti) che in questo caso le fonti proteiche animali siano obbligatorie, dal momento che non contengono fibre.

E invece no!

Non sarà il massimo della varietà (queste diete povere di scorie non lo sono mai, in ogni caso), ma una dieta vegetale povera di scorie si può fare, eccome!

Il tofu, il latte di soia e lo yogurt di soia non contengono fibre, neanche l'ombra! E possono essere sostituiti alle fonti proteiche animali, a parità di tutto il resto, quando si deve seguire per un breve periodo uno schema alimentare di questo tipo.

5.

Sistema immunitario

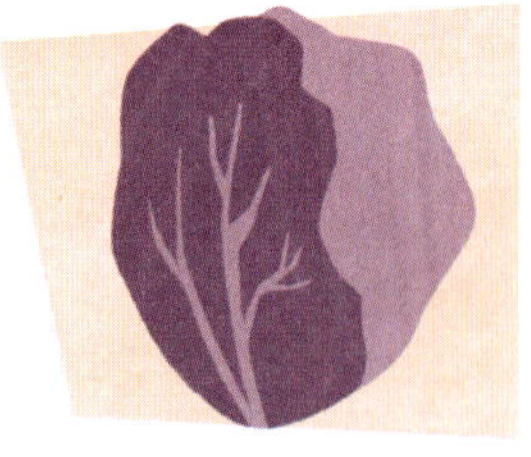

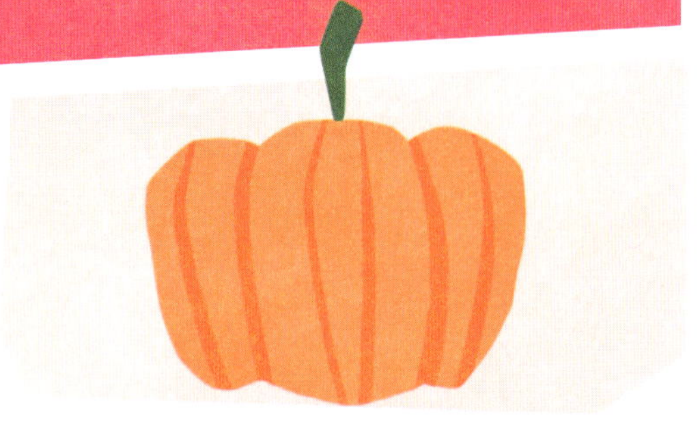

Leggenda vuole che coloro che seguono un'alimentazione vegetale abbiano le occhiaie, siano emaciati e si ammalino a ogni piè sospinto a causa delle difese immunitarie sottoterra, dal momento che seguono una dieta priva di derivati animali.

Coloro che hanno fatto questo tipo di scelta alimentare sono invece testimonianza vivente di una realtà dei fatti ben diversa, ma l'affermazione: «Da quando mangio vegetale non sono più soggetto ai malanni stagionali e, se mi capita di prendere qualche infezione, guarisco molto più rapidamente» è sempre stata bollata come aneddotica, o pura coincidenza, non esistendo studi scientifici rigorosamente condotti che potessero supportarla.

Questo fino alla pandemia di coronavirus, che è stata

l'occasione (se così la si può chiamare) per studiare se la gravità dell'infezione che ha terrorizzato il mondo fosse in qualche modo influenzata dal tipo di alimentazione seguita.

E cosa si è visto?

Che non solo una dieta vegetale era associata a un minor rischio di sviluppare una forma grave di infezione da Covid-19,[1,2] ma che proteggeva anche dal rischio di sperimentare le sue conseguenze a lungo termine.[3]

Se pensiamo a cosa rinunciamo eliminando i derivati animali dal nostro piatto a favore di cibi vegetali, questo non ci deve sorprendere.

Innanzitutto, un'alimentazione vegetale è per definizione quella con la massima concentrazione possibile di quelle sostanze fitochimiche immunostimolanti[4,5] (dato che tali composti sono propri solo del regno vegetale) che puntualmente all'inizio di ogni stagione fredda provano a vendervi a peso d'oro all'interno di integratori «naturali».

Ma cosa c'è di più naturale che ottenere quelle medesime molecole attraverso l'alimentazione? E non solo pagandole meno, ma anche portandosi a casa preziose fibre che nutrono la nostra flora batterica intestinale. La sua composizione dipende infatti da quello che mangiamo e gioca un ruolo che può essere di supporto (o di ostacolo) alla funzione immunitaria.

Le fibre e gli amidi resistenti presenti nei cibi di origine vegetale nutrono e favoriscono la proliferazione di quei batteri «buoni» che, come risposta, li convertono in SCFAs, acidi grassi a catena corta.

Questi supportano l'attività di sorveglianza delle cellule immunitarie, tengono bassi i livelli di infiammazione e creano un ambiente sfavorevole alla proliferazione di microrganismi patogeni.

Quando invece sono i cibi animali a prevalere, il risultato è la selezione di ceppi di batteri intestinali produttori di lipopolisaccaridi (LPS) ad azione proinfiammatoria.[6]

Il lievito alimentare: una gustosa arma in più

Come può questo insaporitore utilizzato in molti piatti della cucina vegetale (ha infatti un sapore che ricorda i formaggi stagionati) migliorare la funzione immunitaria e aiutare nella prevenzione delle infezioni, soprattutto quelle delle vie respiratorie?[7,8]

Grazie al β-glucano, un componente che si trova nella membrana delle sue cellule.

Perché non spolverare quindi un po' di ulteriore «prevenzione» sui vostri primi piatti, invece che il concentrato di grassi saturi, sale e colesterolo che prende il nome di «formaggio stagionato grattugiato»?

Verrebbe da pensare che, visto il suo potere immunostimolante, una dieta vegetale sia pericolosa per chi soffre di patologie autoimmuni, nelle quali il sistema immunitario si rivolta in modo abnorme contro i tessuti dell'organismo, invece che prendersela con ospiti indesiderati.

In realtà, è proprio il contrario: una dieta vegetale sembra giocare un ruolo protettivo nello sviluppo di patologie autoimmuni e il motivo va ancora una volta ricercato a livello del nostro intestino, dove si gioca una continua battaglia tra batteri «buoni» e «cattivi». Quando i primi sono predominanti, i livelli di infiammazione sono bassi e alle cellule del sistema immunitario viene insegnato a essere «tolleranti» nei confronti delle nostre cellule, vale a dire a non attaccarle né distruggerle.

Una dieta povera di fibre e ricca di proteine animali e grassi saturi, invece, provoca uno squilibrio (disbiosi) a favore dei batteri intestinali «cattivi». Questi mettono a tacere i linfociti T regolatori, cellule del sistema immunitario che, facendo da «arbitro» nei confronti degli altri linfociti T, si assicurano che gli sforzi del sistema immunitario siano diretti verso batteri, virus o cellule tumorali, non nei confronti dei tessuti dello stesso organismo.

E quando il lavoro dei linfociti T regolatori viene ostacolato, ecco che il rischio di sviluppare una patologia autoimmune aumenta.[9,10,11]

Una dieta vegetale sembrerebbe aiutare non solo nella prevenzione di queste patologie, ma anche nella progressione, nella gestione dei sintomi e della qualità di vita. È questo il caso della sclerosi multipla,[12] del lupus eritematoso sistemico[13] e dell'artrite reumatoide.[14,15,16]

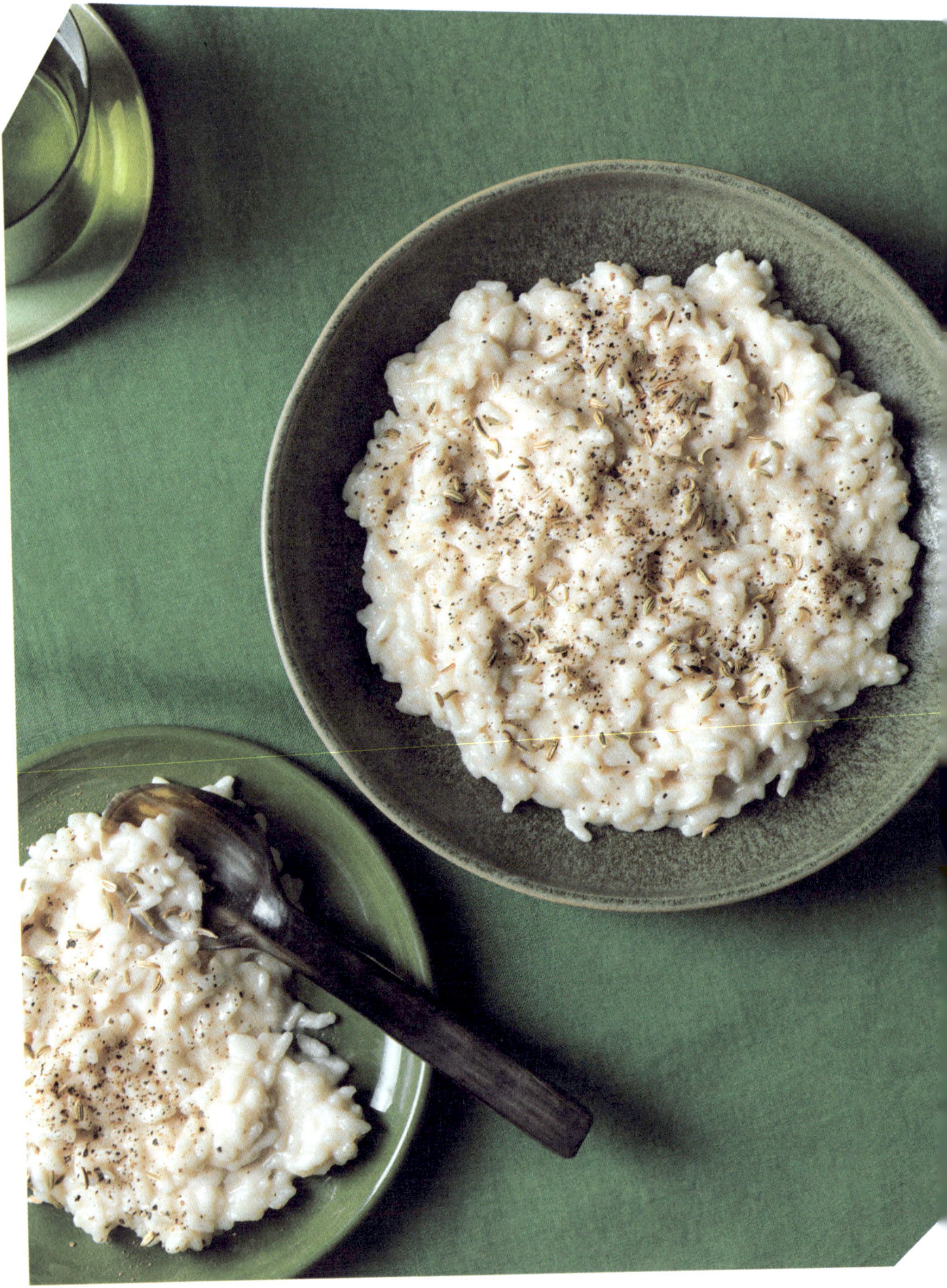

Risotto mantecato *ai* cannellini *con* semi *di* finocchio

(per 4 persone)

Ingredienti

- **360 g** di riso carnaroli
- **300 g** di fagioli cannellini cotti
- **4 cucchiai** di semi di finocchio
- **1** cipolla
- **2 cucchiai** di lievito alimentare in fiocchi
- brodo vegetale **qb**
- **2 cucchiai** di olio extravergine di oliva
- sale **qb**

1. Tritate la cipolla e fatela soffriggere nell'olio di oliva all'interno di una pentola capiente dai bordi alti.
2. Tostate il riso per 1-2 minuti a fuoco alto, mescolando spesso.
3. Frullate i fagioli cannellini con il brodo vegetale che serve per ottenere una crema liscia e omogenea. Aggiustate di sale.
4. Unite la crema di cannellini alla pentola con il riso e, aggiungendo un mestolo di brodo vegetale alla volta, portate il riso a fine cottura.
5. Mantecate con il lievito alimentare e servite il risotto completando ogni piatto con i semi di finocchio che avrete tostato brevemente in padella.

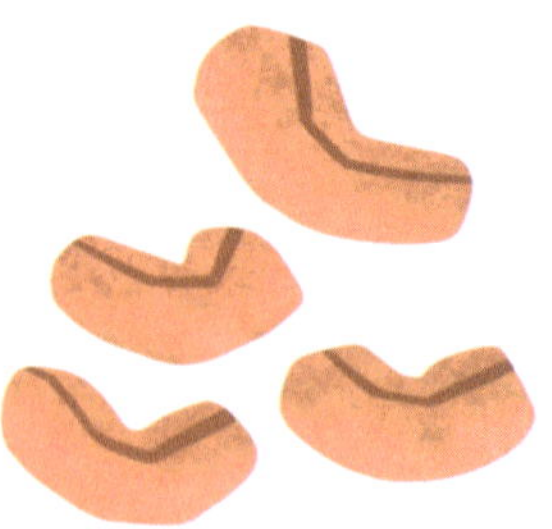

Fusilli tofu *e* salvia

(per 4 persone)

Ingredienti

- fusilli **a piacere** (*versione senza glutine*: fusilli senza glutine)
- **400 g** di tofu al naturale
- **20 foglie** di salvia
- **4 cucchiai** di olio extravergine di oliva
- sale **qb**

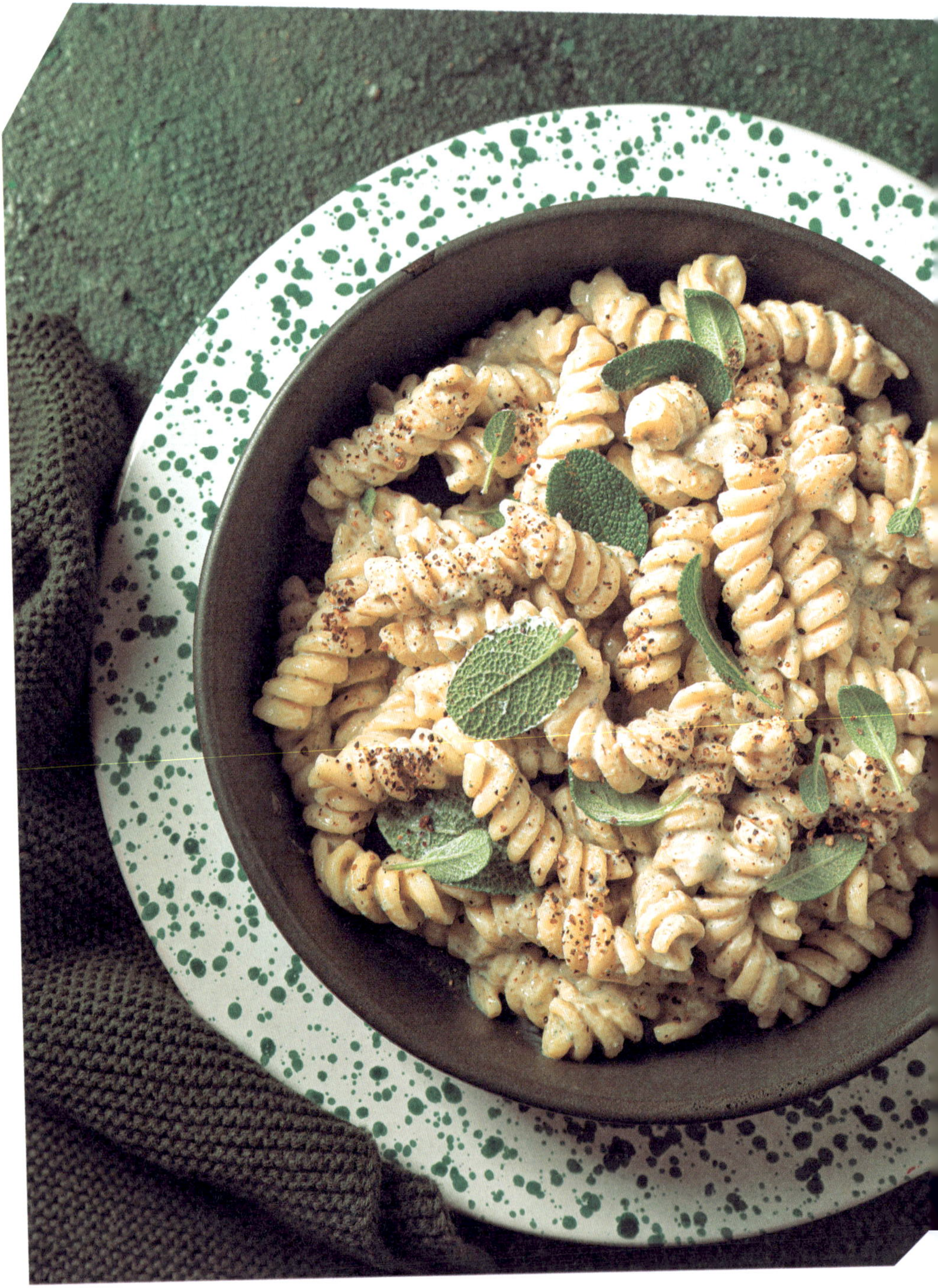

1. Fate scaldare l'olio di oliva all'interno di una padella antiaderente.
2. Aggiungete le foglie di salvia e fatele rosolare per qualche minuto, mescolando spesso, finché risulteranno croccanti.
3. Frullate le foglie di salvia con il tofu fino a ottenere una crema omogenea.
4. Cuocete la pasta in abbondante acqua salata.
5. Quando i fusilli saranno pronti, conditeli con la crema di tofu alla salvia.

La soia è un legume di per sé ricco di calcio (ne contiene 270 mg ogni 100 g), ma durante la preparazione del latte di soia il calcio resta nella parte solida di scarto, l'okara.

Il tofu non costituisce quindi una fonte di calcio, a meno che per produrlo non venga utilizzato un sale a base di calcio per coagulare il latte di soia. Scoprirlo non è difficile, basta controllare gli ingredienti! Se figurano il solfato o il cloruro di calcio, quel tofu conterrà circa 350 mg di calcio per 100 g!

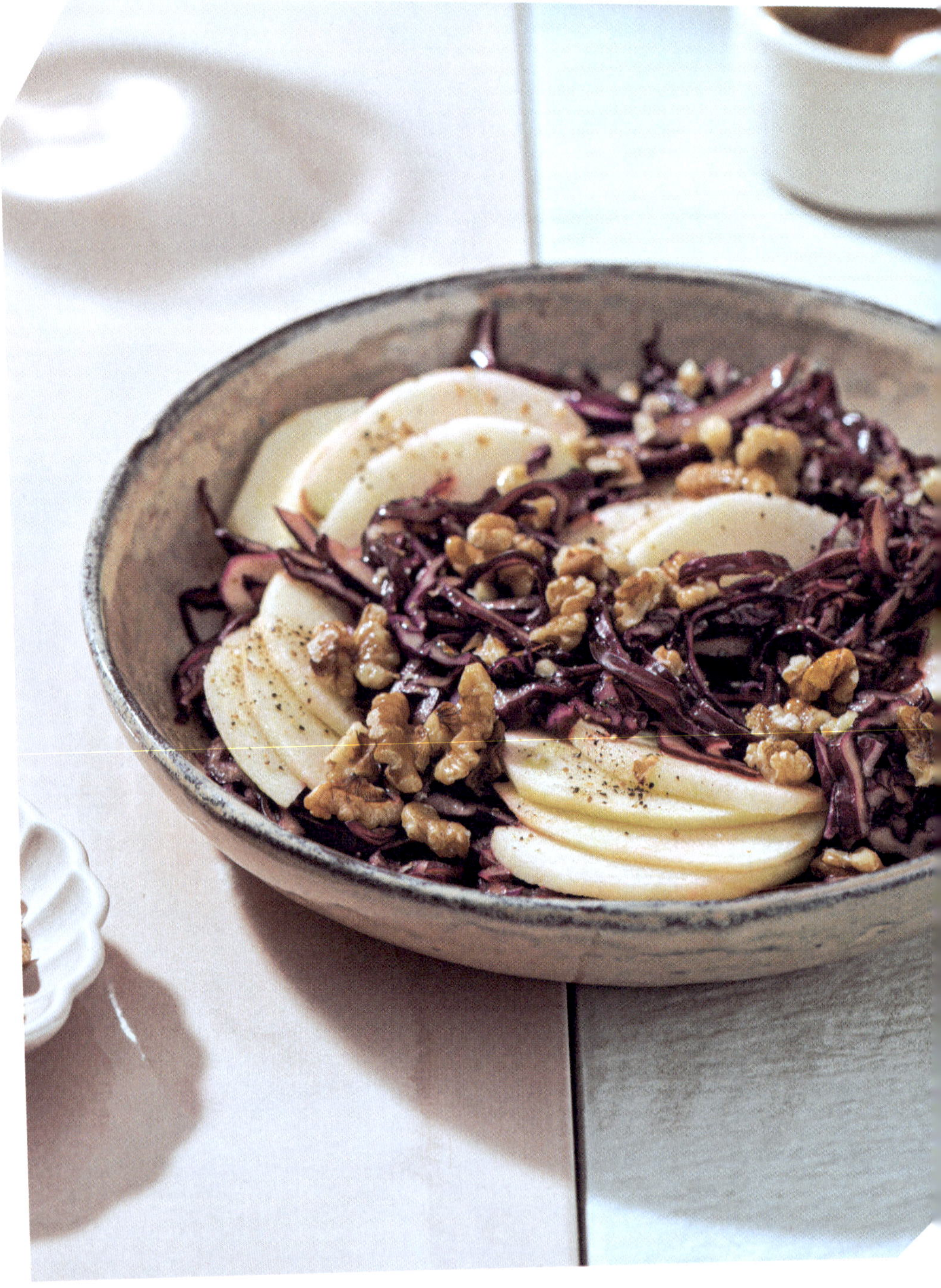

Insalata *di* cavolo viola, mele *e* noci *al* balsamico

(per 4 persone)

Ingredienti

- ½ cavolo viola di medie dimensioni
- **1** mela
- **80 g** di noci
- **1 cucchiaino** di senape
- **1 cucchiaio** di sciroppo d'acero
- **2 cucchiai** di olio extravergine di oliva
- **2 cucchiai** di aceto balsamico
- sale **qb**

1. Mescolate l'olio di oliva, la senape, lo sciroppo d'acero e l'aceto balsamico fino a ottenere una crema liscia e omogenea. Se necessario, allungatela con un po' di acqua fredda.
2. Tagliate il cavolo viola a listarelle sottili, massaggiatelo energicamente con il condimento che avete preparato e fatelo riposare per almeno mezz'ora all'interno di un'insalatiera. Più riposerà, più sarà morbido e saporito.
3. Sbucciate la mela, tagliatela a fettine sottili e tritate grossolanamente al coltello le noci.
4. Aggiungete le noci e la mela al cavolo viola, aggiustate di sale se necessario, mescolate bene e servite.

Tra gli errori alimentari più diffusi nel mondo occidentale c'è quello di non mangiare frutta a sufficienza. Un adulto, infatti, dovrebbe consumarne in teoria circa mezzo chilo al giorno.

In pratica, però, ci si dimentica di portarla con sé al lavoro, a pranzo al bar non si possono certo spendere altri 5 euro per una macedonia, nel pomeriggio tra una call e l'altra non c'è tempo di fermarsi un secondo ed ecco che spesso si arriva a sera senza averne consumata nemmeno una porzione.

Uno dei trucchi per aumentarne il consumo è quello di abituarsi ad aggiungerla alle insalate, come nel caso di questa ricetta!

Pizzette *di* ceci *alla* marinara

(per 4 pizzette)

Ingredienti

- **100 g** di farina 0
- **100 g** di farina di ceci
- **4 cucchiai** di passata di pomodoro
- **8 g** di lievito di birra fresco
- **1 cucchiaio** di origano
- **½ cucchiaino** di zucchero
- **2 cucchiai** di olio extravergine di oliva
- sale **qb**

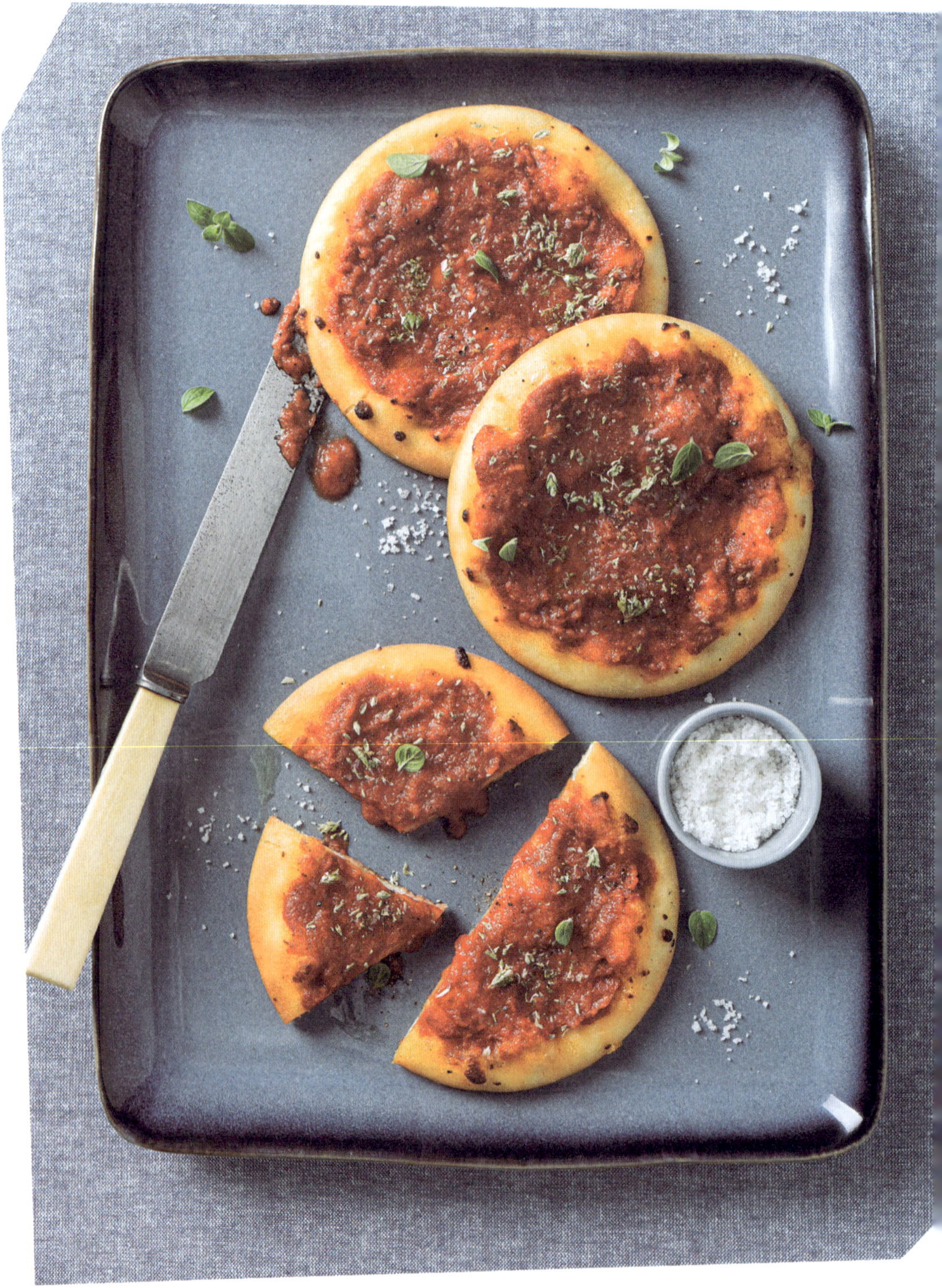

1. Mescolate il lievito con 100 ml di acqua e lo zucchero.
2. In una ciotola versate le farine e il sale e unite l'olio e l'acqua con il lievito attivato. Impastate prima con un cucchiaio, quindi con l'aiuto delle mani. Fate lievitare l'impasto all'interno della ciotola coperta con un panno per almeno 2 ore.
3. Dividete l'impasto in 4 parti uguali e stendete ciascuna pallina aiutandovi delicatamente con le dita unte di olio.
4. Farcite ciascuna pizzetta con la passata di pomodoro e l'origano.
5. Cuocete le pizzette in forno statico a 220 °C per 10 minuti.

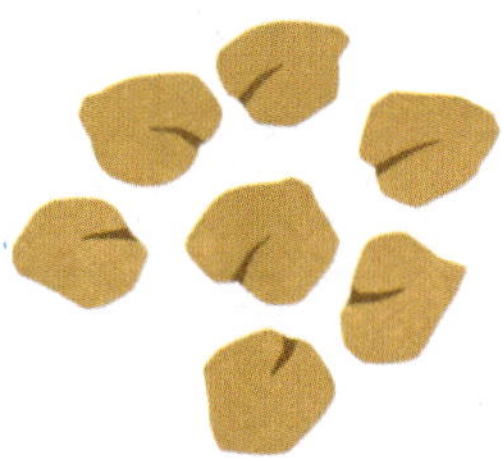

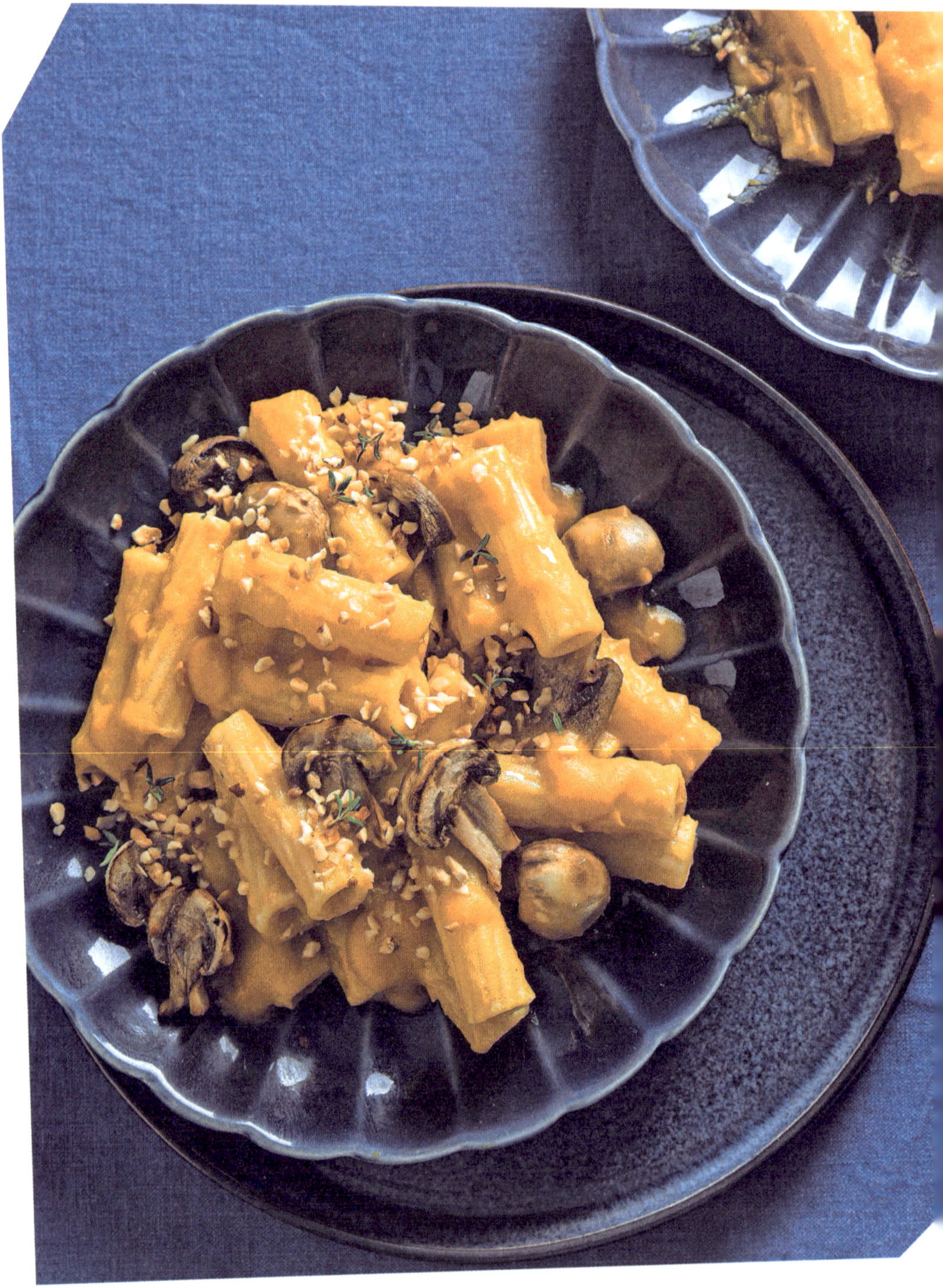

Maccheroni *con* crema *di* zucca arrosto, funghi *e* nocciole

(per 4 persone)

Ingredienti

- maccheroni **a piacere** (*versione senza glutine*: maccheroni senza glutine)
- **300 g** di zucca
- **200 g** di funghi champignon
- **50 g** di nocciole tostate
- **2 spicchi** di aglio
- **2 cucchiai** di salsa di soia
- **3 cucchiaini** di foglie di timo fresco
- **4 cucchiai** di olio extravergine di oliva
- sale **qb**

1. Tagliate la zucca a cubetti, disponetela sopra una teglia ricoperta di carta forno, conditela con metà dell'olio di oliva e con un pizzico di sale e fatela cuocere in forno statico a 220 °C per 30 minuti.
2. Fate soffriggere l'aglio nella restante metà di olio di oliva all'interno di una padella antiaderente. Aggiungete i funghi tagliati a fettine, sfumate con la salsa di soia e fateli cuocere per 10 minuti. Unite le foglie di timo e aggiustate di sale.
3. Cuocete i maccheroni in abbondante acqua salata.
4. Mentre la pasta cuoce, frullate la zucca con poca acqua di cottura della pasta fino a ottenere una crema liscia e omogenea.
5. Quando i maccheroni saranno pronti, conditeli con la crema di zucca, i funghi saltati e le nocciole tostate tritate grossolanamente al coltello.

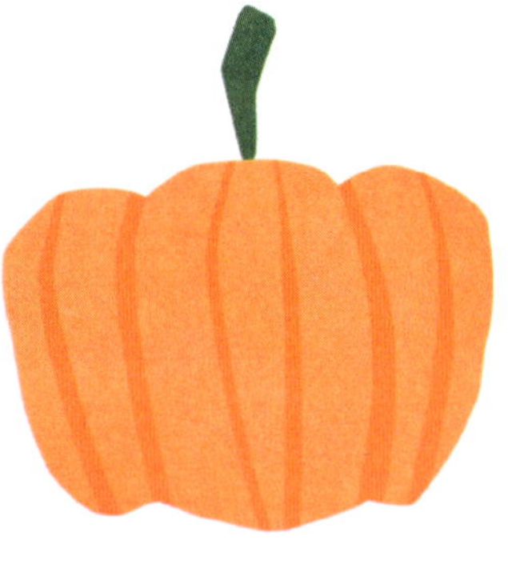

6. Tumori

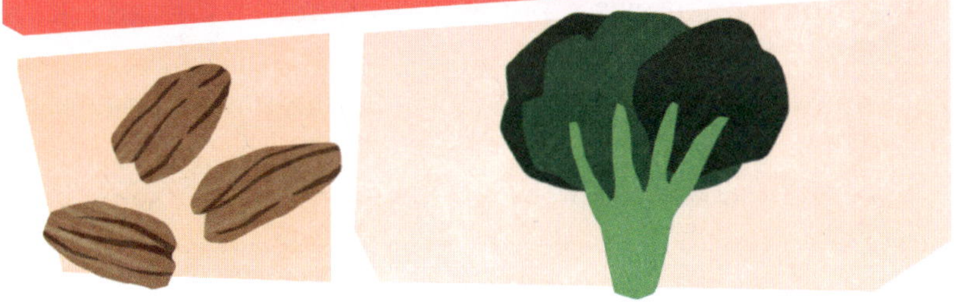

Lo sapevate che secondo una recente metanalisi (un potente strumento statistico che permette di riassumere in modo molto affidabile i risultati di diversi studi) chi segue una dieta completamente vegetale ha il 15% di possibilità in meno di ammalarsi di un tumore nel corso della vita?[1]

Per quanto mi riguarda, questo capitolo potrebbe concludersi anche solo dopo queste righe, che da sole dovrebbero essere sufficienti a farvi decidere (almeno, spero!) di passare a un'alimentazione senza derivati animali già dal prossimo pasto.

Ma visto che tra voi ci sarà sicuramente chi ha bisogno di dati e spiegazioni in più, vediamo come e perché un'alimentazione vegetale può aiutare nella prevenzione di questa spaventosa categoria di patologie che colpisce un uomo su due e una donna su tre.[2]

Prima di tutto dobbiamo domandarci: che cos'è un tumore?

È una proliferazione incontrollata di cellule che, diventando sempre più voluminosa, è in grado di interferire con il normale funzionamento degli organi o dei tessuti da cui origina. Se il tumore acquisisce poi la capacità di farsi strada attraverso i vasi sanguigni e viaggiare fino ad altri distretti corporei (metastasi), può produrre danni anche lontano dal luogo di origine.

Ma perché una cellula che fino al giorno prima se ne stava buona e tranquilla a svolgere le sue funzioni dovrebbe «impazzire» e riprodursi in modo incontrollato?

Il tutto ha origine in un danno al DNA, ovvero un sottilissimo filamento lungo quasi due metri che troviamo ben aggrovigliato su se stesso all'interno del nucleo di ogni cellula del nostro corpo.

Nel DNA sono contenute tutte le informazioni riguardo a ciò che quella cellula deve fare, incluso come e quando deve replicarsi dando origine a due cellule figlie, fermarsi non appena questa duplicazione è avvenuta e rispettare durante questo processo lo «spazio» a sua disposizione senza invadere quello delle cellule adiacenti.

Capite quindi bene che, se viene manomesso il DNA nei punti che portano questi messaggi, il risultato può essere disastroso. A seguito di questo danno al DNA, infatti, le cellule una volta sane acquisiscono dei «superpoteri» (ahimè, se così si possono chiamare) caratteristici delle cellule tumorali, dei veri e propri segni distintivi.[3]

Tra questi troviamo:

- la capacità di replicarsi in maniera incontrollata;
- la resistenza alla morte cellulare programmata (apoptosi);
- la capacità di invadere i tessuti circostanti e produrre metastasi;
- la capacità di creare nuovi vasi sanguigni ex novo (angiogenesi);
- la capacità di ignorare i segnali di stop alla crescita;
- la capacità di schivare i tentativi di distruzione da parte del sistema immunitario;
- la capacità di alterare il metabolismo energetico cellulare.

Bene, direte voi. Questo è chiaro.

Ma cosa c'entra l'alimentazione vegetale?

Lo vediamo subito!

Vi ricordate quando, nel primo capitolo, abbiamo visto che solo i cibi vegetali contengono delle preziose sostanze (fitochimiche, appunto) a effetto protettivo per la nostra salute?

Bene, queste sostanze sono in grado di agire in modo positivo su ciascuno di questi segni distintivi, favorendo l'espressione di geni che fermano la riproduzione incontrollata del tumore, influenzando l'espressione di fattori di crescita o bloccando l'angiogenesi, per esempio.[4,5]

Volete qualche esempio?

Il resveratrolo dell'uva, delle arachidi e dei mirtilli e la curcumina della curcuma spengono il gene NF-kB, che quando è attivo favorisce la replicazione cellulare incontrollata.

Il sulforafano contenuto nelle verdure appartenenti alla famiglia delle crucifere inibisce l'angiogenesi, impedendo così alle cellule tumorali di sfruttare il circolo sanguigno per raggiungere altri organi e generare metastasi.

La quercetina delle mele, dei capperi e delle verdure a foglia verde favorisce la morte cellulare programmata delle cellule tumorali.

Il licopene dei pomodori contrasta l'azione dei fattori di crescita tumorale.

Potremmo andare avanti per pagine e pagine, ma credo che abbiate capito il concetto, quindi proseguiamo.

La soia è cancerogena?

Quando si parla di alimentazione vegetale e tumori la presunta cancerogenicità della soia come possibile deterrente salta sempre fuori e non vi nascondo che, anche se ormai ci sono abituata, sentire che nel ventunesimo secolo c'è ancora chi è convinto che un *legume* (lo so, fa già ridere così) sia *cancerogeno* mi fa cadere le braccia.

Non solo la soia non è cancerogena (se così fosse, la troveremmo nell'elenco delle sostanze cancerogene per l'uomo stilato dall'Organizzazione Mondiale della Sanità,[6] e guarda caso non vi figura), ma evitarla per paura che causi un tumore è un controsenso potenzialmente dannoso, dal momento che un consumo regolare di soia semmai ne riduce l'incidenza e migliora la sopravvivenza dopo una diagnosi, soprattutto per quanto riguarda il tumore al seno.[7,8,9]

Posso capire che l'equivoco nasca dai fitoestrogeni contenuti nella soia (e in tantissimi altri cibi vegetali, tra l'altro; chissà perché, però, tutti se la prendono solo con la soia), ma chi conosce il vero funzionamento di queste molecole all'interno del nostro organismo ha ben chiaro il perché la soia sia tutt'altro che pericolosa.

I recettori per gli estrogeni nel nostro organismo sono di due tipi: recettori alfa, che si trovano nei tessuti sessuali (mammella, utero, ovaie), e beta, che sono invece espressi dall'osso, dalle cellule del sistema immunitario e dal cervello.

Sui recettori alfa i fitoestrogeni vegetali funzionano da antagonista: si legano al recettore tenendo il posto «occupato», così che i «veri» estrogeni non possano legarvisi, ma non esercitano nessun effetto a livello cellulare. Consumando soia siamo quindi esposti a una minor stimolazione estrogenica da parte sia dei nostri stessi estrogeni (prodotti dalle ovaie, ma anche dal tessuto adiposo) sia di quegli interferenti endocrini ad azione estrogenica che si trovano (ahimè) in modo persistente non solo nell'ambiente ma anche nel grasso dei cibi animali, come diossina e PCB.

Quando si legano ai recettori beta, invece, i fitoestrogeni funzionano eccome, ma in questo caso i loro effetti sono auspicabili e positivi: un rinforzo della mineralizzazione dell'osso, il supporto alla funzione del sistema immunitario e un miglioramento delle funzioni cognitive.

Sapete qual è il terreno più fertile per la crescita di un tumore?

Quello dove è presente un'infiammazione cronica, continua e di basso grado.

Le sostanze prodotte in corso di infiammazione, infatti, favoriscono la crescita del tumore in tutte le sue fasi:[10] l'iniziazione (il danno al DNA), la promozione (ovvero quando una cellula con il DNA mutato diventa una vera e propria cellula cancerosa), la progressione (il suo ingrandimento e la diffusione ai tessuti limitrofi) e la metastasi.

E in che modo una dieta vegetale contrasta tutto ciò?

Grazie al suo essere naturalmente antinfiammatoria!

Ha un contenuto pressoché nullo di grassi saturi (ad azione proinfiammatoria), un ridotto apporto di acidi grassi omega-6 e quindi un basso rapporto omega-6/omega-3, favorisce la crescita di batteri intestinali produttori di acidi grassi a catena corta (antinfiammatori) e contiene la massima concentrazione possibile di sostanze fitochimiche protettive.

Cosa volere di più?

Be', in effetti c'è di più.

Chi segue una dieta vegetale presenta livelli di IGF-1 (Insulin-like Growth Factor) più bassi rispetto a chi consuma derivati animali.[11]

Questo ormone prodotto dal fegato serve, come dice il nome, a favorire la crescita dei tessuti. I suoi livelli sono elevati durante l'infanzia e l'adolescenza e si riducono con l'età adulta. Del resto, la sua funzione è terminata, poiché siamo già cresciuti.

Se i livelli di IGF-1 restano alti anche dopo la pubertà,

come avviene in chi consuma cibi di derivazione animale, il rischio che una neonata cellula tumorale dal DNA appena mutato possa sfruttarlo per la sua crescita è concreto, dal momento che l'IGF-1 è un potente stimolante della progressione tumorale.[12]

Ma i vantaggi di una dieta senza derivati animali per la prevenzione dei tumori non finiscono qui!

Sapete che cosa non c'è in un'alimentazione vegetale?

Be', alimenti classificati come cancerogeni dall'Organizzazione Mondiale della Sanità, tanto per cominciare, come la carne lavorata (che è un cancerogeno di tipo 1, ovvero certo) e la carne rossa (che è un cancerogeno di tipo 2, ovvero probabile).[6]

Non c'è nemmeno carne bianca, che, pur non essendo cancerogena di per sé, quando viene cotta ad alte temperature produce amine eterocicliche (HCAs) attivamente coinvolte nella fase di progressione tumorale.[13]

Senza carne viene a mancare anche il ferro eme che, tanto decantato per la sua maggior percentuale di assorbimento rispetto al ferro vegetale, è in realtà collegato a un aumentato rischio di tumore, soprattutto al colon, al seno e ai polmoni.[14]

Ma veniamo ora alla domanda che so che avete sulla punta della lingua da quando avete iniziato a leggere questo capitolo.

Una dieta vegetale è in grado di curare, da sola, un tumore?

La risposta, mi spiace deludere le vostre aspettative in merito, è no, anche se esiste ahimè chi, lucrando sulla speranza e sulla disperazione dei pazienti, afferma il contrario.

Questo però non vuol dire che sia controindicata (né vietata, ci mancherebbe, sebbene anche qui esistano fantasiose posizioni personali di singoli medici), se il paziente desidera seguirla anche dopo la diagnosi, anzi! Una dieta vegetale mantiene la flora batterica intestinale in forma smagliante e questo aiuta, dal momento che può avere un'azione sinergica con alcune terapie chemioterapiche e potenzia il sistema immunitario nella lotta contro le cellule tumorali.[15,16]

La vitamina B12 nei pazienti oncologici

«Ma posso assumere un integratore di vitamina B12 se ho avuto una diagnosi o sono in terapia per un tumore e seguo un'alimentazione vegetale? Ho letto che è una vitamina cancerogena!»

Fermi tutti, facciamo chiarezza su questo punto che genera spesso molta confusione.

La B12 (così come l'acido folico) è una vitamina che viene coinvolta nella duplicazione cellulare e può sembrare logico pensare che, quando si ha a che fare con un tumore, la duplicazione cellulare vada evitata a tutti i costi.

Ma non è così!

Anche le cellule dei nostri tessuti sani hanno bisogno di duplicarsi continuamente e, tra l'altro, sono proprio i tessuti a elevato turnover che risentono (comprensibilmente) dell'azione di molti farmaci chemioterapici, come le mucose dell'apparato digerente o i globuli rossi.

Le stesse cellule del sistema immunitario si duplicano di continuo e, se vogliamo che attacchino quelle tumorali e le distruggano, devono essere in piena forma.

Quindi la risposta è sì: se si segue un'alimentazione vegetale dopo una diagnosi di tumore, la vitamina B12 va integrata, anche perché non esiste (e meno male!) nessuna linea guida che vieti ai pazienti oncologici di assumerla quando seguono una dieta vegetale.

In questi casi, tuttavia, il consiglio è quello di ottimizzarne la posologia con il proprio medico, che potrebbe prescrivere un prodotto con un dosaggio minimo in gocce, più maneggevole, da assumere però più volte al giorno.

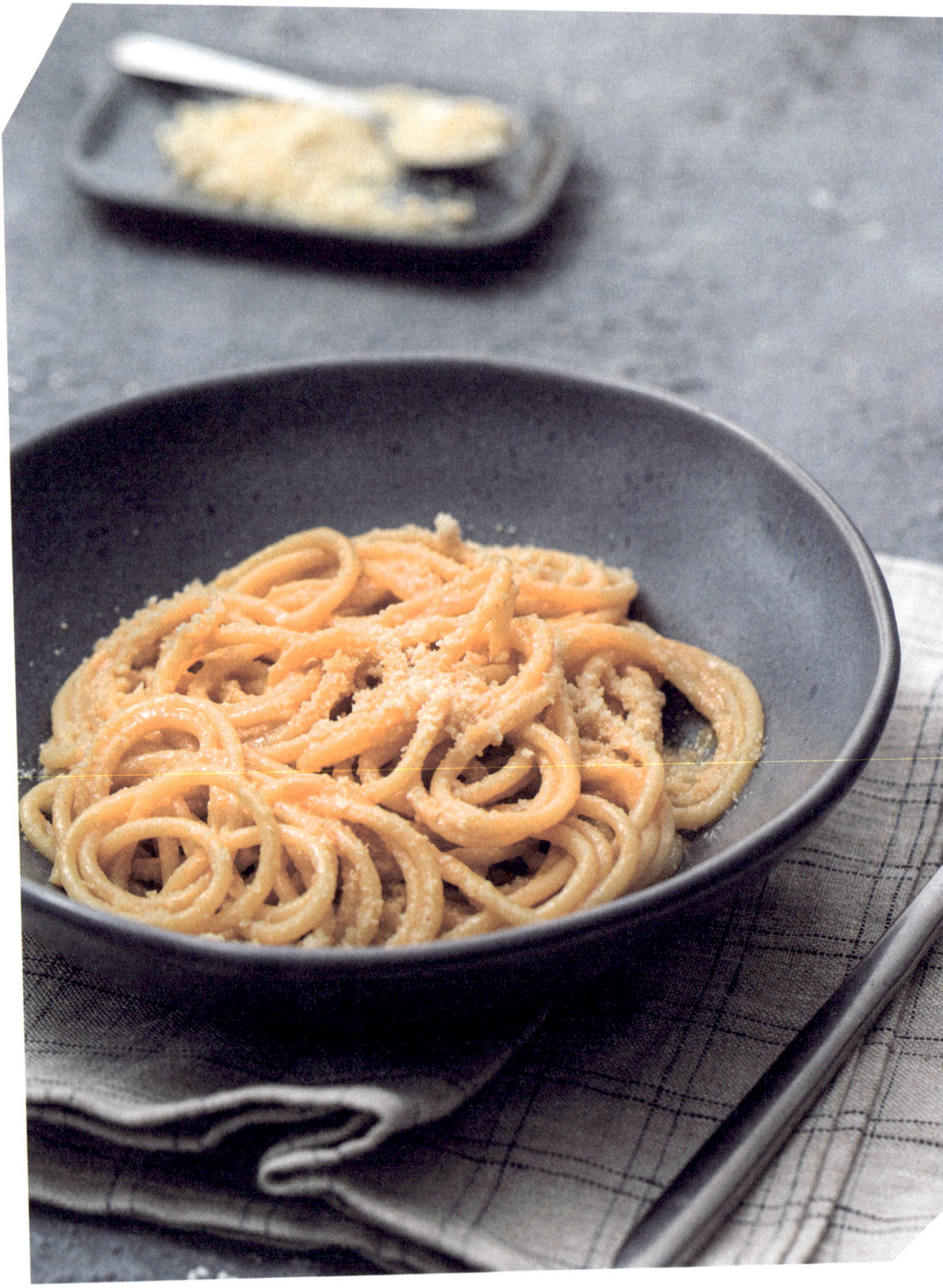

Spaghetti *al* miso

(per 4 persone)

Ingredienti

- spaghetti **a piacere** (*versione senza glutine*: spaghetti senza glutine)
- **1 cucchiaio** di miso in pasta
- **60 g** di anacardi al naturale
- **2 cucchiai** di lievito alimentare in fiocchi
- **80 g** di burro vegetale
- sale **qb**

1. Preparate il grattugiato vegetale frullando gli anacardi con il lievito alimentare e un pizzico di sale (non esagerate, che il miso è già molto salato e sarete sempre in tempo ad aggiungerne alla fine, se proprio sentite che manca).

2. Cuocete la pasta in abbondante acqua poco salata (sempre per lo stesso motivo).
3. Stemperate il miso nel burro vegetale e, se servisse, aggiungete anche poca acqua alla volta.
4. Quando gli spaghetti saranno pronti, conditeli con il burro vegetale al miso e completate spolverando con il grattugiato vegetale.

«Burro vegetale? Ma non era pieno di grassi pericolosi?»

Una volta era così, le margarine che usavano le nostre nonne erano a base di grassi idrogenati, sfavorevoli dal punto di vista del rischio cardiovascolare. I burri vegetali di oggi, invece, sono costituiti da emulsioni di acqua e grassi vegetali come l'olio di girasole, il burro di cacao o di karité. Certo, non possono assolutamente competere con l'olio di oliva e l'olio di lino, e non bisogna certamente abusarne perché aumentano il rapporto omega-6/omega-3 e contengono una piccola percentuale di grassi saturi. Ma, se proprio la ricetta lo richiede, occasionalmente e con parsimonia, possiamo concederceli.

In questo caso il burro vegetale fa da veicolo per il miso che, aggiunto al termine della cottura, mantiene al meglio le sue proprietà.

Risotto *ai* broccoli *con* nocciole tostate

(per 4 persone)

Ingredienti

- **360 g** di riso carnaroli
- **1** broccolo
- **60 g** di nocciole tostate
- **200 ml** di panna vegetale
- **2** scalogni
- brodo vegetale **qb**
- **2 cucchiai** di olio extravergine di oliva
- sale **qb**

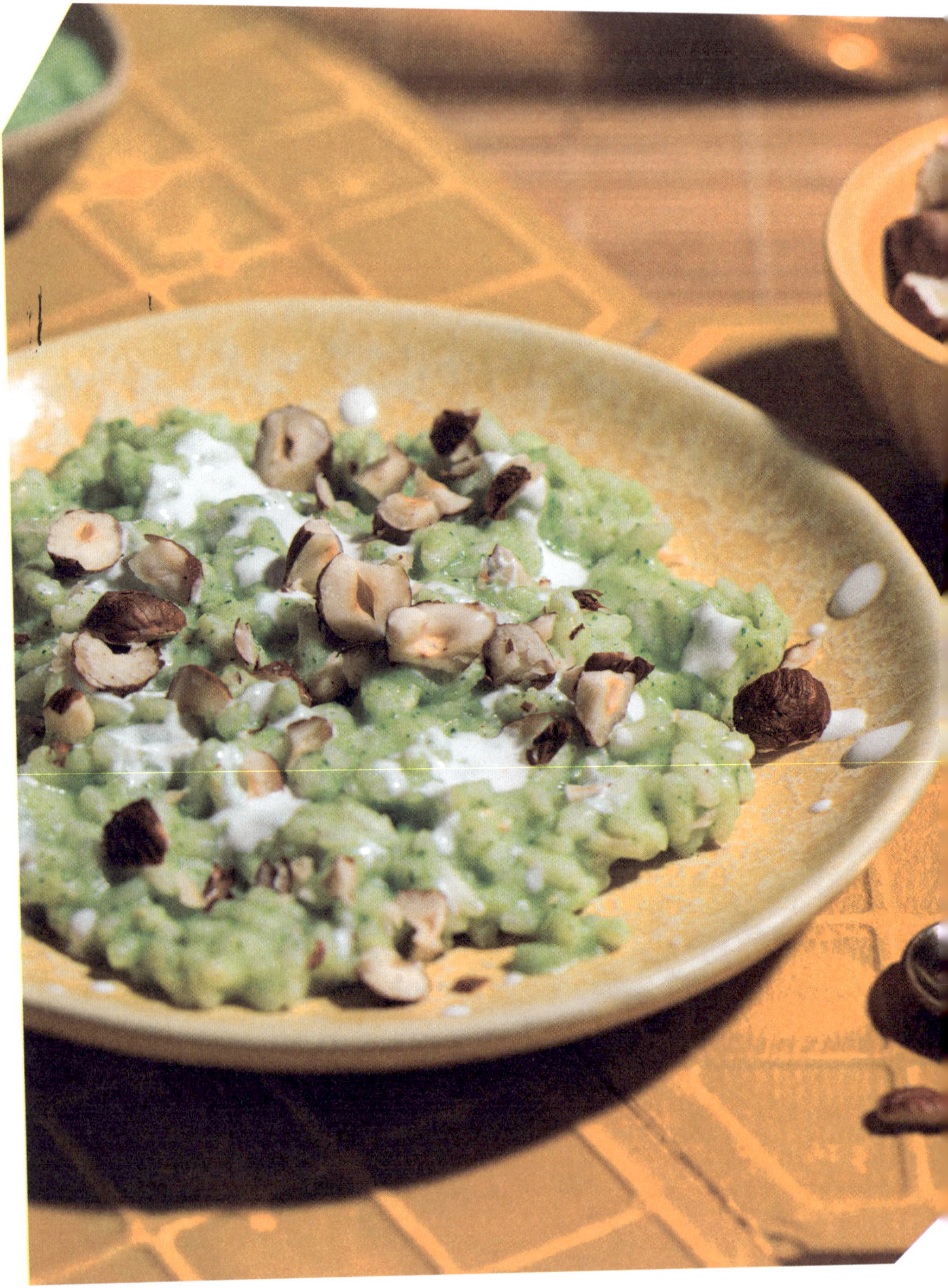

1. Sbollentate le cimette dei broccoli per 5-10 minuti in abbondante acqua salata. Dovranno risultare cotte ma ancora verde brillante.
2. Frullate i broccoli con la panna vegetale fino a ottenere una crema liscia e omogenea. Aggiustate di sale e mettete da parte.
3. Tritate gli scalogni e fateli soffriggere nell'olio di oliva all'interno di una pentola capiente dai bordi alti.
4. Tostate il riso per 1-2 minuti a fuoco alto, mescolando spesso.
5. Portate il riso a metà cottura aggiungendo un mestolo di brodo vegetale alla volta. Unite la crema di broccoli e, sempre con il brodo vegetale caldo, terminate la cottura del riso.
6. Servite il risotto completando ogni piatto con le nocciole tritate grossolanamente al coltello.

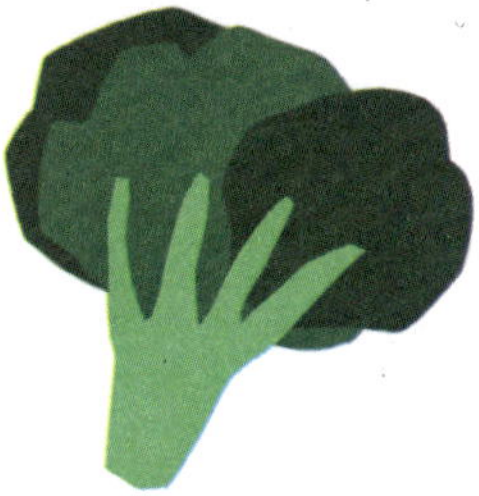

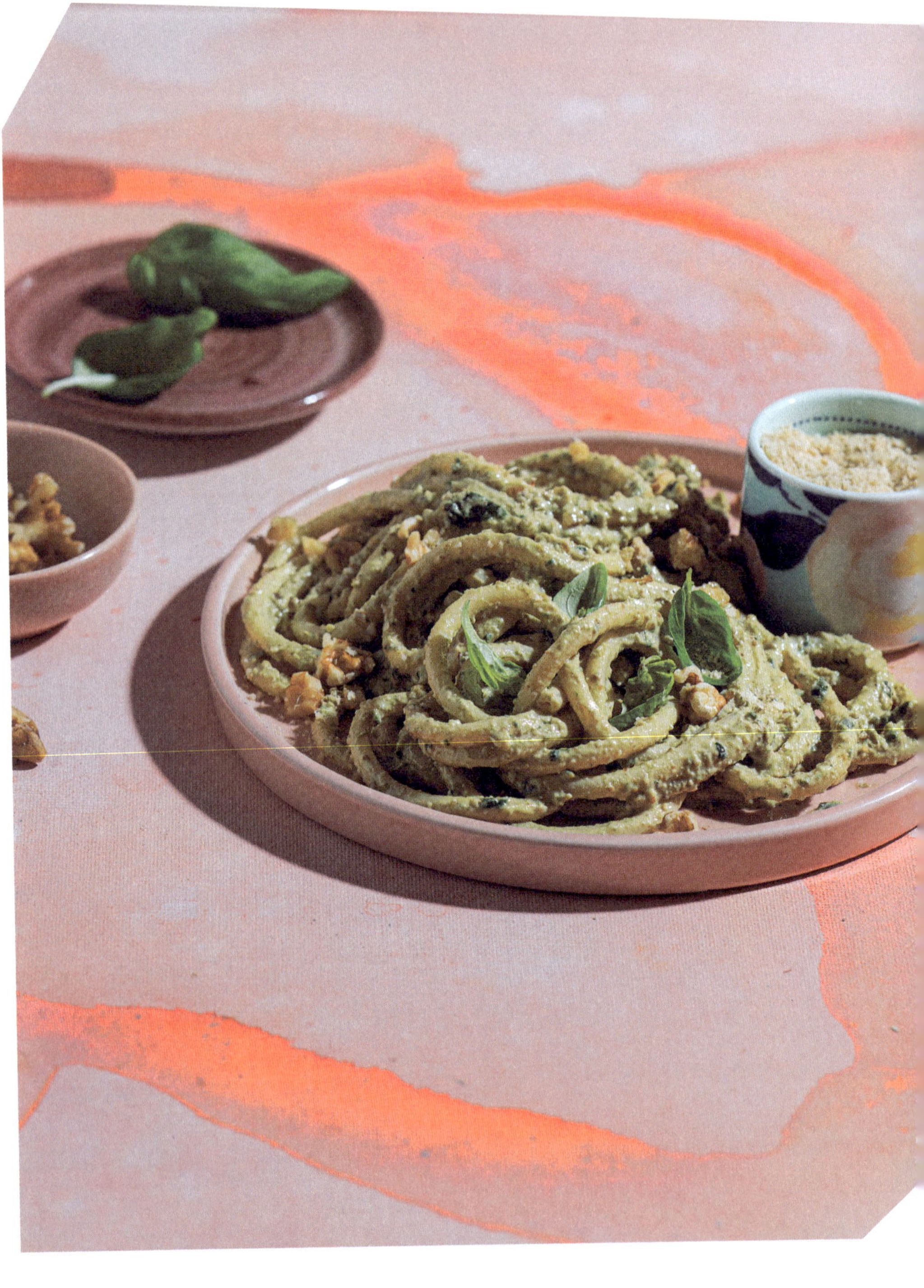

Bucatini *alla* fornaia

(per 4 persone)

Ingredienti

- bucatini **a piacere** (*versione senza glutine*: bucatini senza glutine)
- **80 g** di basilico
- **80 g** di noci sgusciate
- **2 cucchiai** di lievito alimentare in fiocchi
- **1 cucchiaino** di miso
- **2 cucchiai** di olio extravergine di oliva

1. Frullate il basilico con le noci, il lievito alimentare, il miso e l'olio di oliva fino a ottenere un pesto liscio e omogeneo. Se necessario, allungatelo con poca acqua fredda alla volta e aggiustate di sale.
2. Cuocete la pasta in abbondante acqua salata.
3. Quando i bucatini saranno pronti, conditeli con il pesto alla fornaia.

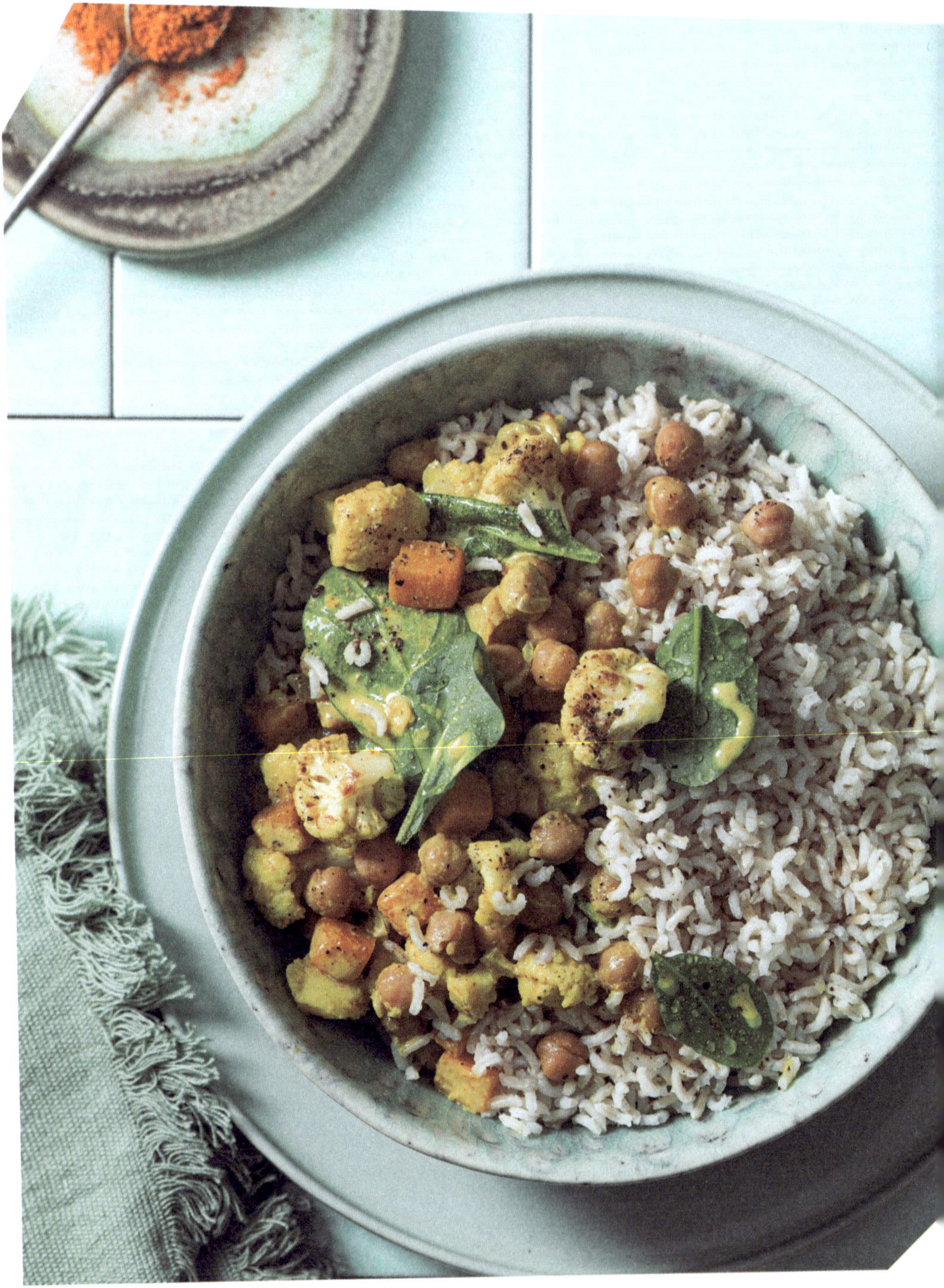

Curry di zucca, cavolfiore, ceci e spinacino con riso basmati

(per 4 persone)

Ingredienti

- riso basmati integrale **a piacere**
- **600 g** di zucca
- **1** piccolo cavolfiore
- **400 g** di ceci cotti
- **200 g** di spinacino
- **400 g** di latte di cocco (1 lattina)
- **1** cipolla
- **2 cucchiaini** di curry in polvere

- **2 cucchiai** di olio extravergine di oliva
- sale **qb**

1. Cuocete il riso basmati seguendo le istruzioni riportate sulla confezione.
2. Tritate la cipolla e fatela soffriggere insieme al curry nell'olio di oliva all'interno di una pentola dai bordi alti. Aggiungete la zucca tagliata a cubetti, le cimette di cavolfiore e mezzo bicchiere di acqua e fate cuocere con il coperchio per 10 minuti.
3. Togliete il coperchio, aggiungete il latte di cocco, i ceci e fate cuocere per altri 20 minuti senza coperchio a fuoco basso, o comunque fino a che il curry avrà raggiunto la consistenza desiderata.
4. Aggiungete le foglie di spinacino poco alla volta, in modo che appassiscano con il calore.
5. Servite il curry con il riso basmati.

Un trucco per aumentare il consumo di verdure a foglia verde, oltre a quello di farne dei pesti con la frutta secca, è quella di aggiungerle a piatti caldi come curry, zuppe e minestre. Con il calore diminuiranno rapidamente di volume, così che possiate «fare il pieno»!

Agretti sabbiosi *al* limone

(per 4 persone)

Ingredienti

- **600 g** di agretti
- **2 spicchi** di aglio
- **1** limone non trattato
- **1 manciata** di taralli (*versione senza glutine*: taralli senza glutine)
- **2 cucchiai** di olio extravergine di oliva
- sale **qb**

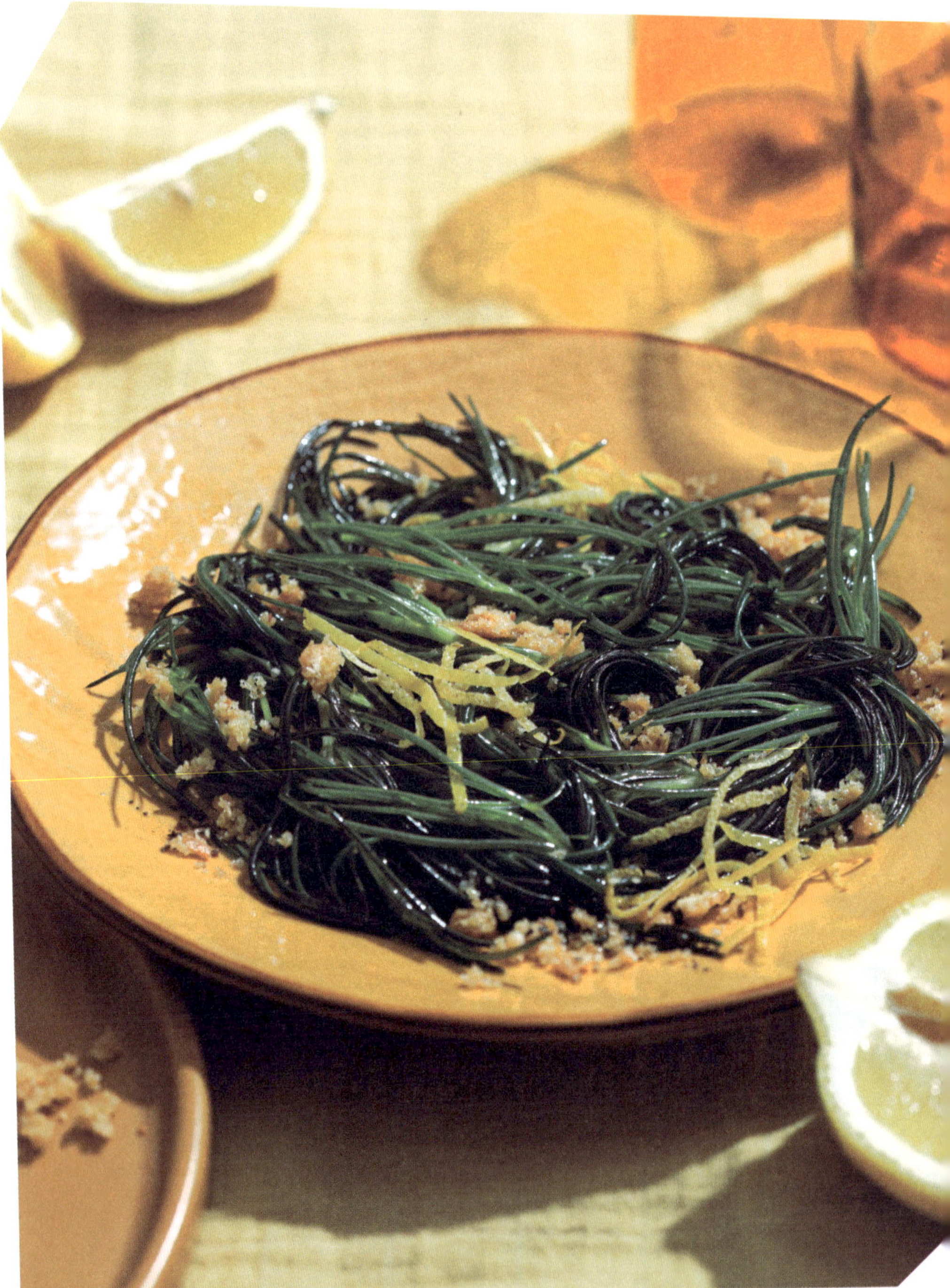

1. Fate soffriggere l'aglio insieme all'olio di oliva all'interno di un'ampia padella antiaderente.
2. Pulite gli agretti e aggiungeteli alla padella con il soffritto. Salate e fate cuocere con il coperchio a fiamma bassa per 15 minuti, mescolando di tanto in tanto. Se gli agretti tendono ad attaccarsi al fondo della padella, allungate con un po' di acqua.
3. Quando gli agretti saranno quasi cotti, sfumate con il succo di limone e alzate la fiamma.
4. Aggiungete la scorza del limone e i taralli sbriciolati grossolanamente e mescolate.

7. Patologie dell'apparato gastrointestinale

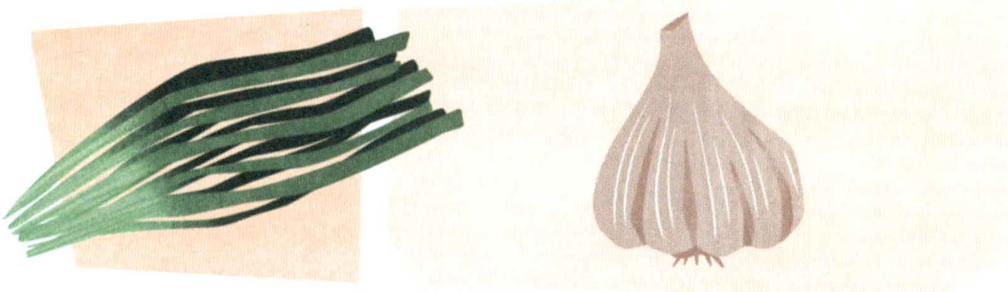

Siamo soli nell'universo?

Non lo so, a dire il vero, ma di certo non siamo soli nel nostro corpo.

All'interno del nostro tubo digerente (e in particolar modo del colon) abitano infatti più di cento trilioni di microrganismi, perlopiù batteri. Sono più numerosi delle cellule che formano il nostro organismo.[1]

Negli ultimi anni la teoria che questi simpatici compagni di viaggio non si facciano gli affari loro, ma interagiscano con l'ospite (ovvero noi) influenzandone lo stato di salute o di malattia, sta ricevendo sempre più conferme. C'è addirittura chi ritiene che il microbiota intestinale (così viene chiamato l'insieme di tutti questi microrganismi) sia da considerarsi un vero e proprio organo.

Prendercene cura è quindi tanto importante quanto preoccuparsi per la salute del proprio cuore o del proprio fegato.

Ma state tranquilli, questi minuscoli aiutanti non richiedono cure particolari: è sufficiente fare attenzione a quello che mangiamo.[2] La composizione del microbiota intestinale, infatti, risente di quella dei nostri pasti.

L'alimentazione gioca un ruolo cruciale nel determinare la salute del nostro microbiota intestinale. Ma non è tutto!

Dormire a sufficienza, praticare esercizio fisico con costanza e passare del tempo in natura sono pratiche in grado di migliorarne varietà e composizione.

Per semplificare al massimo la questione, diciamo che esistono due categorie di microrganismi intestinali, «buoni» e «cattivi».

Quelli «buoni» prendono le fibre presenti nei vegetali e le convertono in acidi grassi a catena corta (SCFAs, *Short Chain Fatty Acids*), acetato, propionato e butirrato. Queste molecole sono le principali responsabili del benessere intestinale: proteggono dalle infezioni di patogeni, riducono l'infiammazione, garantiscono che la barriera intestinale sia impermeabile a tossine batteriche e allergeni e favoriscono la morte cellulare programmata delle cellule cancerose, riducendo quindi anche il rischio di tumori del tratto gastrointestinale.[3,4,5]

Quelli «cattivi», invece, favoriscono l'infiammazione e compromettono l'integrità della barriera intestinale rendendola permeabile. Le endotossine batteriche passano quindi in circolo e lo stato infiammatorio si allarga a tutto l'organismo.[6,7]

E quello che mettiamo nel piatto cosa c'entra in tutto questo?

Cibi animali, grassi saturi e alimenti ultraprocessati favoriscono uno stato di disbiosi, ovvero di prevalenza dei batteri «cattivi» su quelli «buoni».

I vegetali, invece, con le loro fibre, le sostanze fitochimiche e gli acidi grassi insaturi favoriscono la creazione di un ambiente favorevole al proliferare dei batteri «buoni».[8,9]

Posso immaginare, a questo punto, la domanda che avrete sulla punta della lingua: «Ma chi segue un'alimentazione vegetale ha quindi la flora batterica migliore possibile, visto che l'apporto di grassi saturi è minimo e quello di fibre e sostanze fitochimiche protettive è massimo?».

La risposta è sì.[10,11,12]

E non preoccupatevi se fino a questo momento i vegetali non erano i protagonisti della vostra alimentazione – del resto è proprio per questo che state leggendo questo libro, per imparare!

Già dopo due settimane di dieta vegetale, la composizione del vostro microbiota sarà cambiata radicalmente.[13]

Intestino irritabile e alimentazione vegetale

La sindrome dell'intestino irritabile è un disturbo caratterizzato da dolore addominale e alterazioni dell'alvo che impatta moltissimo sulla qualità di vita dei pazienti che ne sono affetti (e ne soffre una persona su cinque). L'origine di questo disturbo è sconosciuta, ma si ipotizza che tra le possibili cause vi sia un'alterazione nell'equilibrio della flora batterica intestinale.[14]

E indovinate cosa viene spesso consigliato, purtroppo, a questi pazienti.

Esatto! La completa eliminazione o la riduzione all'osso dei cibi di origine vegetale.

In un primo momento questa potrebbe sembrare una bella idea, dato che così si attenuano temporaneamente i sintomi, ma nel lungo periodo è una strategia che non paga. Meno vegetali si mangeranno, infatti, più la disbiosi peggiorerà e i batteri «cattivi» la faranno da padrone.

Uno degli approcci dietetici terapeutici più efficaci è una dieta a basso contenuto di FODMAPs, un acronimo che sta per *Fermentable Oligo-Di-Monosaccharides and Polyols*, ovvero carboidrati altamente fermentabili a livello intestinale.[15] Poche settimane di trattamento sono spesso sufficienti a far regredire i sintomi e da lì si può iniziare a reintrodurre una maggior varietà di alimenti.

Nonostante tra i cibi a elevato contenuto di FODMAPs figurino i legumi, una dieta vegetale bilanciata a basso contenuto di FODMAPs è comunque fattibile. Come tutte le diete di eliminazione, però, va seguita tassativamente con la supervisione e l'aiuto di un professionista della nutrizione. Se non sapete a chi rivolgervi, a questo QR-code troverete diversi professionisti della nutrizione, tutti formati sul tema dell'alimentazione vegetale, con i quali fare un videoconsulto e iniziare un percorso per migliorare i sintomi della sindrome dell'intestino irritabile e la vostra qualità di vita.

E se si soffre di una patologia infiammatoria cronica intestinale, come il morbo di Chron o la rettocolite ulcerosa?

Queste patologie, caratterizzate da un'importante infiammazione intestinale, hanno come sintomo principale la diarrea, spesso anche accompagnata da sangue e muco.

Una dieta vegetale, con il suo carico di fibre, non sarà di certo fattibile (né tantomeno benefica) in questo caso… o forse sì?

Facciamo un passo indietro.

Le patologie infiammatorie croniche intestinali (IBD, *Inflammatory Bowel Disease*) sono in rapida ascesa nei Paesi industrializzati. Le cause non sono ancora note, ma si pensa che siano il risultato di un'iperattivazione del sistema immunitario nei confronti della normale flora batterica dei tratti intestinali coinvolti.

I fattori dietetici che si presume siano associati a un aumentato rischio di sviluppare una di queste patologie sono un elevato apporto di zuccheri semplici, di cibi animali e di grassi saturi e un basso apporto di vegetali e di fibre.[16,17,18] Una dieta fortemente infiammatoria, insomma.

E sapete qual è il paradosso? A questa categoria di pazienti vengono di regola consegnati schemi alimentari a base di prosciutto, pollo e parmigiano in nome della necessità, viste le feci liquide, di avere una dieta povera di fibre.

Ma è un controsenso!

È vero, nelle fasi acute della malattia, quando le scariche arrivano a essere anche decine al giorno, bisogna seguire una dieta povera di scorie, a basso residuo.

Ma chi l'ha detto che questa non possa essere vegetale?

Tofu, yogurt e latte di soia non contengono fibre e sono perfettamente in grado di sostenere i fabbisogni nutrizionali giornalieri insieme agli altri pochi alimenti vegetali (cereali non integrali, succhi ed estratti di frutta o verdura, pochi condimenti) concessi in una dieta a basso residuo.

Si tratta semplicemente di sostituire il pollo con il tofu, il parmigiano con lo yogurt di soia colato e via dicendo.

Vi sembra monotono?

Be', una dieta povera di scorie è monotona in ogni caso, che contenga cibi di origine animale o meno. E comunque si tratta di una dieta temporanea, che va seguita solo per il periodo di riacutizzazione della malattia, fino a quando la situazione (anche con l'aiuto della terapia farmacologica, ovviamente) torna alla normalità.

Ma seguire una dieta a basso residuo, povera di fibre e ricca di cibi di origine animale anche durante i periodi di remissione e inattività di queste patologie non ha senso. Anzi, sono proprio le linee guida alimentari specifiche per la patologia che, seppur non obbligando i pazienti a seguire un'alimentazione 100% vegetale, invitano a incrementare, per quanto tollerato, il consumo di vegetali e a ridurre i grassi saturi provenienti dai cibi di origine animale.[19]

E se un paziente decide di portare queste indicazioni alla loro massima espressione, eliminando completamente i cibi di origine animale e seguendo un'alimentazione di tipo vegetale?

Le evidenze che una dieta di questo tipo mandi la malattia in remissione e riduca i rischi di una ricaduta ci sono. Non sono tantissime, ma stanno aumentando.[20,21,22]

Se soffrite di una patologia infiammatoria cronica intestinale e il vostro desiderio è quello di passare a un'alimentazione vegetale, non rinunciate a priori per «paura delle fibre», ma rivolgetevi a professionisti della nutrizione in grado di accompagnarvi in questo percorso.

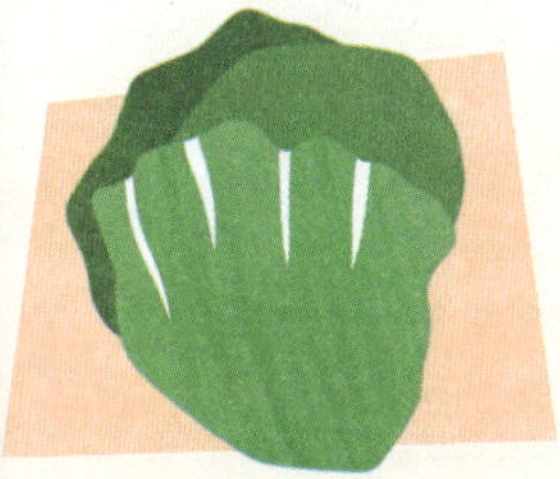

Steatosi epatica

Un fegato infarcito di grasso è un reperto ecografico molto comune, che spesso segue il riscontro agli esami del sangue di transaminasi (gli enzimi epatici) elevati.

E no, non è l'elevato consumo di alcol la causa più frequente di questo fenomeno, bensì l'insulino-resistenza associata a un'alimentazione occidentale, povera di fibre e ricca di prodotti animali (lo so, è sempre la stessa solfa!).[23,24]

Anche se da fuori il fegato non si vede, le conseguenze della steatosi epatica possono essere molto gravi, progredire in cirrosi e compromettere irrimediabilmente le funzioni di questo organo.

Un'alimentazione vegetale, non ne sarete sorpresi, si è dimostrata un valido aiuto anche in questo caso.[25,26]

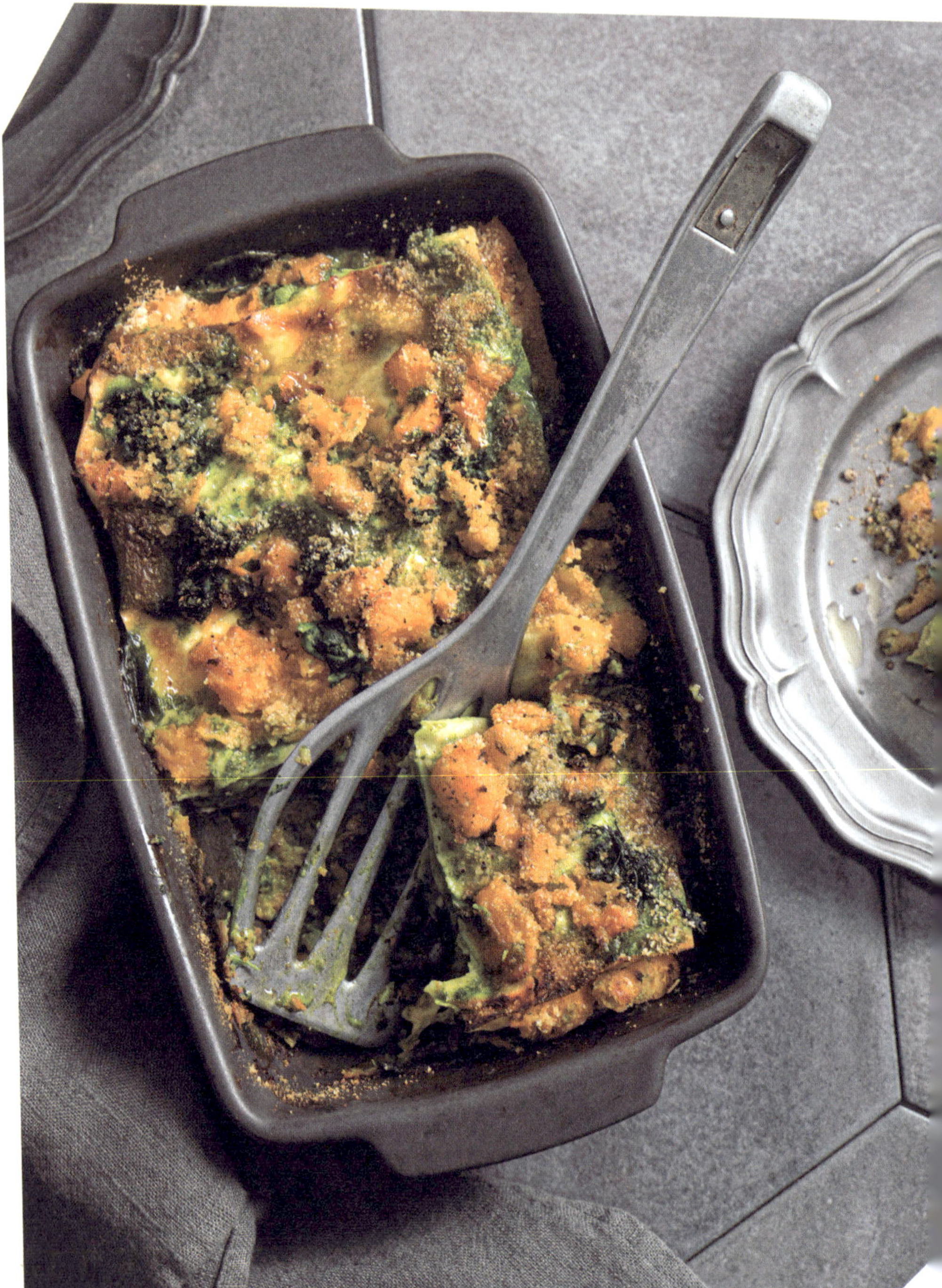

Lasagne *con* besciamella *al* cavolo nero, zucca *e* pistacchi

(per una teglia di lasagne)

Ingredienti

- **300 g** di lasagne secche (*versione senza glutine*: lasagne senza glutine)
- **1 mazzo** di cavolo nero
- **800 g** di zucca pulita
- **100 g** di pistacchi
- **90 g** di farina (*versione senza glutine*: farina di riso)
- **1 litro e ½** di latte di soia senza zucchero

- **4 cucchiai** di lievito alimentare in fiocchi
- **2 spicchi** di aglio
- **2 cucchiai** di pangrattato
- noce moscata **qb**
- **110 g** di olio extravergine di oliva
- sale **qb**

1. Separate le foglie del cavolo nero dal gambo centrale, tagliatele grossolanamente e cuocetele a vapore per 15-20 minuti, finché diventeranno morbide. Mettete da parte.
2. Preparate la besciamella. Mescolate la farina, 90 g di olio di oliva e mezzo bicchiere di latte di soia all'interno di una pentola dai bordi alti. Mettete sul fuoco e aggiungete il resto del latte di soia. Portate a bollore mescolando di continuo, la besciamella si addenserà. Non appena vedete le prime bolle, abbassate il fuoco e continuate a mescolare fino a che la besciamella avrà raggiunto la consistenza desiderata. Aggiungete quindi 2 cucchiai di lievito alimentare, la noce moscata e un pizzico di sale.
3. Aggiungete il cavolo nero cotto nella pentola con la besciamella e, con l'aiuto di un frullatore a immersione, frullate fino

a quando la besciamella e il cavolo nero si saranno fusi in una crema di colore verde brillante.

4. Fate soffriggere l'aglio in 2 cucchiai di olio di oliva all'interno di una padella capiente. Aggiungete la zucca tagliata a cubetti e mezzo bicchiere di acqua, salate e fate cuocere a fuoco basso con il coperchio per 10 minuti. Togliete il coperchio, fate asciugare i liquidi, togliete l'aglio e mettete da parte.
5. Componete le lasagne. Versate due cucchiai di besciamella al cavolo nero sul fondo di una teglia da forno e alternate uno strato di lasagne, uno di besciamella e uno di zucca.
6. Terminate con uno strato di besciamella e zucca e completate spolverando con i pistacchi tritati grossolanamente al coltello, il restante lievito alimentare e il pangrattato.
7. Condite con altro olio di oliva in superficie e cuocete le lasagne in forno statico a 180 °C per 40 minuti.

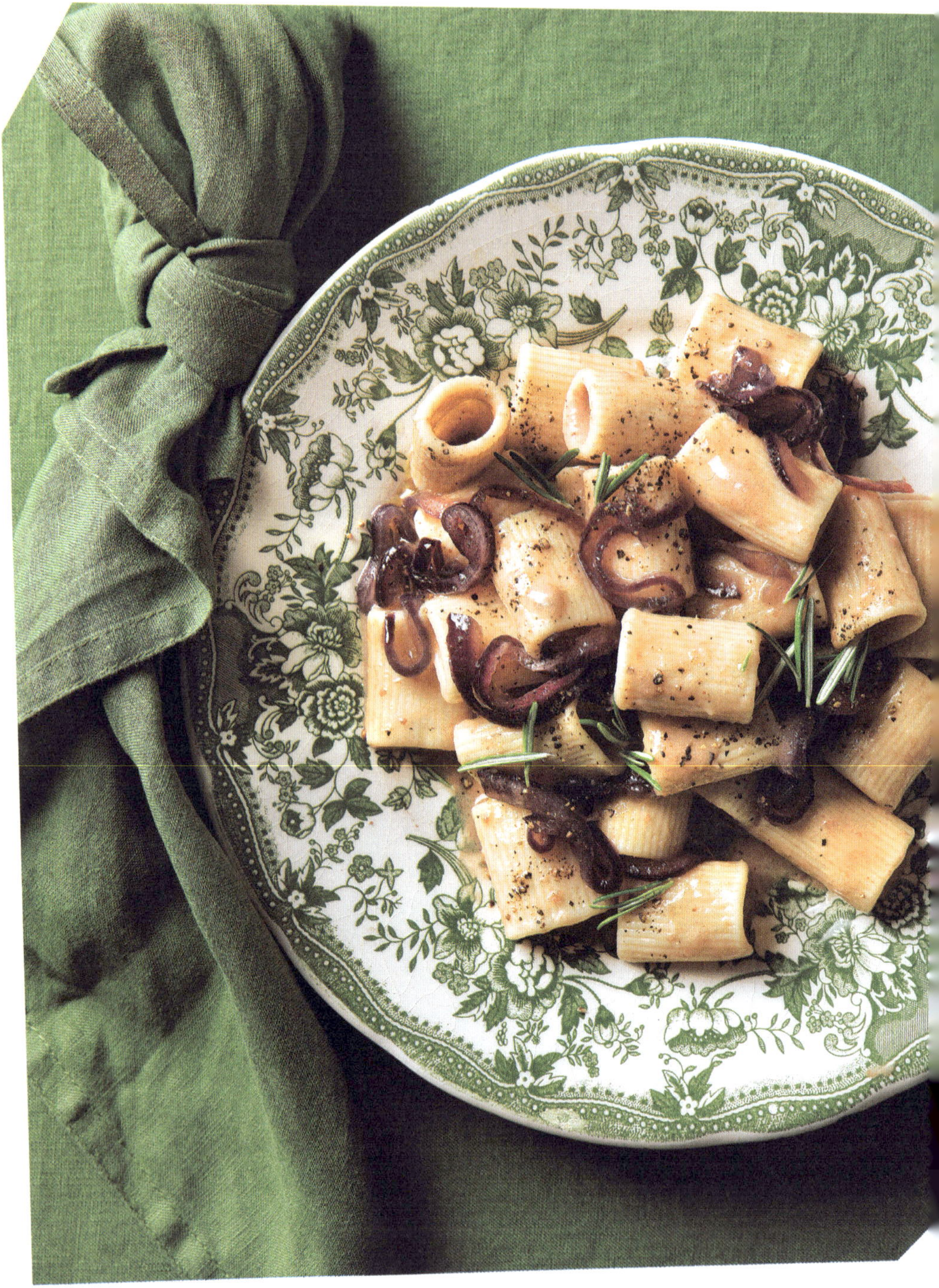

Mezze maniche *con* crema *di* fagioli *al* rosmarino *e* cipolle caramellate

(per 4 persone)

Ingredienti

- mezze maniche **a piacere** (*versione senza glutine*: mezze maniche senza glutine)
- **300 g** di fagioli borlotti cotti
- **2 rametti** di rosmarino
- **2** cipolle rosse
- **1** cipolla dorata
- **1 cucchiaino** di zucchero
- **4 cucchiai** di olio extravergine di oliva
- sale **qb**

1. Tagliate le cipolle rosse a fettine sottili e mettetele in un'ampia padella antiaderente insieme a metà dell'olio e allo zucchero. Fate cuocere a fuoco medio fino a quando le cipolle saranno completamente appassite.
2. Tritate la cipolla dorata e le foglie di rosmarino e fatele soffriggere nell'olio di oliva all'interno di una padella capiente fino a doratura.
3. Aggiungete i fagioli e fateli insaporire per 5 minuti, mescolando spesso, quindi frullateli con quanta acqua è necessaria a ottenere una crema liscia e omogenea. Aggiustate di sale.
4. Cuocete la pasta in abbondante acqua salata.
5. Quando le mezze maniche saranno pronte, conditele con la crema di fagioli e le cipolle caramellate.

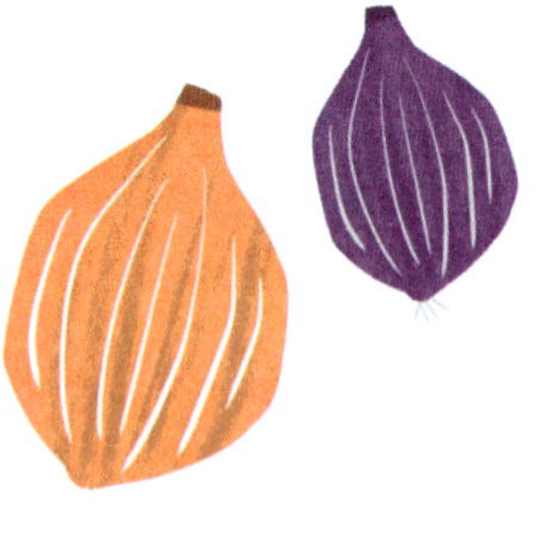

Cavoletti *di* Bruxelles sabbiosi

(per 4 persone)

Ingredienti

- **500 g** di cavoletti di Bruxelles
- **50 g** di mandorle
- **2 spicchi** di aglio
- **2 cucchiai** di pangrattato (*versione senza glutine*: pangrattato senza glutine)
- **2 cucchiai** di olio extravergine di oliva
- sale **qb**

1. Private i cavoletti di Bruxelles delle foglie esterne, tagliateli a metà e sbollentateli in abbondante acqua salata per 10 minuti.
2. Tritate le mandorle nel mixer fino a ottenere una consistenza sabbiosa.

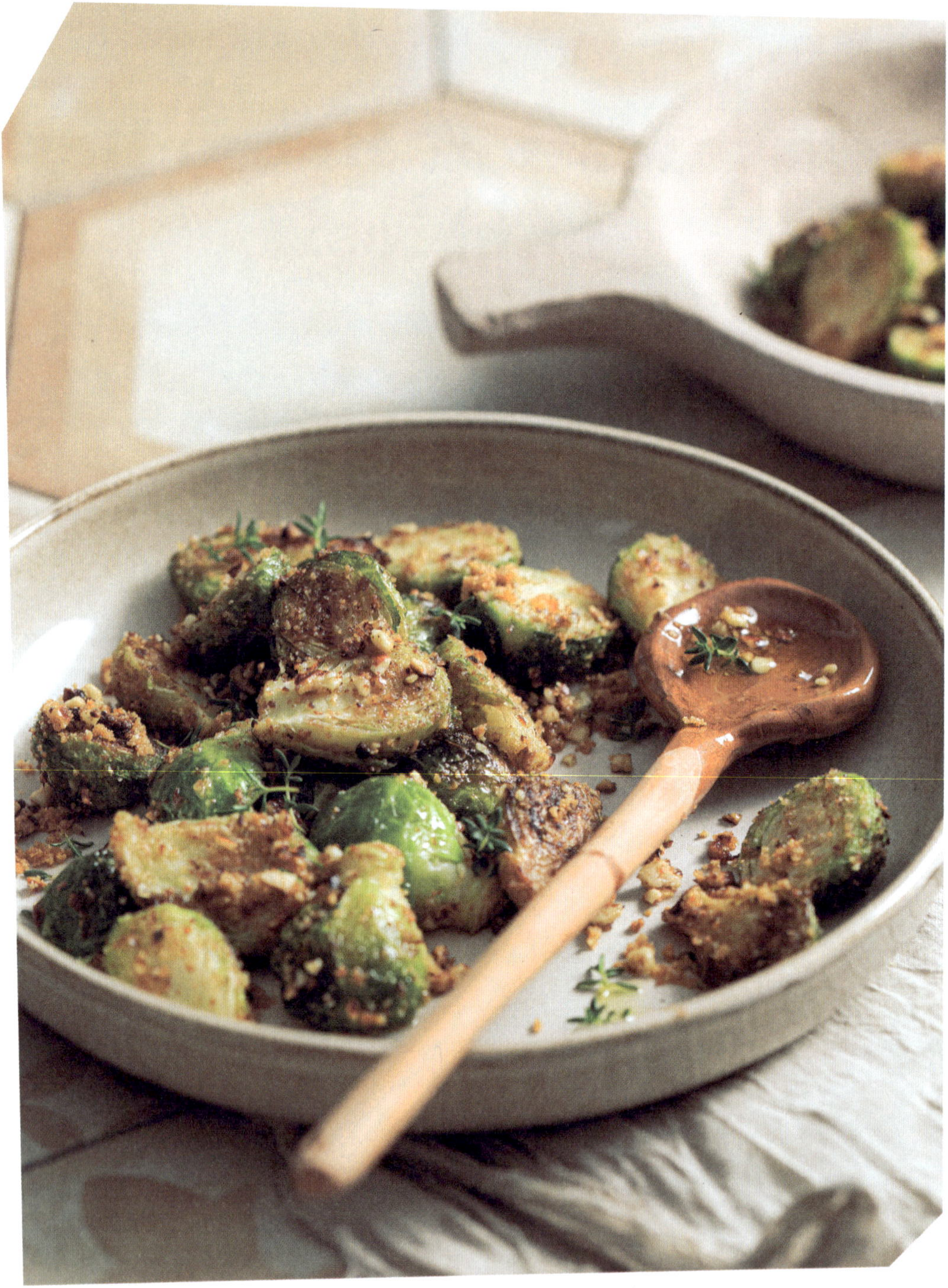

3. Fate soffriggere l'aglio nell'olio di oliva all'interno di una padella capiente. Aggiungete i cavoletti di Bruxelles, salateli e fateli saltare per 2-3 minuti a fiamma alta.

4. Abbassate la fiamma, aggiungete il pangrattato e le mandorle e fate cuocere per 5-10 minuti mescolando spesso, in modo che i cavoletti continuino a cuocere ma pangrattato e mandorle non brucino.

Il sulforafano è una molecola presente nelle crucifere (come broccoli, cavolfiori, cime di rapa e cavoletti di Bruxelles) con attività antiossidante, antinfiammatoria ma soprattutto antitumorale.

Il sulforafano, infatti, è in grado di bloccare la proliferazione delle cellule cancerose inducendone la morte programmata e impedire che queste creino nuovi vasi sanguigni che permettano loro di spostarsi in altre sedi dell'organismo.

Sapete che la quantità di sulforafano delle crucifere può aumentare con un semplicissimo accorgimento, che non vi costa nulla?

Basta tagliarle in pezzi un po' di tempo prima di cucinarle e lasciarle riposare per almeno una mezz'oretta. Con la rottura delle pareti cellulari, l'enzima responsabile della produzione del sulforafano si attiverà e continuerà a produrne.

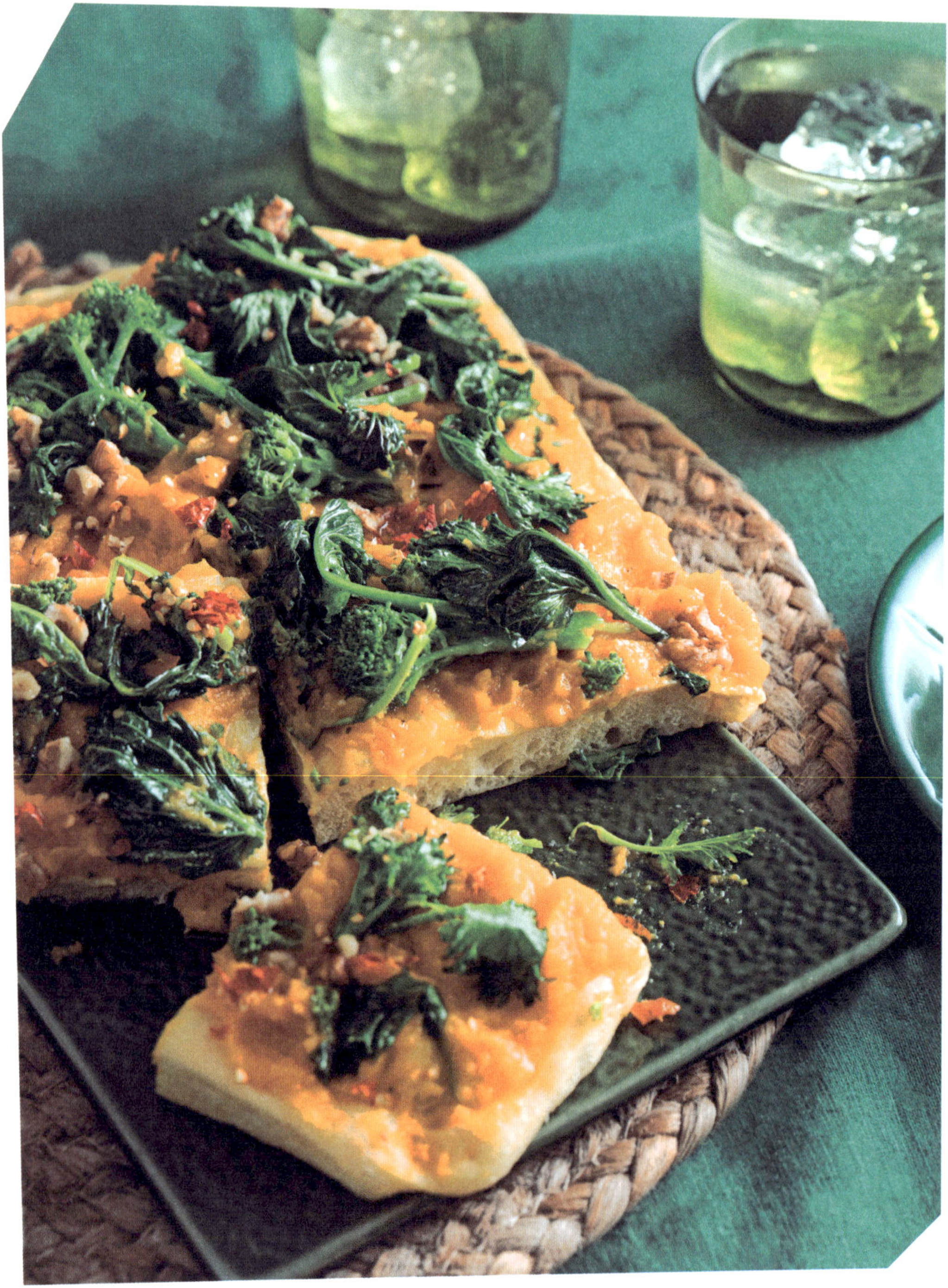

Pizza con crema di zucca, cime di rapa piccanti e noci

(per una teglia)

Ingredienti

- **1,5 kg** di cime di rapa (da pulire)
- **500 g** di zucca
- **80 g** di noci sgusciate
- **250 g** di farina integrale
- **250 g** di farina 0
- **1 cucchiaino** di lievito di birra secco
- **1 cucchiaino** di zucchero
- **2 spicchi** di aglio
- peperoncino in fiocchi **qb**
- **3 cucchiai** di olio extravergine di oliva
- sale **qb**

1. Sciogliete il lievito e lo zucchero in 50 ml di acqua tiepida e mescolate bene.
2. Versate le farine e il sale in una ciotola. Aggiungete l'acqua con il lievito, altri 300 ml di acqua, 2 cucchiai di olio di oliva e un cucchiaino di sale e impastate prima con un cucchiaio, quindi con le mani per almeno 10 minuti, fino a ottenere un panetto liscio e compatto. Fate lievitare l'impasto per almeno 2 ore in una ciotola coperta con un panno.
3. Fate soffriggere l'aglio e il peperoncino all'interno di un'ampia padella antiaderente nel restante cucchiaio di olio di oliva. Pulite le cime di rapa, aggiungete le foglie alla padella con il soffritto insieme a mezzo bicchiere di acqua, salate e fate cuocere con il coperchio per 10 minuti a fuoco medio, mescolando di tanto in tanto. Togliete il coperchio, alzate la fiamma e fate cuocere per altri 10 minuti.
4. Tagliate la zucca a cubetti e fatela cuocere a vapore per 20 minuti, quindi frullatela con quanta acqua serve a ottenere una crema liscia e omogenea. Aggiustate di sale.
5. Stendete l'impasto lievitato sopra una teglia ricoperta di carta forno e leggermente unta, aiutandovi con le mani. Spalmate la crema di zucca in modo omogeneo e completate con le cime di rapa e con altro olio extravergine di oliva.
6. Cuocete la pizza in forno statico a 250 °C per 25 minuti.

Chissà perché la pizza fa così paura alla maggior parte delle persone. Si tratta semplicemente di farina e acqua, proprio come nel caso del pane, o della pasta.

La differenza la fa il condimento! Siamo d'accordo che una pizza farcita con mozzarella, salsiccia e scamorza non sia da consumare tutti i giorni (e neanche tutte le settimane), ma che problema c'è se la pizza (= acqua + farina) è farcita con verdure e frutta secca, come in questo caso?

Nessuno!

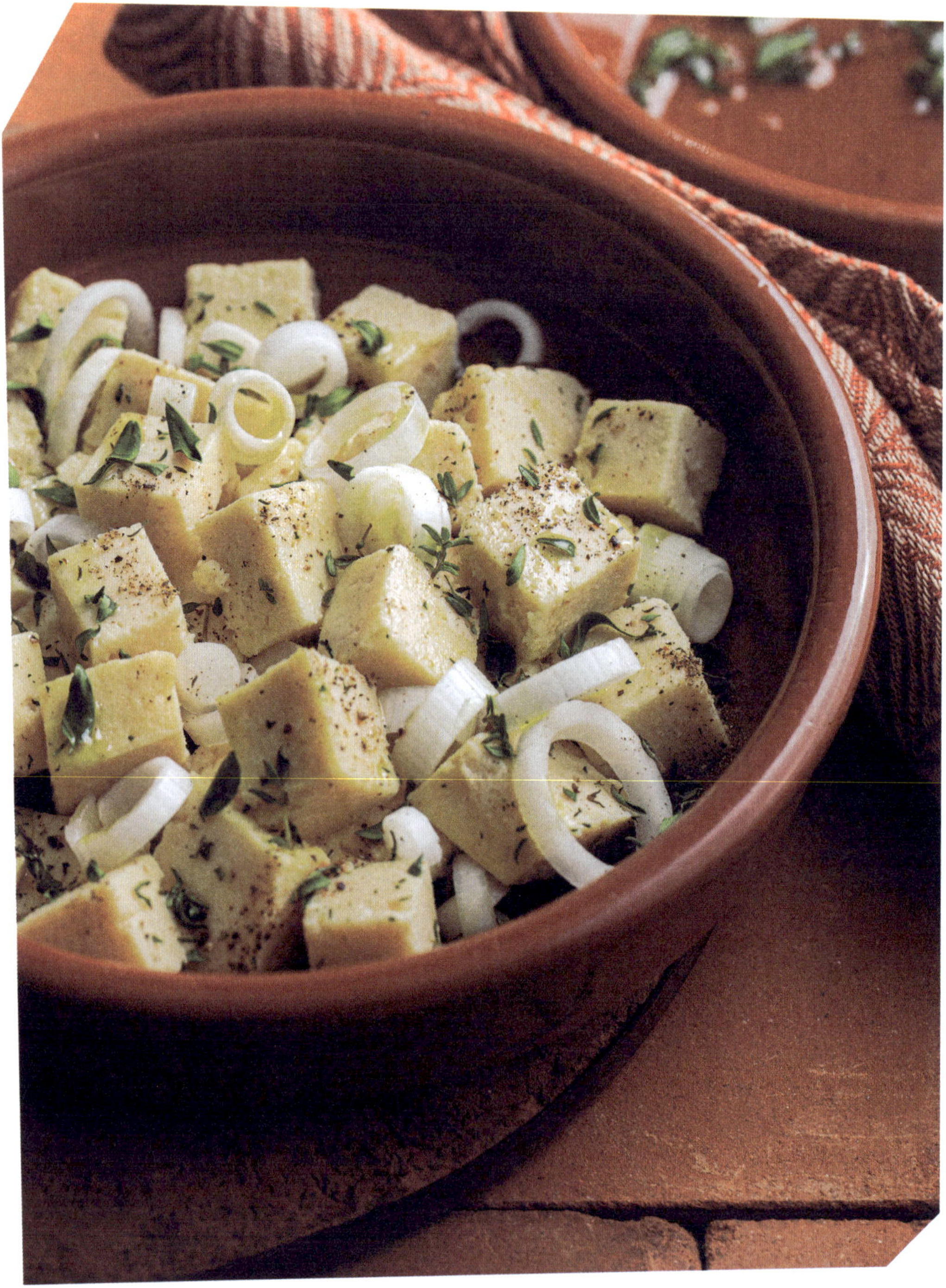

Panissa fredda *con* cipollotto *e* pepe

(per 4 persone)

Ingredienti

- **300 g** di farina di ceci
- **2** cipollotti
- **4 cucchiai** di olio extravergine di oliva
- **1** cucchiaino di sale
- pepe macinato **qb**

1. Preparate la pastella direttamente in una pentola antiaderente dai bordi alti mescolando la farina di ceci con 1 litro di acqua, metà dell'olio di oliva e il sale.
2. Fate cuocere la pastella a fuoco medio mescolando di continuo, come se si trattasse di una polenta, prima con una frusta e, una volta che il composto si sarà addensato, con un mestolo di legno.
3. Quando la panissa sarà diventata solida e si staccherà facilmente dai bordi, trasferitela all'interno di una teglia rettangolare leggermente unta, livellandone la superficie con l'aiuto di un cucchiaio. Il composto di farina di ceci dovrebbe avere uno spessore di circa 1 cm.
4. Fate riposare la panissa in frigorifero coperta da un panno per 3 ore.
5. Rovesciate il contenuto della teglia sopra a un tagliere e, aiutandovi con un coltello, ricavate dei cubetti di circa 1 cm di lato.
6. Trasferite i cubetti di panissa all'interno di un'insalatiera, condite con la restante metà dell'olio di oliva, la parte bianca del cipollotto tritata finemente al coltello e il pepe macinato.

8. Malattia renale cronica

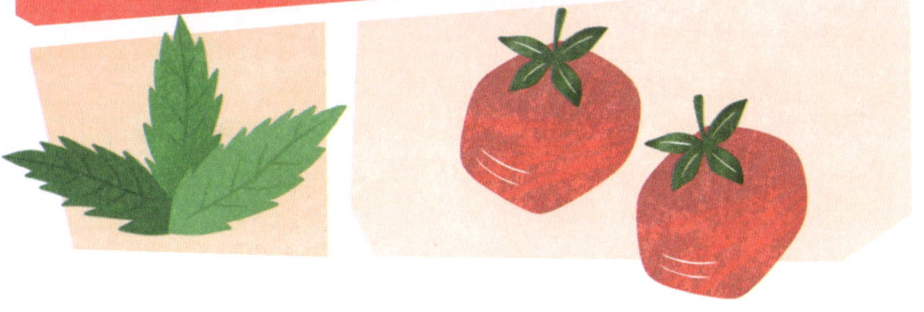

In tutti i libri di anatomia i reni sono descritti come due strutture parenchimatose di colore rosso scuro situate nella parte posteriore dell'addome, a forma di *fagiolo*.

È quindi una coincidenza il fatto che una dieta che veda i legumi come fonte proteica sia in grado di compiere meraviglie anche per la salute di questi organi, in termini sia di prevenzione che di terapia?[1,2]

Io non credo.

La malattia renale cronica è una condizione nella quale i reni perdono gradualmente la possibilità di fare il loro lavoro, ovvero quello di eliminare liquidi e sostanze di scarto concentrandoli nelle urine. Se ciò non avviene, tali sostanze si accumulano nel sangue: nelle fasi più avanzate della malattia è quindi necessario ricorrere alla dialisi.

Inoltre, la malattia renale cronica comporta nei pazienti uno stato infiammatorio e ossidativo cronico, che velocizza il processo di aterosclerosi e aumenta il rischio di sviluppare patologie cardiovascolari.[3]

Dal momento che la maggior parte degli «scarti» da smaltire è di origine alimentare, come le scorie azotate e gli acidi non volatili, una dieta ben pianificata è la più importante arma terapeutica a disposizione.

E il rigoroso controllo dell'apporto di proteine è l'unico modo con il quale questi scarti si possono ridurre: si è iniziato quindi a somministrare a questo tipo di pazienti diete con un ridotto contenuto di proteine animali e con prodotti resi aproteici, come pane e pasta privati del glutine.

Con il tempo, per fortuna (i prodotti aproteici sono infatti poco palatabili), si è scoperto che esisteva un'opzione ancora migliore, sia dal punto di vista dell'efficacia sia dell'accettazione da parte dei pazienti: una dieta sempre a basso contenuto di proteine, ma 100% vegetale.[4,5]

Non solo la filtrazione dei prodotti di scarto dalle proteine vegetali richiede un minor sforzo da parte del rene,[6] ma una dieta vegetale è in grado di risolvere molte delle problematiche che derivano da reni non perfettamente funzionanti. Vediamone alcune:

- **Iperfosfatemia:** più aumentano i livelli di fosfati nel sangue, più aumenta il rischio di mortalità per cause cardiovascolari nei pazienti nefropatici.[7]

  Nei vegetali il fosforo si trova legato ad antinutrienti (i fitati) che ne riducono l'assorbimento, e una dieta vegetale è in grado di abbassare sensibilmente i livelli di fosfato nel sangue in pochi giorni.[8]

- **Acidosi metabolica:** in una dieta che comprende proteine animali il rene ha un carico di acidi non volatili (DAL, *Dietary Acid Load*) maggiore da smaltire rispetto a una dieta che le escluda. Per eliminarli, quindi, il rene produce molecole utili nel breve termine (come angiotensina II, aldoesterone ed endotelina 1), ma dannose nel lungo periodo, in quanto conducono a un aumento della pressione arteriosa e della fibrosi renale, ovvero la sostituzione di tessuto renale funzionante con inutili cicatrici.

  Una dieta vegetale, invece, ha un carico acido neutro e contiene molecole organiche facilmente convertibili in bicarbonato, ione che contrasta l'acidosi metabolica.[9]

- **Ipertensione arteriosa:** l'ipertensione arteriosa è una delle cause, ma anche una delle conseguenze, della malattia renale cronica. In corso di danno renale si verificano infatti dei cambiamenti ormonali e neuroendocrini volti a «spremerne» il più possibile la funzionalità residua, al prezzo però di un aumento dei valori di pressione arteriosa. Una dieta vegetale è per natura a basso contenuto di sodio, ricca di potassio e di sostanze vasodilatanti, tutti fattori che contrastano l'ipertensione arteriosa.[10]

- **Dislipidemia:** un quadro lipidico alterato (colesterolo e trigliceridi superiori ai limiti di norma) è un reperto molto frequente nei pazienti nefropatici. Coloro che seguono un'alimentazione vegetale, però, presentano valori migliori.[11]

- **Eccesso di radicali liberi e sostanze proinfiammatorie:** una dieta vegetale è ricca di sostanze fitochimiche protettive e causa la produzione di meno sostanze ossidanti e di radicali liberi.[12,13]

- **Scorie azotate di provenienza intestinale:** i cibi di origine animale contengono più carnitina, colina e fosfatidilcolina, che a livello intestinale vengono convertite in molecole azotate che si aggiungono al carico di scorie da smaltire.[14]

Una dieta vegetale contiene inoltre meno inquinanti ambientali persistenti, come diossine, pesticidi organocloruri e PCB, tutte molecole tossiche e nefrotossiche che tendono a bio-accumularsi nei tessuti animali e possono peggiorare ulteriormente la funzione renale.[14]

Infine, la dieta del paziente con malattia renale cronica deve essere moderatamente ipercalorica, senza apportare eccessive quantità di proteine e fosforo.

E il rapporto energia/proteine ed energia/fosforo di un'alimentazione vegetale è ottimale.[15]

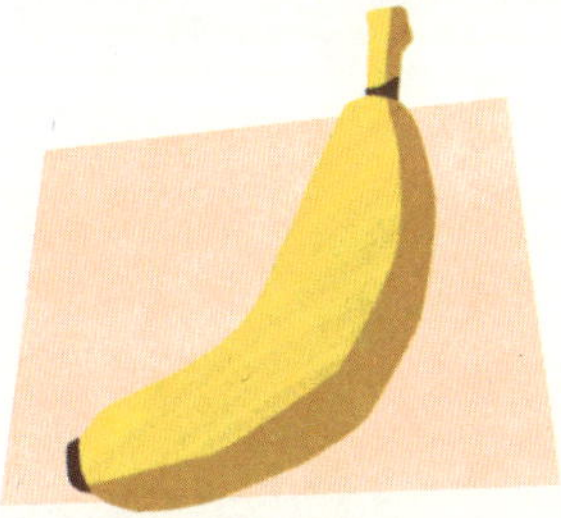

E il potassio?

Una delle conseguenze del malfunzionamento dei reni è l'iperkaliemia, ovvero un aumento del potassio nel sangue, un'eventualità da scongiurare dal momento che può comportare alterazioni del ritmo cardiaco anche fatali.

E come la mettiamo con i vegetali, che per definizione sono ricchissimi di potassio?

Be', per fortuna sono ricchi anche di fibre, che ne limitano l'assorbimento e ne favoriscono l'eliminazione con le feci.

I pazienti affetti da malattia renale cronica che seguono un'alimentazione vegetale, inoltre, presentano spesso una minor necessità di ricorrere a quei farmaci antipertensivi (ACE inibitori, sartani) che comportano un aumento del potassio nel sangue.

E la migliore insulino-sensibilità, conseguenza di un'alimentazione senza derivati animali, rende l'ingresso del potassio nelle cellule (e la sua uscita dal sangue) più agevole.

Con questo non voglio dire che il problema dell'iperkaliemia nei pazienti nefropatici che seguono una dieta vegetale non esista o vada sottovalutato, bensì che i benefici di un'alimentazione senza derivati animali nella gestione della malattia renale cronica superano il disagio di dover pianificare la dieta con più attenzione o, nei casi più gravi, anche di dover ricorrere a resine che sequestrino il potassio a livello intestinale.

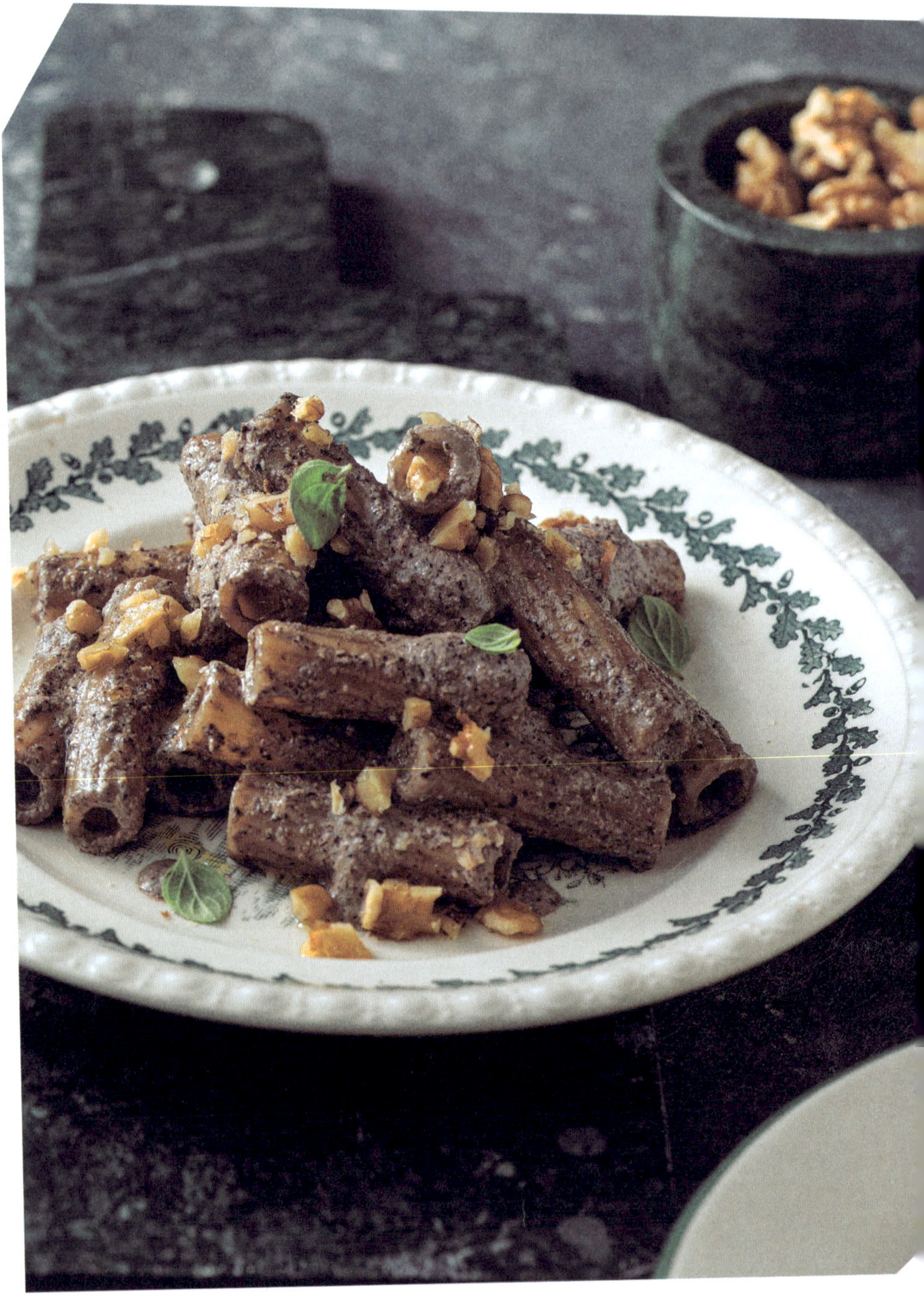

Maccheroni al pesto di radicchio e noci

(per 4 persone)

Ingredienti

- maccheroni **a piacere** (*versione senza glutine*: maccheroni senza glutine)
- **1 cespo** di radicchio rosso lungo
- **80 g** di noci sgusciate
- **2 cucchiai** di lievito alimentare in fiocchi
- **1 spicchio** di aglio
- **2 cucchiai** di olio extravergine di oliva
- sale **qb**
- pepe **qb**

1. Togliete la parte terminale del radicchio, quella più dura, e tritate grossolanamente le foglie.
2. Trasferite le foglie in un mixer insieme alle noci, al lievito alimentare, all'aglio, all'olio di oliva e a un pizzico di sale e di pepe. Frullate fino a ottenere una consistenza liscia e omogenea. Se necessario potete aggiungere acqua fredda poco alla volta.
3. Cuocete la pasta in abbondante acqua salata.
4. Quando i maccheroni saranno pronti, conditeli con il pesto di radicchio e servite. Potete decorare ogni piatto con altre noci tritate a piacere.

Le noci sono un alimento ricco di acido alfa-linolenico, il precursore di tutti gli acidi grassi omega-3. Queste molecole sono però sensibili al calore e vengono perse con la cottura. Utilizzare le noci «a freddo» in un pesto o in un'insalata è un ottimo modo per non vanificare il loro apporto di omega-3!

Tagliatelle timo e limone

(per 4 persone)

Ingredienti

- tagliatelle **a piacere** (*versione senza glutine*: tagliatelle senza glutine)
- **2 cucchiai** di timo fresco
- **2** limoni non trattati
- **400 g** di tofu vellutato
- **2 spicchi** di aglio
- **2 cucchiai** di olio extravergine di oliva
- sale **qb**

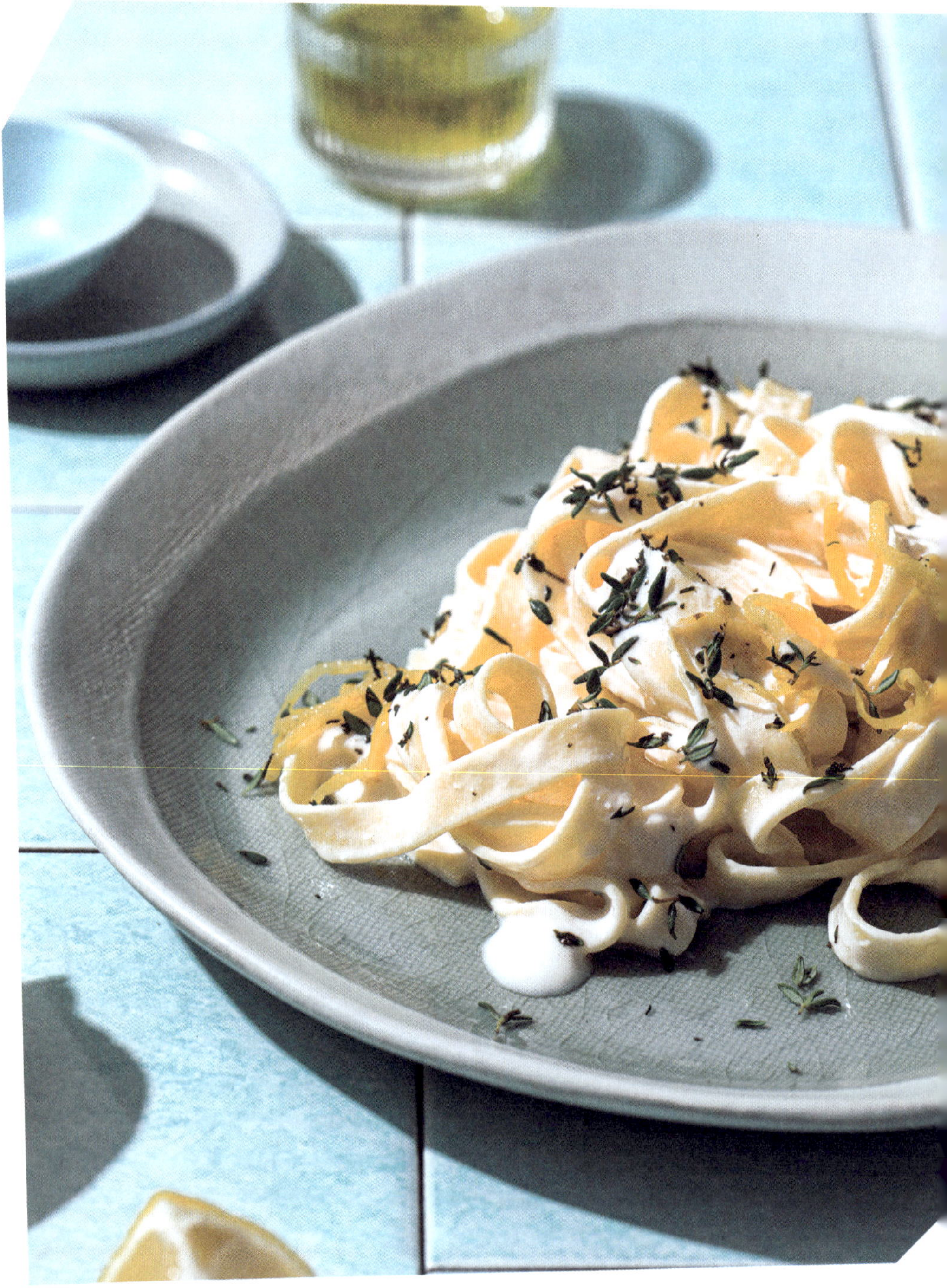

1. Fate soffriggere l'aglio insieme alla scorza dei limoni nell'olio di oliva all'interno di una padella capiente.
2. Frullate il tofu vellutato con il succo di un limone (o di entrambi, se preferite). Aggiustate di sale.
3. Versate la crema di tofu vellutato al limone nella padella con il soffritto e fate cuocere a fuoco basso per 5 minuti, mescolando spesso. Aggiungete le foglie di timo durante gli ultimi minuti di cottura.
4. Cuocete la pasta in abbondante acqua salata.
5. Quando le tagliatelle saranno pronte, conditele con la crema di tofu al limone.

Il tofu vellutato è un prodotto della coagulazione del latte di soia che viene lasciato più liquido rispetto al tofu compatto, quello che si trova più comunemente e che si presta a essere tagliato a cubetti.

Il tofu vellutato è perfetto per sostituire i formaggi freschi in diverse preparazioni dolci e salate.

Si trova sia nel banco frigo dei supermercati più forniti, sia a lunga conservazione nel reparto degli ingredienti asiatici.

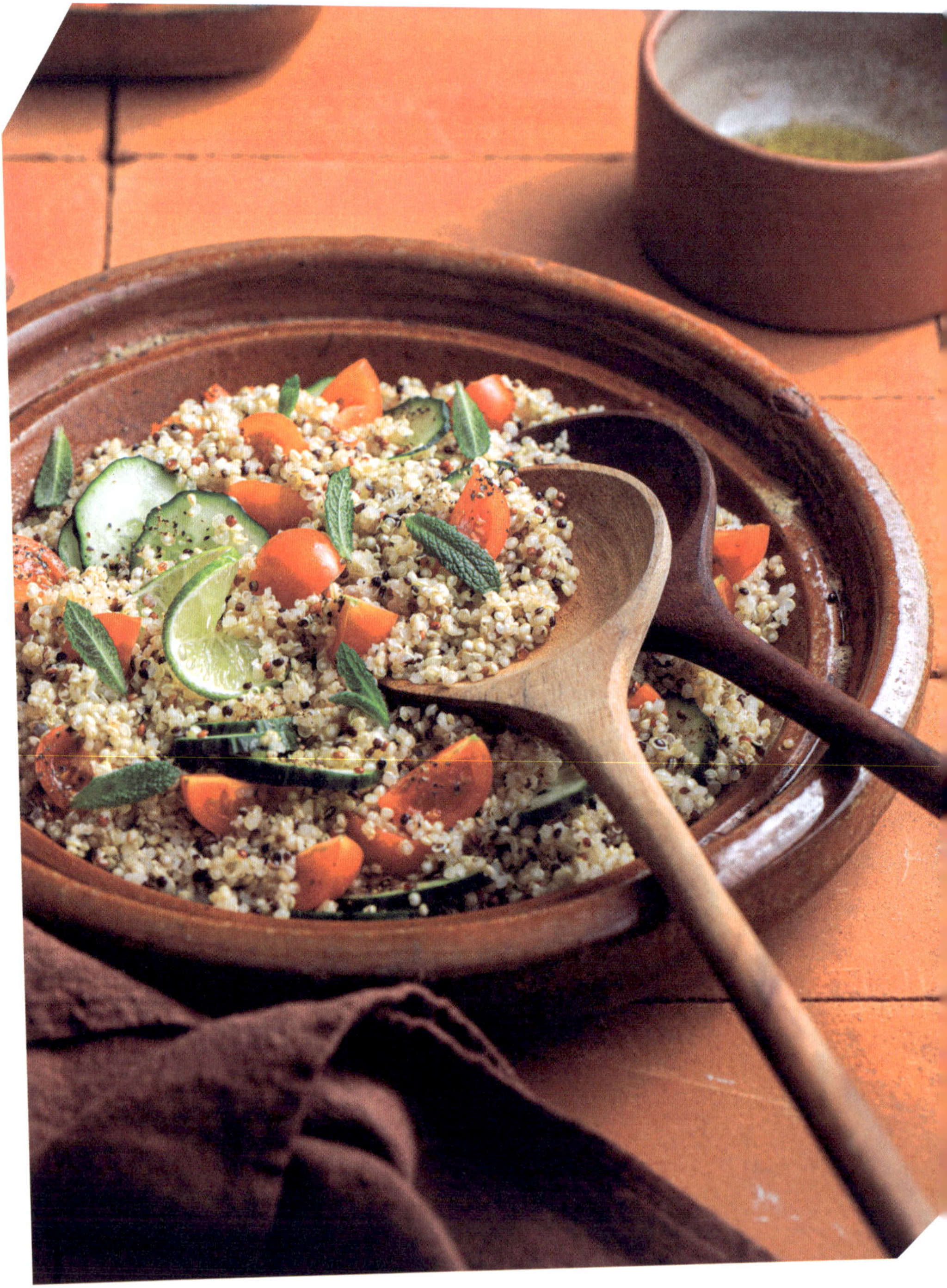

Quinoa *con* pomodorini *e* cetrioli *alla* menta

(per 4 persone)

Ingredienti

- **350 g** di quinoa
- **600 g** di pomodorini
- **1** grosso cetriolo
- **1 manciata** di foglie di menta
- **1** lime
- **2 cucchiai** di olio extravergine di oliva
- sale **qb**

1. Cuocete la quinoa per assorbimento seguendo le istruzioni riportate sulla confezione.
2. Schiacciate il cetriolo con le mani (l'ideale sarebbe «prenderlo a pugni»!), tagliatelo a fettine e mettetelo a colare insieme a un pizzico di sale all'interno di uno scolapasta.
3. Trasferite la quinoa all'interno di un'insalatiera, aggiungete le fettine di cetriolo, i pomodorini tagliati in quarti e la menta tritata al coltello.
4. Condite con il succo di lime e l'olio di oliva, aggiustate di sale e servite.

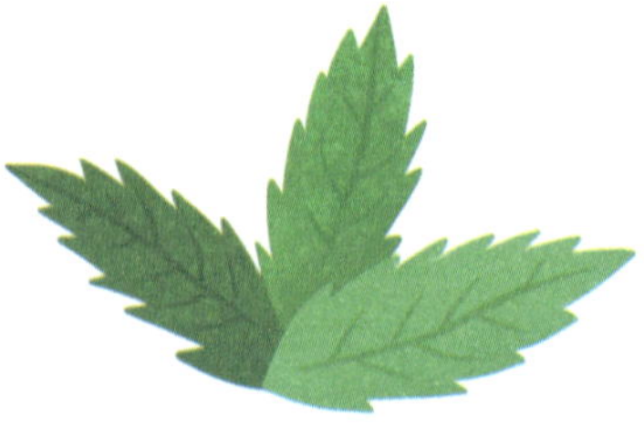

Polpette *della* nonna

(per 4 persone)

Ingredienti

- **200 g** di granulare di soia
- **1** cipolla
- **1** carota
- **2 gambi** di sedano
- **2 cucchiaini** di funghi porcini secchi tritati
- **4 cucchiai** di salsa Worcestershire vegetale
- **2 rametti** di rosmarino
- brodo vegetale **qb**
- pangrattato **qb** (*versione senza glutine*: pangrattato senza glutine)
- **4 cucchiai** di olio extravergine di oliva
- sale **qb**

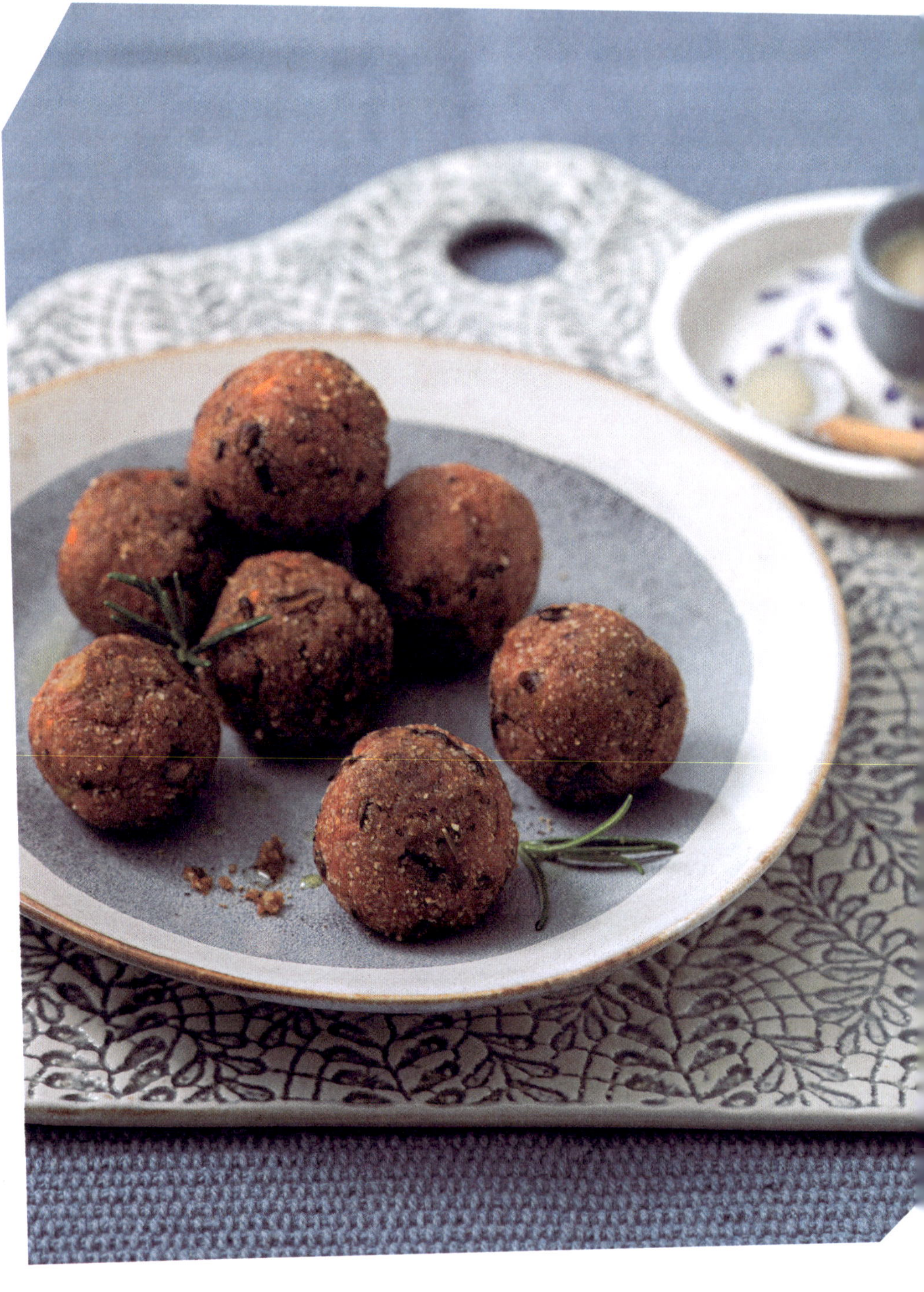

1. Tritate la cipolla, la carota e il sedano e fateli soffriggere in metà dell'olio di oliva all'interno di una padella capiente.
2. Aggiungete il granulare di soia e i funghi porcini tritati, sfumate con la salsa Worcestershire e, un mestolo di brodo vegetale alla volta, portate il granulare di soia al termine della cottura (ci vorranno una ventina di minuti). Durante la cottura del granulare di soia, unite i rametti di rosmarino interi così da insaporirlo. Aggiustate di sale.
3. Alzate la fiamma in modo che tutti i liquidi evaporino e il granulare risulti asciutto.
4. Trasferitelo all'interno di una ciotola e aggiungete quel poco di pangrattato necessario a ottenere un composto lavorabile.
5. Aiutandovi con le mani leggermente bagnate, date al composto la forma delle polpette.
6. Cuocete le polpette all'interno di una padella antiaderente nel restante olio di oliva. Basteranno 1-2 minuti per lato, dal momento che il granulare di soia è già cotto.

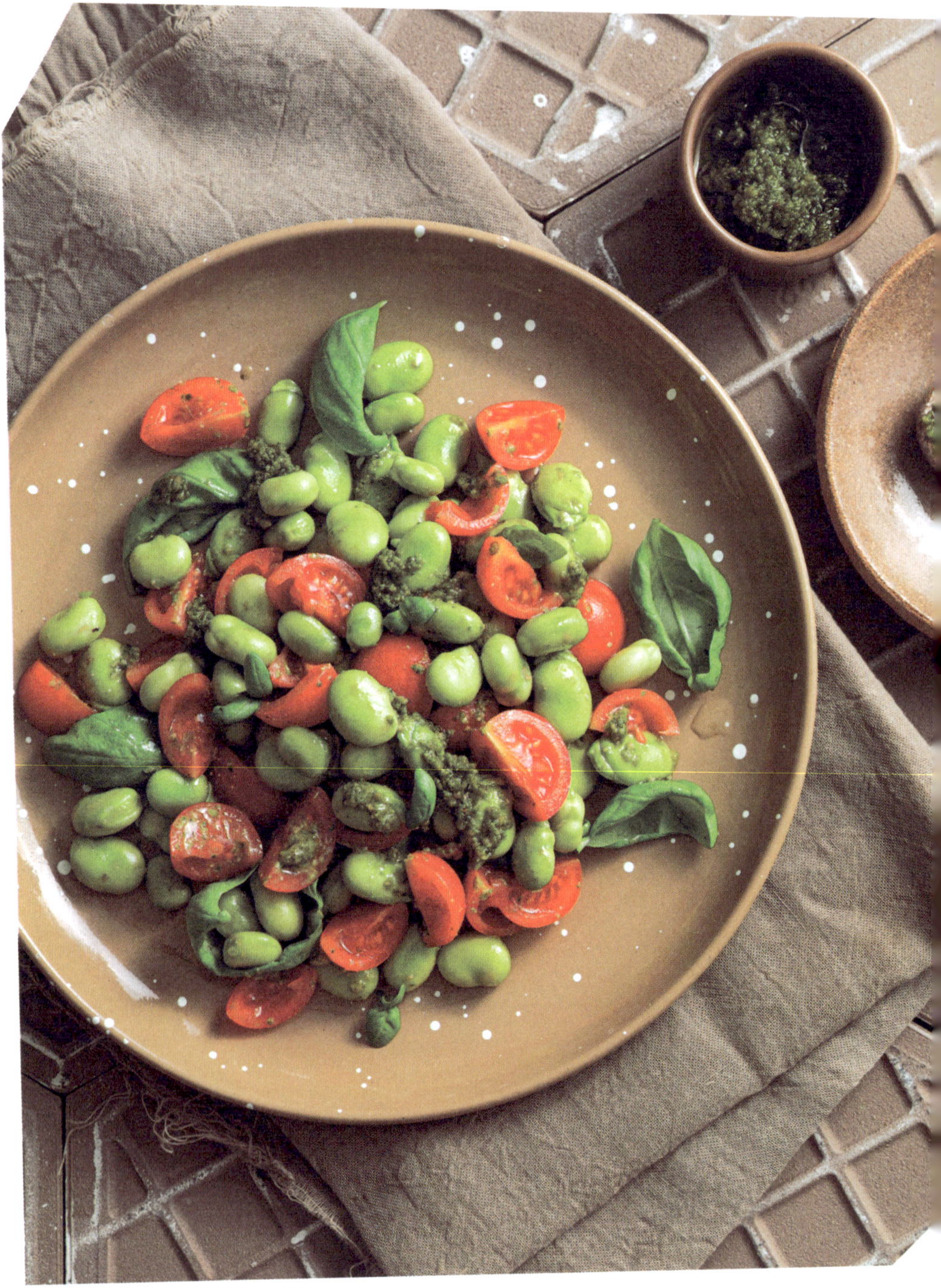

Fave *e* pomodorini *al* pesto

(per 4 persone)

Ingredienti

- **500 g** di fave fresche o surgelate
- **500 g** di pomodorini
- **80 g** di basilico
- **60 g** di pinoli
- **1 spicchio** di aglio
- **2 cucchiai** di lievito alimentare in fiocchi
- **2 cucchiai** di olio extravergine di oliva
- sale **qb**

1. Preparate il pesto frullando il basilico, i pinoli, l'aglio, il lievito alimentare e l'olio di oliva. Se necessario, aggiungete poca acqua fredda alla volta per renderlo liscio e omogeneo.
2. Sbollentate le fave in abbondante acqua salata per 10 minuti, quindi passatele sotto un getto di acqua fredda e rimuovete delicatamente la buccia esterna.
3. Tagliate i pomodorini in quarti e trasferiteli all'interno di un'insalatiera capiente.
4. Aggiungete le fave, condite con il pesto di basilico e mescolate così da fare amalgamare tutti i sapori.

È convinzione diffusa che i legumi siano una fonte proteica tipicamente invernale, che possa comparire in zuppe, minestre, contorni caldi e al massimo insieme alla pasta.

Ma i legumi sono la fonte proteica ideale 365 giorni all'anno, anche quando fa più caldo!

Potete consumarli freddi in insalata, come in questo caso, oppure come hummus nel quale intingere verdure crude, come paté di tofu da spalmare sul pane o come latte di soia da utilizzare per la base di un freschissimo frullato!

9. Endometriosi e sindrome dell'ovaio policistico

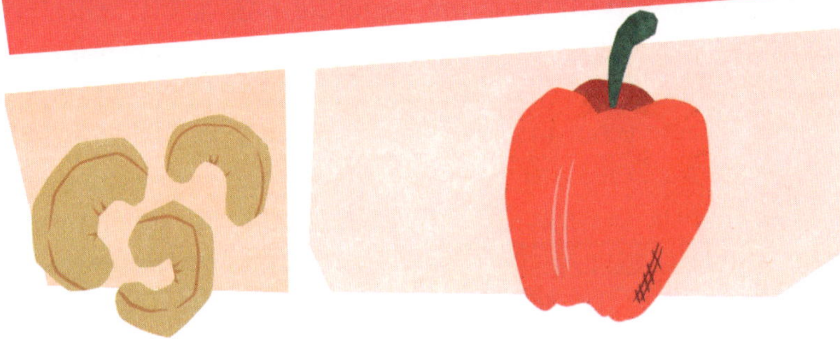

«Mi hanno detto che non posso seguire una dieta vegetale perché ho l'ovaio policistico e devo mangiare proteine animali per forza, sennò mi salgono troppo gli zuccheri.»

«Io soffro di endometriosi e non posso seguire una dieta senza derivati animali perché mi hanno detto di evitare soia, glutine, avena, legumi… cosa mi rimarrebbe poi?»

Non avete idea dello sconforto che mi prende quando una paziente desiderosa di fare il passaggio a un'alimentazione vegetale mi riferisce che qualche altro professionista sanitario (spesso il proprio ginecologo/a) l'ha convinta a desistere. O, peggio ancora, le ha consegnato un foglio con indicazioni alimentari bizzarre, senza alcun fondamento e così limitanti da far insorgere il seme di un disturbo alimentare di tipo restrittivo a forza di «quello no, quell'altro neppure e presta una maniacale attenzione a ogni alimento contenente carboidrati!».

Io e i miei colleghi rassicuriamo quotidianamente queste pazienti spaventate da precetti alimentari inesistenti, raccogliamo i cocci, rimettiamo insieme i pezzi e le aiutiamo a pianificare l'alimentazione vegetale che desiderano. Alimentazione vegetale che – presumo non vi sorprenderà arrivati a questo punto – è di grande aiuto nella gestione delle loro patologie e nel miglioramento sostanziale dei sintomi.

Prendiamo l'endometriosi, una patologia cronica su base infiammatoria estrogeno-dipendente nella quale il tessuto endometriale, invece che rimanere confinato all'utero, si ritrova anche in altre sedi.

A ogni ciclo mestruale questo tessuto endometriale ectopico (che significa «non nella sede dove dovrebbe essere») cresce sotto lo stimolo degli estrogeni proprio come il normale tessuto endometriale, e come questo sanguina durante le mestruazioni causando dolore, attivando il processo di infiammazione e lasciando esiti cicatriziali che, a seconda della sede in cui si trovano, possono anche compromettere la fertilità.

Vi state chiedendo come, in una condizione così complessa, un'alimentazione vegetale possa essere di aiuto anche questa volta?

La sua impostazione antinfiammatoria gioca sicuramente un ruolo (e l'endometriosi è, a tutti gli effetti, una patologia infiammatoria), ma non finisce qui.[1]

Un'alimentazione vegetale è in grado di ridurre l'esposizione del tessuto endometriale ectopico all'azione degli estrogeni attraverso molteplici meccanismi.

Grazie all'aumento della *Sex Hormone Binding Globulin* (SHBG), per esempio, una proteina del sangue che «scherma» gli ormoni sessuali e li trattiene al suo interno.

I livelli di questa proteina sono infatti più elevati in chi segue una dieta vegetale e, una volta nascosti dentro la SHBG, gli estrogeni hanno meno possibilità di interagire con i tessuti ed esercitare le loro funzioni.

In secondo luogo, le fibre presenti nei vegetali favoriscono l'eliminazione con le feci degli estrogeni secreti dal fegato nella bile, evitandone il riassorbimento e interrompendone il ricircolo entero-epatico.[2]

E quale dieta può dirsi più ricca di fibre di una vegetale? Nessuna!

Una dieta vegetale è inoltre priva di colesterolo. Considerando che il tessuto endometriale ectopico è in grado di convertire il colesterolo circolante in estradiolo e aumentare quindi ulteriormente la stimolazione estrogenica, non assumerne per via alimentare e mantenerne i livelli plasmatici i più bassi possibile è un ulteriore vantaggio.[3]

Al quale possiamo aggiungere una minore presenza nei

vegetali di inquinanti ambientali persistenti ad azione simil-estrogenica.[4]

E a proposito di interferenti endocrini… che dire della soia?

A chi soffre di endometriosi ne viene sconsigliato il consumo e come ragione del divieto viene addotto l'elevato contenuto di fitoestrogeni. Ma, come abbiamo già visto, questi «estrogeni vegetali» (presenti non solo nella soia, ma anche nei semi di lino e in molti altri cibi vegetali) esercitano un effetto contrario agli estrogeni veri e propri o agli interferenti endocrini, dimostrandosi protettivi.[5]

Altro che evitare la soia in caso di endometriosi: andrebbe semmai consumata a maggior ragione!

Non soffrite di endometriosi, ma vi sembra comunque che il vostro ciclo mestruale sia cambiato da quando siete passate a un'alimentazione vegetale, con mestruazioni più leggere e meno dolorose?

È possibile!

Introducendo meno interferenti endocrini attraverso l'alimentazione, l'endometrio si inspessirà meno (o meglio, si inspessirà *il giusto*) e, al momento del distacco, il sanguinamento sarà più limitato.

L'abbondanza di sostanze fitochimiche protettive a effetto antinfiammatorio, invece, aiuta a ridurre il dolore.

La sindrome dell'ovaio policistico, invece, è una condizione caratterizzata non per forza da cisti a livello delle ovaie, come suggerirebbe il nome, bensì da elevati livelli plasmatici di androgeni.

Questi interferiscono con il normale svolgimento del ciclo mestruale e possono essere la causa di acne, irsutismo o infertilità.

Le cause di questa condizione non sono ancora del tutto note, ma si è visto che nella maggioranza dei casi alla base della sindrome dell'ovaio policistico vi è una condizione di insulino-resistenza.

Gli aumentati livelli di insulina incrementano ulteriormente la produzione di androgeni e riducono la sintesi di SHBG, peggiorando la situazione e creando un circolo vizioso che solo una drastica modifica dello stile di vita può spezzare.[6,7]

E, come abbiamo visto nel capitolo relativo al diabete di tipo 2, quale modo migliore per aggredire l'insulino-resistenza all'origine se non seguendo un'alimentazione vegetale?[8]

L'elevato apporto di fibre e il minor indice glicemico di una dieta vegetale aiutano poi a contrastare alcune delle complicazioni che si accompagnano spesso all'insulino-resistenza, come un aumento degli zuccheri e dei grassi nel sangue.

E la soia?

Quella di evitarla anche in caso di sindrome dell'ovaio policistico è l'ennesima leggenda che la riguarda. Un consumo regolare di soia in pazienti con sindrome dell'ovaio policistico, infatti, aiuta a ridurre i livelli di insulina e di androgeni circolanti, a contrastare l'azione degli interferenti endocrini e ad abbassare la glicemia e i trigliceridi.[9]

Quando l'assenza di ciclo mestruale è da imputare a un problema ipotalamico invece che alla sindrome dell'ovaio policistico, si può comunque seguire un'alimentazione vegetale?

L'amenorrea ipotalamica può avere molteplici cause, tra cui la malnutrizione o un'eccessiva perdita di peso. Ma non c'è motivo di temere di adottare un'alimentazione vegetale neanche in questo caso! Se ben pianificata, è perfettamente in grado di far recuperare uno stato nutrizionale ottimale.

Dal momento che le attenzioni da avere in questo caso sono leggermente maggiori rispetto al solito, il consiglio è quello di farsi guidare da un professionista della nutrizione che abbia esperienza in merito.

Bucatini *alle* puntarelle «senza acciughe»

(per 4 persone)

Ingredienti

- bucatini **a piacere** (*versione senza glutine*: bucatini senza glutine)
- **400 g** di puntarelle
- **60 g** di anacardi al naturale
- **2 fogli** di alga nori
- **2 cucchiai** di lievito alimentare in fiocchi
- **2 spicchi** di aglio
- peperoncino in fiocchi **a piacere**
- **2 cucchiai** di olio extravergine di oliva
- sale **qb**

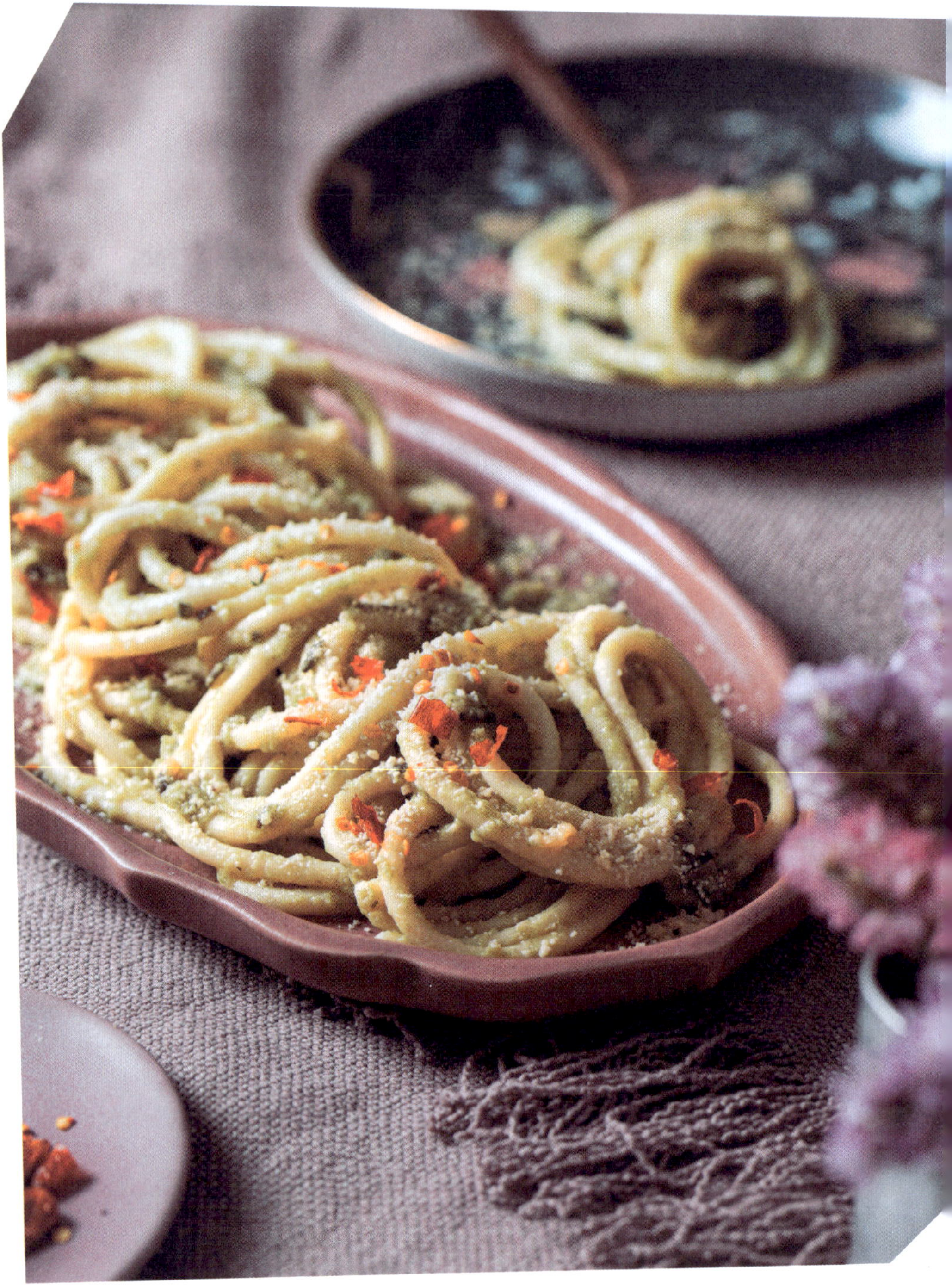

1. Preparate il grattugiato vegetale frullando gli anacardi con il lievito alimentare e un pizzico di sale.

2. Rimuovete la parte terminale delle puntarelle, quella più dura (potrete tagliarla a fettine sottili e consumarla in insalata o in pinzimonio). Tagliate la parte restante delle puntarelle in pezzi grossolani e sbollentatele per 10 minuti in abbondante acqua salata.

3. Scolate le puntarelle e frullatele fino a ottenere una crema liscia.

4. Cuocete la pasta in abbondante acqua salata.

5. Fate soffriggere l'aglio nell'olio di oliva fino a doratura insieme al peperoncino e all'alga nori tritata. Non appena i bucatini saranno pronti, scolateli e aggiungeteli alla padella con il soffritto insieme alla crema di puntarelle e al grattugiato vegetale.

6. Fate saltare il tutto per un paio di minuti mescolando spesso, così da fare amalgamare bene i sapori, e servite.

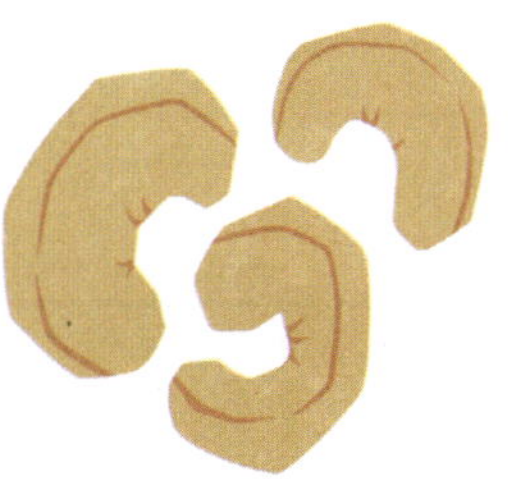

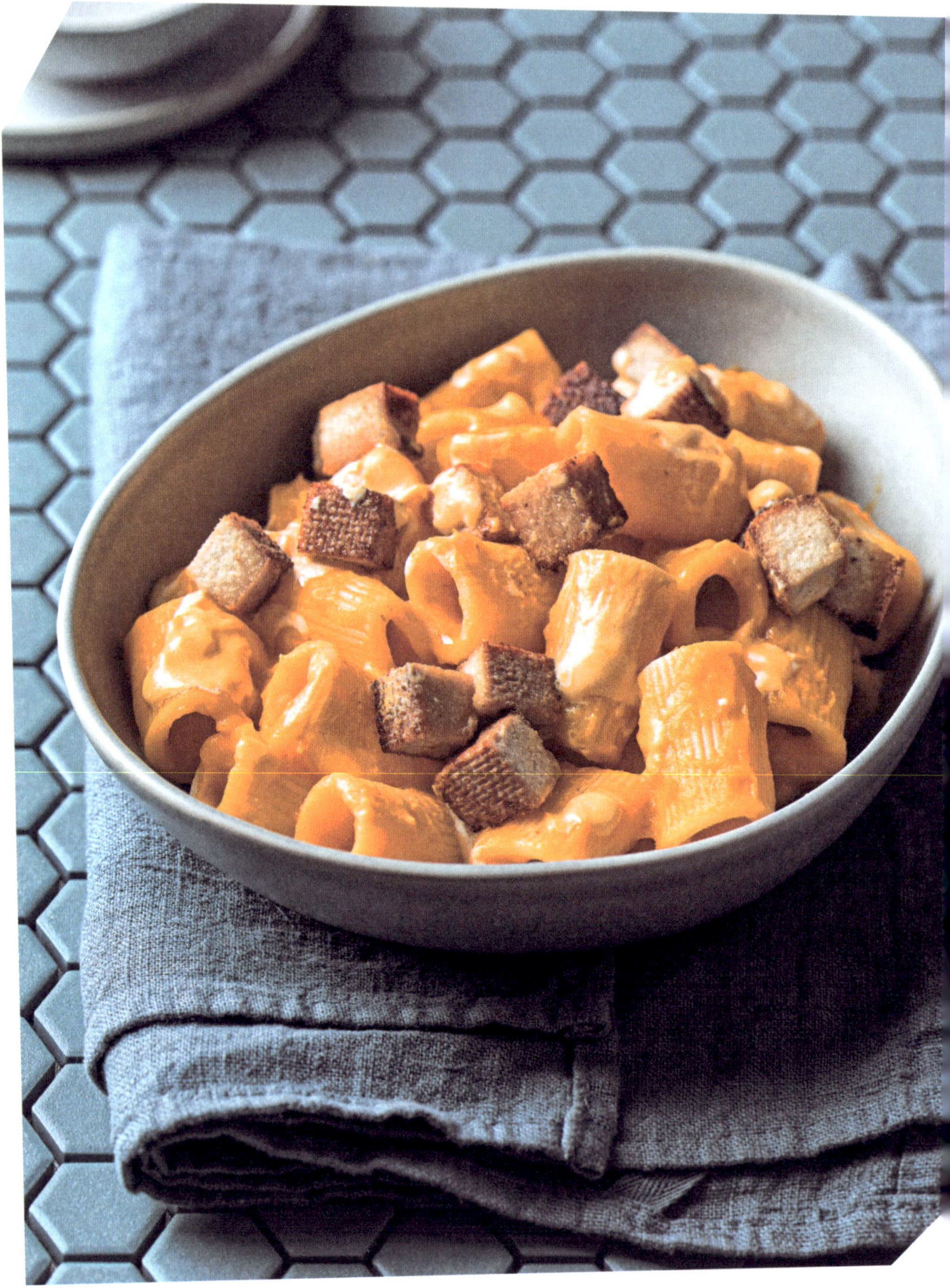

Mezze maniche con crema di zucca e tofu affumicato

(per 4 persone)

Ingredienti

- mezze maniche **a piacere** (versione senza glutine: mezze maniche senza glutine)
- **400 g** di zucca (pesata pulita)
- **300 g** di tofu affumicato
- **100 ml** di panna vegetale
- **2 spicchi** di aglio
- **2 cucchiai** di olio extravergine di oliva
- sale **qb**

1. Fate soffriggere l'aglio in metà dell'olio di oliva all'interno di una padella capiente.
2. Aggiungete la zucca tagliata a cubetti, salate e fate cuocere per 10-15 minuti senza coperchio, mescolando spesso e allungando con poca acqua se necessario.
3. Rimuovete l'aglio e frullate la zucca con la panna vegetale fino a ottenere una crema liscia e omogenea.
4. Tagliate il tofu affumicato e fatelo rosolare nel restante olio di oliva all'interno di una padella antiaderente fino a doratura.
5. Cuocete la pasta in abbondante acqua salata.
6. Quando le mezze maniche saranno pronte, conditele con la crema di zucca e con il tofu affumicato.

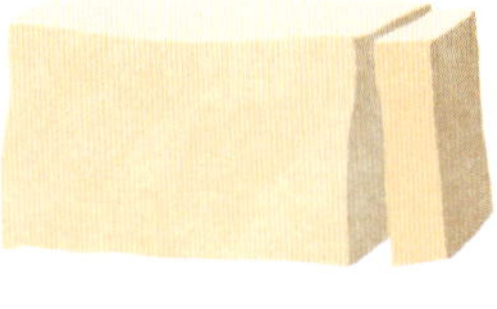

Risotto *ai* piselli *e* finocchi *al* lime

(per 4 persone)

Ingredienti

- **360 g** di riso carnaroli
- **300 g** di piselli (freschi o surgelati)
- **1** grosso finocchio (o 2 piccoli)
- **1** lime
- **100 ml** di panna vegetale
- **2** scalogni
- brodo vegetale **qb**
- **4 cucchiai** di olio extravergine di oliva

1. Tagliate il finocchio a fettine e fatelo cuocere nell'olio di oliva per 10 minuti, fino a che non sarà morbido. Aggiungete anche poca acqua, se necessario.

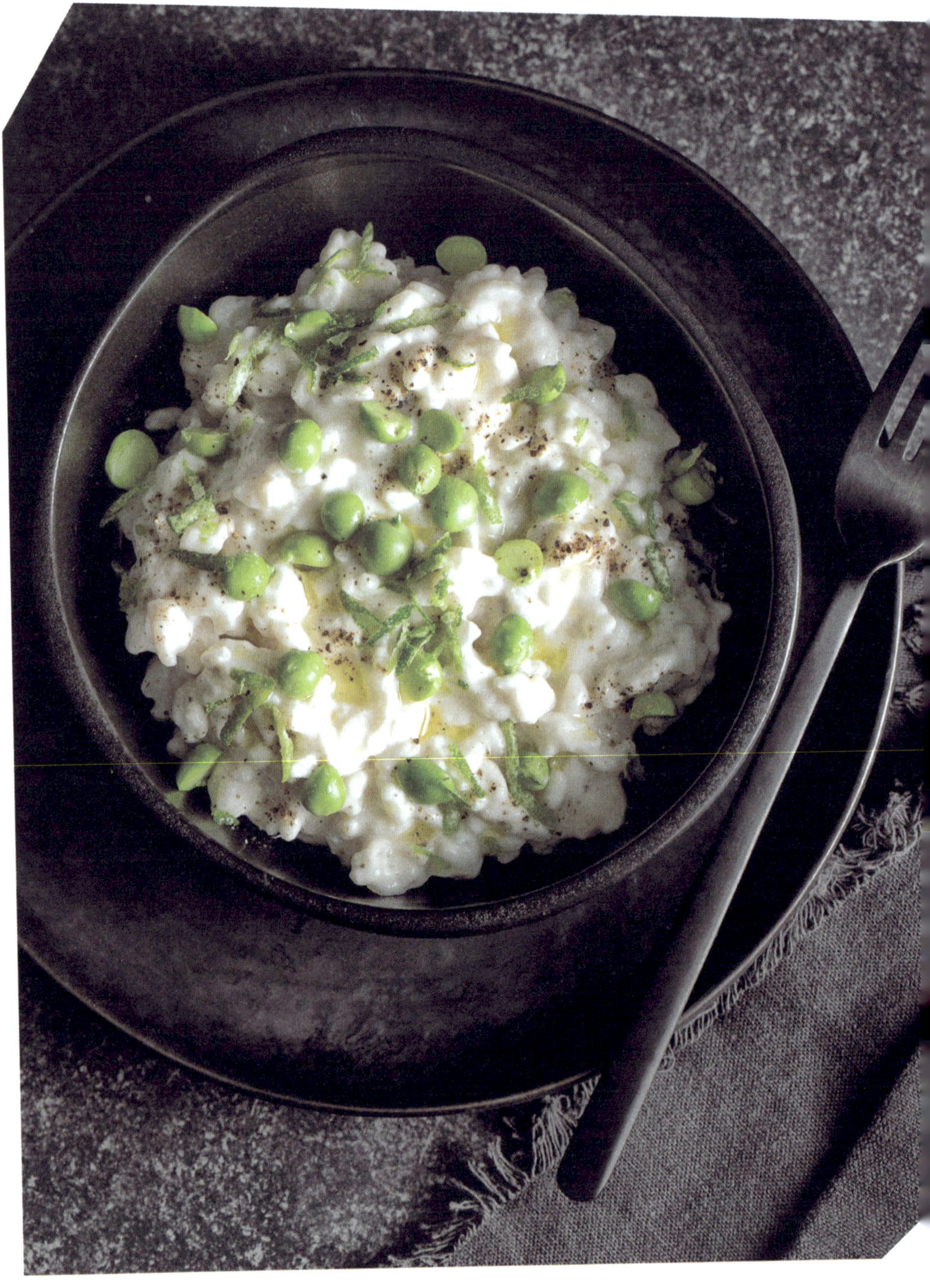

2. Frullate i finocchi cotti con la panna vegetale e aggiustate di sale.
3. Tritate gli scalogni e fateli soffriggere nell'olio di oliva all'interno di una pentola capiente dai bordi alti.
4. Aggiungete il riso e fatelo tostare a fiamma alta per un paio di minuti. Unite quindi i piselli e, un mestolo di brodo vegetale alla volta, portateli quasi al termine della cottura.
5. Unite la crema di finocchi e ultimate la cottura del risotto.
6. Aggiungete il succo e, se vi piace, anche la scorza del lime, e servite.

«Ma i piselli sono legumi o verdura?»

Scommetto che almeno una volta nella vita ve lo sarete chiesti, soprattutto se frequentate quelle mense scolastiche o aziendali dove i piselli sono considerati un contorno e non un secondo piatto.

E questo è sbagliato, perché i piselli sono legumi.

I fagiolini e le taccole, invece, seppur tecnicamente appartenenti alla famiglia botanica dei legumi, sono verdura.

Quello che conta, per stabilire il gruppo alimentare di appartenenza, è la composizione nutrizionale: taccole e fagiolini sono troppo poco calorici e troppo poco proteici per essere considerati legumi.

Vi faccio un altro esempio: le arachidi. Sono dei legumi, ma dato il loro profilo nutrizionale ricco di grassi e povero di carboidrati si fanno ricadere all'interno della famiglia della frutta secca!

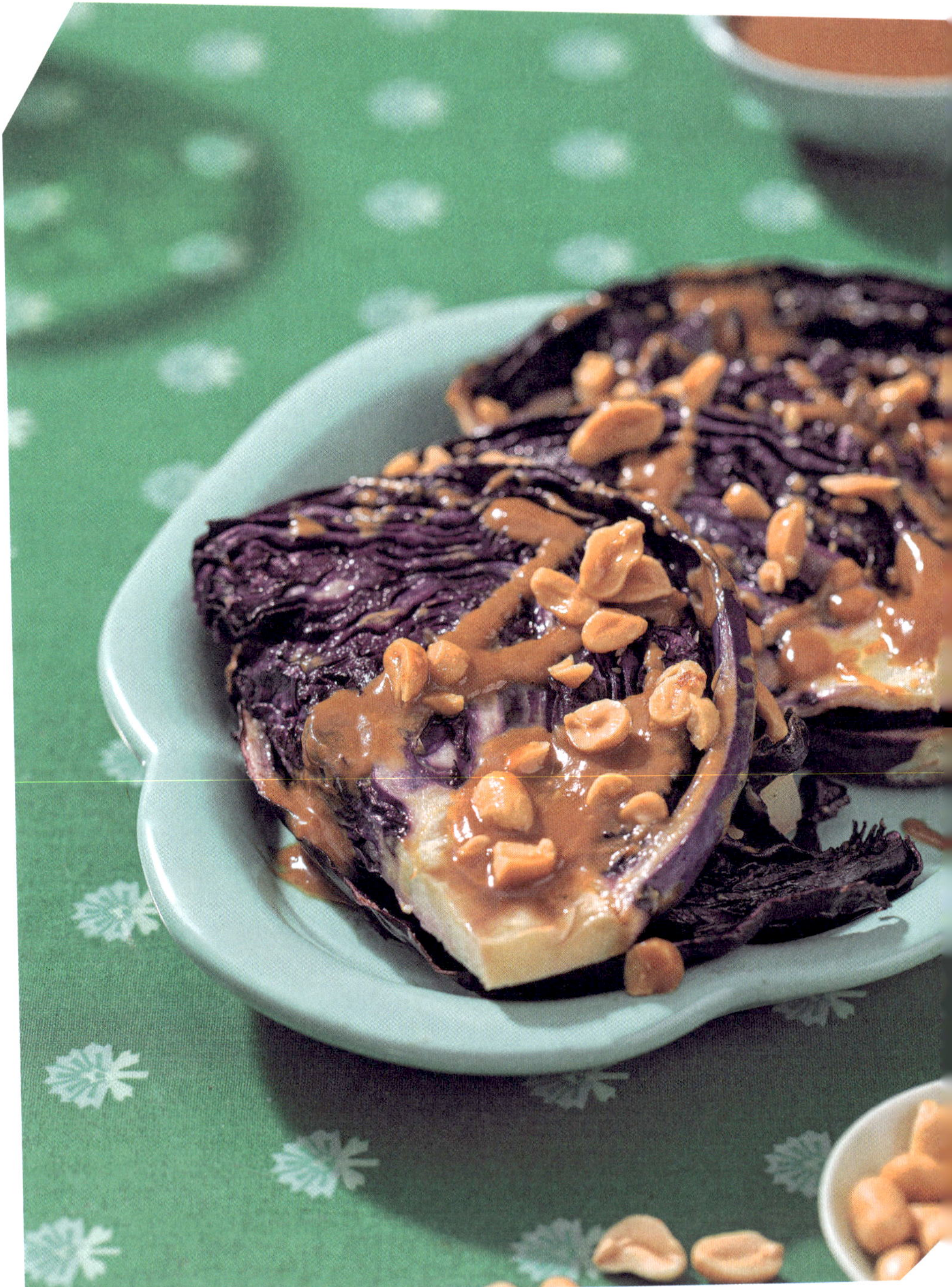

Cavolo viola brasato *al* burro *di* arachidi

(per 4 persone)

Ingredienti

- **1** grosso cavolo viola
- **80 g** di burro di arachidi
- **30 g** di arachidi tostate
- **4 cucchiai** di salsa di soia
- **1 cucchiaio** di sciroppo d'agave
- **2 cucchiai** di olio extravergine di oliva
- sale **qb**

1. Mescolate il burro di arachidi, la salsa di soia, 50 ml di acqua e lo sciroppo d'agave fino a ottenere una crema omogenea.
2. Tagliate il cavolo viola a fette spesse circa 1 cm e disponetele sopra una teglia ricoperta di carta forno.
3. Spennellate le fette di cavolo viola con l'olio di oliva, salate leggermente e conditele distribuendo generosamente la crema al burro di arachidi.
4. Cuocete le fette di cavolo viola in forno statico a 200 °C per 30 minuti.
5. Completate con le arachidi tostate tritate grossolanamente al coltello e servite.

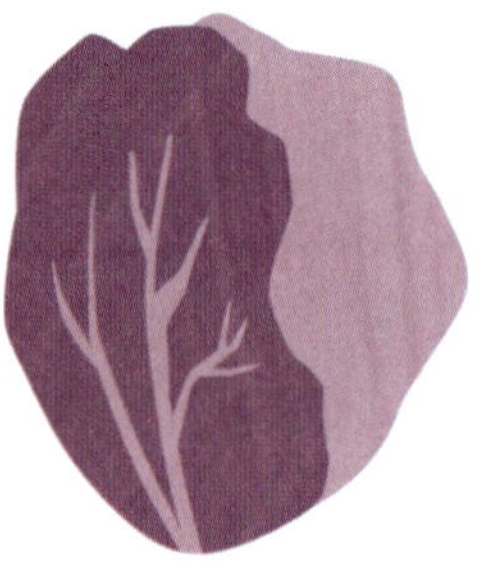

Muhammara

(per 4 persone)

Ingredienti

- **4** peperoni rossi
- **140 g** di pane tipo toscano (senza crosta)
- **80 g** di pistacchi
- **¼ di cucchiaino** di cumino
- peperoncino **qb**
- succo di **½** limone
- **2 cucchiai** di olio extravergine di oliva
- sale **qb**

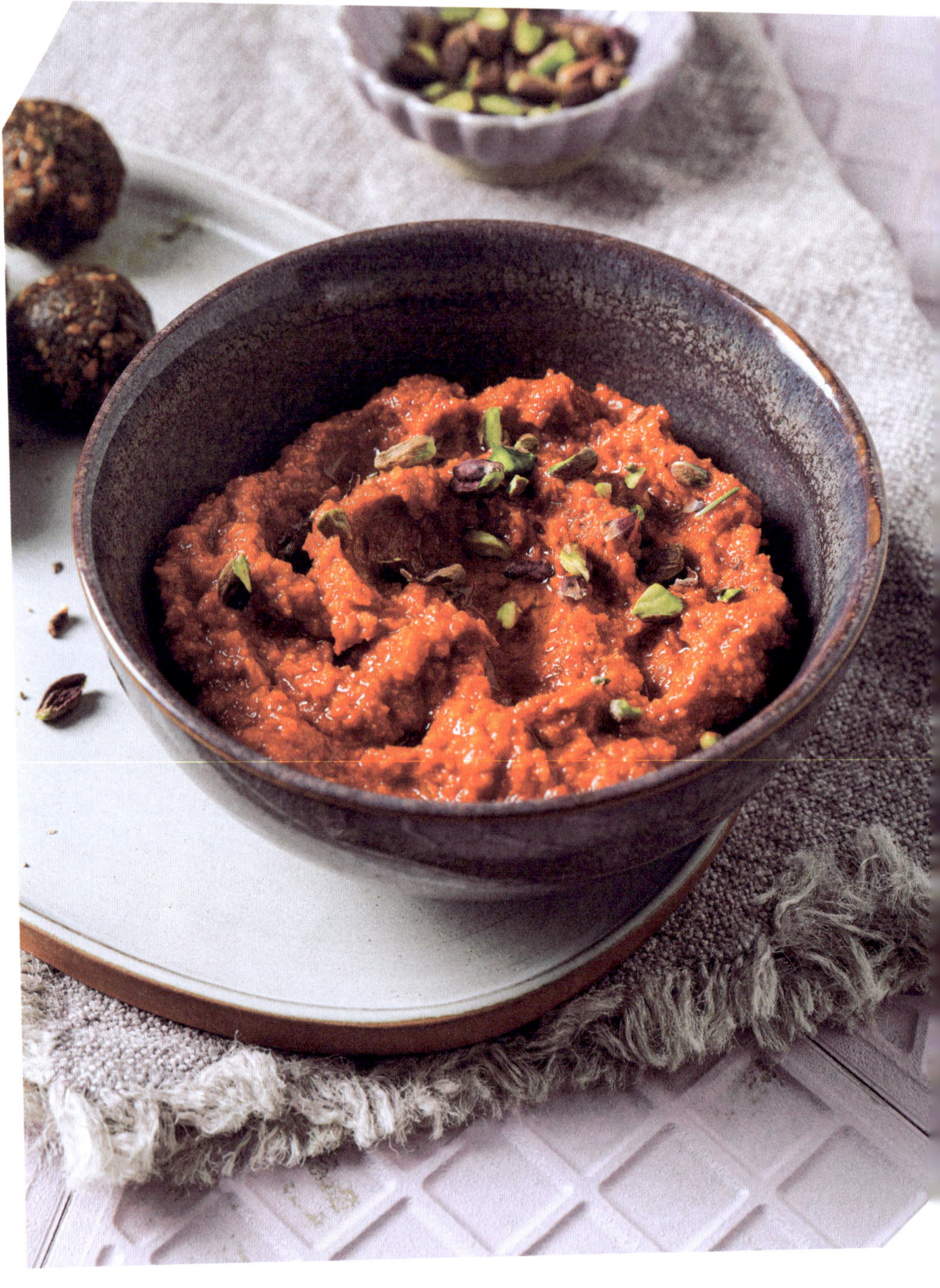

1. Disponete i peperoni sopra una teglia ricoperta di carta forno e cuoceteli in forno statico a 220 °C per 45 minuti, girandoli a metà cottura.
2. Aspettate che si raffreddino, quindi togliete la buccia e i semi e mettete da parte la polpa.
3. Frullate la polpa di peperoni con il pane, il cumino, il peperoncino, i pistacchi, il succo di limone e l'olio di oliva. Aggiustate di sale.
4. Trasferite la muhammara all'interno di una ciotola e decorate con altri pistacchi tritati grossolanamente al coltello.
5. Accompagnate la muhammara con polpette di legumi, verdure crude o pita.

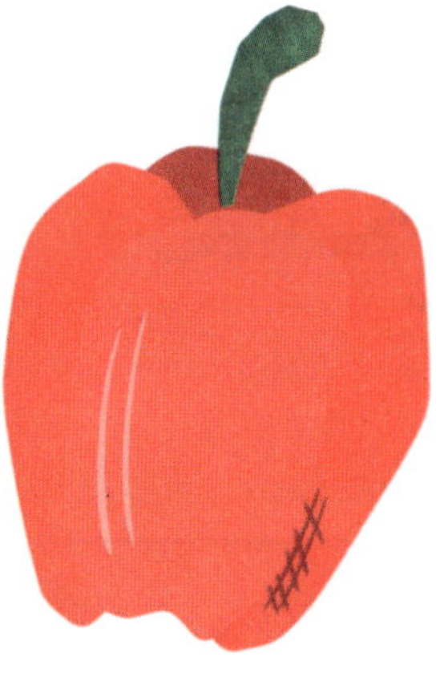

10. Gestione del peso

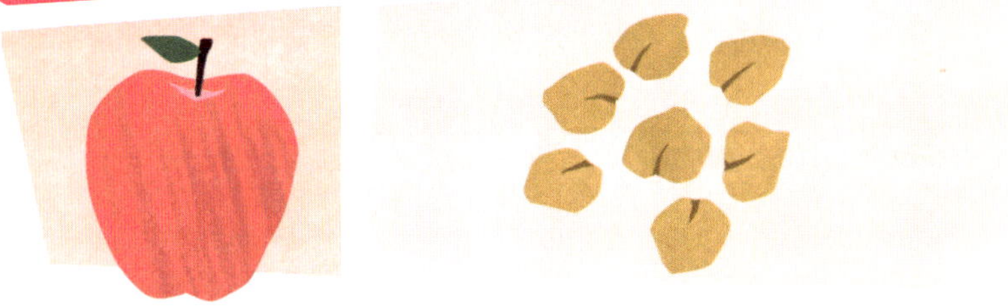

Non è un caso che io abbia deciso di lasciare per ultimo questo capitolo: volevo infatti che vi concentraste sui benefici che una dieta vegetale può avere indipendentemente dal fatto che questa comporti o meno una perdita di tessuto adiposo.

Anche se il vostro peso non cambiasse, e quindi a parità di calorie fornite dalla dieta, trarre energia da un'alimentazione basata sui gruppi alimentari vegetali è certamente più vantaggioso che farlo introducendo anche cibi di origine animale, come abbiamo visto nel secondo capitolo.

La riduzione della massa grassa è infatti solo uno dei tanti meccanismi con il quale si manifestano gli effetti positivi di una dieta vegetale: le cellule adipose non sono un deposito inerte, ma un'entità metabolicamente attiva in grado di produrre molecole che influenzano l'infiammazione, l'insulino-resistenza, la pressione arteriosa e l'equilibrio ormonale.

Ma perché una dieta vegetale dovrebbe favorire la perdita di peso o facilitarne il mantenimento?

Be', innanzitutto è un modello alimentare che si segue volentieri, senza troppa fatica, ed è bene accettato dai pazienti.[1]

Pensate a quelle diete che fanno patire la fame tutto il giorno, che concedono pasta e cereali in porzioni pediatriche e solo rigorosamente prima delle sei di sera.

Non escluderanno i cibi di origine animale ai quali la maggior parte delle persone è abituata, vero, ma volete mettere la difficoltà di sopportare uno stomaco che brontola per ore e ore rispetto all'imparare come mettere in tavola più legumi e verdure?

Anche perché siamo biologicamente fatti per continuare a mangiare finché siamo sazi, per cui smettere volontariamente di farlo quando si prenderebbe volentieri ancora qualche forchettata è difficile e richiede una forza di volontà ferrea, cosa che prevedono tutte le diete ipocaloriche basate su una drastica riduzione delle porzioni.

Seguendo una dieta vegetale, invece, non c'è bisogno di sforzarsi.

A parità di quantità di cibo ingerito (e per saziarsi a un uomo adulto ne serve circa un chilo e mezzo al giorno), i vegetali hanno una densità calorica inferiore per via del loro elevato contenuto di fibre, un basso apporto di grassi e una maggiore quantità di acqua che guadagnano in cottura, al contrario dei cibi di origine animale.

Stesso volume di cibo, stesso livello di sazietà (o superiore), meno energia (a parità di nutrienti necessari introdotti)

= creazione di un deficit calorico che, mantenuto nel tempo, porta a un calo ponderale duraturo.

Ma non è solo una questione di fibre: un pasto vegetale comporta una maggior produzione a livello intestinale di GLP-1,[2] il famoso «ormone della sazietà», oggi commercializzato come farmaco per la perdita di peso.

Viste le premesse non ci stupisce che, prendendo un gruppo di soggetti e valutandone i parametri di adiposità, quelli che seguono un'alimentazione vegetale abbiano un indice di massa corporea inferiore e tendano a non aumentare di peso nel tempo.[3,4]

O che un'alimentazione senza derivati animali, quando confrontata con una dieta non vegetale in studi che seguono i pazienti per diverso tempo, comporti una perdita di peso maggiore.[5]

Mangiare vegetale è quindi l'unico modo per perdere peso?

No di certo, si perde peso ogni qualvolta si raggiunge e mantiene un deficit calorico in modo sostenuto nel tempo. Ma con una dieta vegetale lo si fa mangiando di più, senza soffrire, e cucinando piatti coloratissimi come quelli che avete trovato in queste pagine.

Il rovescio della medaglia della bassa densità calorica di un'alimentazione vegetale è la difficoltà, qualora necessario, nell'aumentare di peso?

Potrebbe sembrare una logica conseguenza, ma non è così.

Un aumento di peso si verifica, sempre per le leggi della fisica, ogni qualvolta c'è un surplus calorico.

Una dieta vegetale può essere pianificata anche per raggiungere questo scopo in modo sano: si ridurranno leggermente le porzioni di verdura e frutta per evitare sazietà precoce, si aumenteranno quelle di legumi, semi e frutta secca, e si sarà più generosi con l'olio di oliva.

Come nelle diete a basso residuo, anche in questo caso i derivati della soia che non contengono fibre (latte di soia, yogurt di soia e tofu) possono dimostrarsi dei validi alleati per apportare proteine senza eccedere con le fibre.

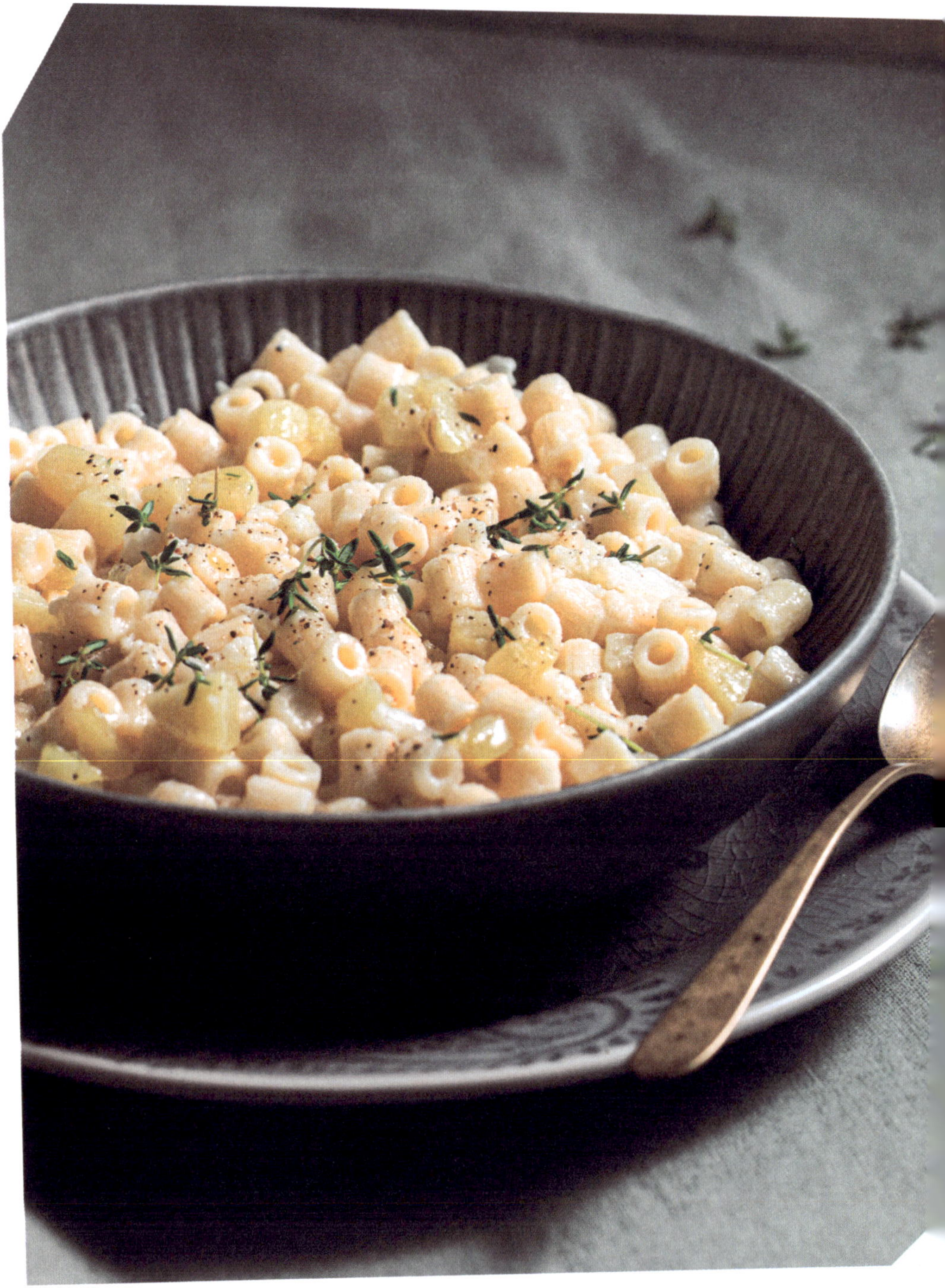

Pasta cavolfiore e patate

(per 4 persone)

Ingredienti

- **200 g** di ditali rigati (*versione senza glutine*: ditali rigati senza glutine)
- **1** piccolo cavolfiore
- **700 g** di patate
- **1** cipolla
- **2 rametti** di rosmarino
- **1 cucchiaio** di timo fresco
- brodo vegetale **qb**
- **2 cucchiai** di olio extravergine di oliva
- sale **qb**
- pepe **qb**

1. Tritate la cipolla e fatela soffriggere insieme alle erbe aromatiche sminuzzate nell'olio di oliva all'interno di una pentola antiaderente dai bordi alti.
2. Aggiungete le patate tagliate a cubetti e le cimette di cavolfiore e fate cuocere a fiamma viva per 2-3 minuti senza coperchio, mescolando spesso.
3. Versate quanto brodo vegetale basta a coprire il cavolfiore e le patate di un paio di centimetri, abbassate il fuoco e fate cuocere per 20 minuti con il coperchio.
4. Togliete il coperchio e, aiutandovi con un frullatore a immersione, frullate circa un terzo del contenuto della pentola.
5. Aggiungete la pasta, salate e fatela cuocere per il tempo indicato sulla confezione, aggiungendo altro brodo vegetale caldo se necessario.
6. Servite con una spolverata di pepe fresco e altro olio di oliva.

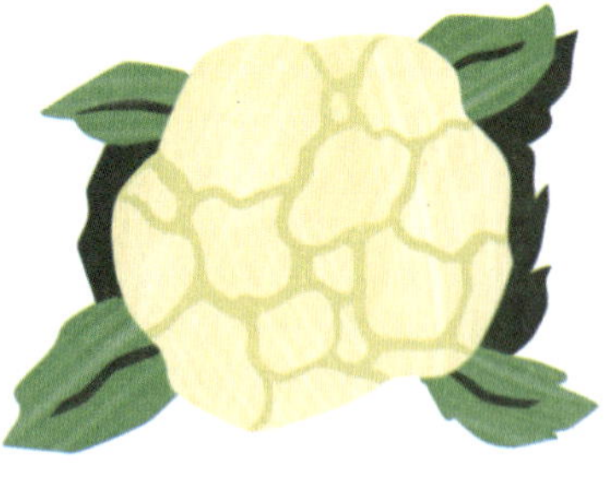

Risotto *alla* zucca *con* zenzero *e* limone

(per 4 persone)

Ingredienti

- **360 g** di riso carnaroli
- **300 g** di zucca
- **2** scalogni
- **3 cm** di zenzero fresco
- **2 bustine** di zafferano
- **1** limone non trattato
- brodo vegetale **qb**
- **3 cucchiai** di olio extravergine di oliva
- sale **qb**

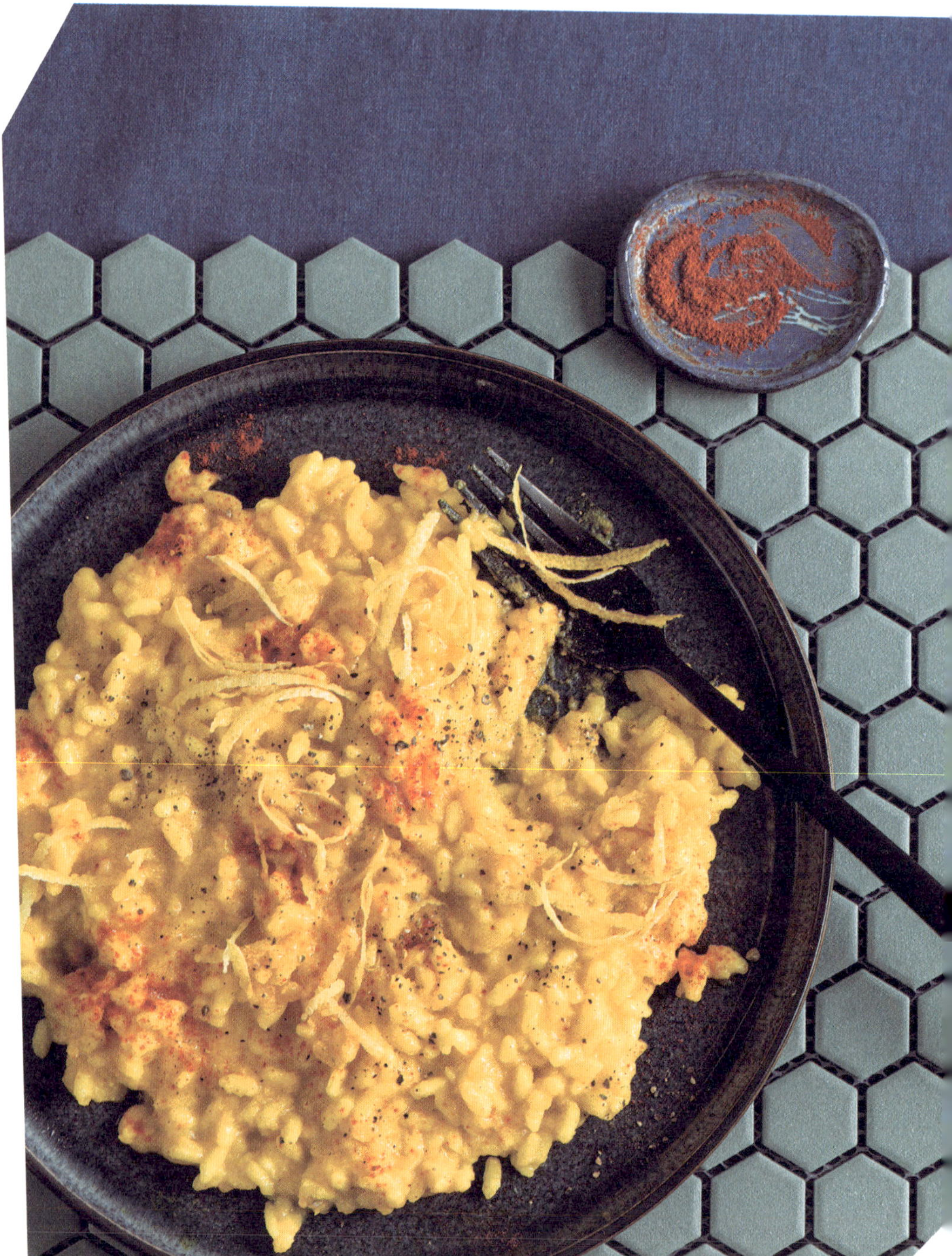

1. Tagliate la zucca a cubetti e fatela cuocere per 10 minuti in metà dell'olio di oliva all'interno di una padella antiaderente, mescolando spesso. Se la zucca tendesse ad attaccarsi al fondo della padella, aggiungete poca acqua. Aggiustate di sale. Schiacciate la zucca grossolanamente con l'aiuto di una forchetta e mettete da parte.
2. Tritate gli scalogni e fateli soffriggere insieme allo zenzero grattugiato nella restante metà dell'olio di oliva all'interno di una pentola capiente dai bordi alti.
3. Tostate il riso per 1-2 minuti a fuoco alto, mescolando spesso.
4. Unite la zucca schiacciata e lo zafferano alla pentola con il riso e, un mestolo di brodo vegetale alla volta, portate il riso a metà cottura.
5. Aggiungete il succo di limone e terminate la cottura.
6. Servite il risotto completando ogni piatto con una grattugiata di scorza di limone.

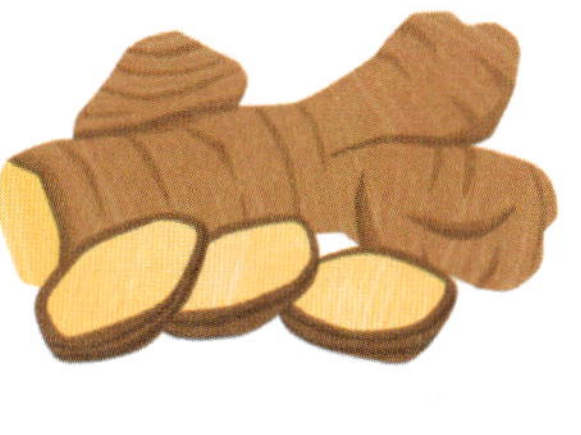

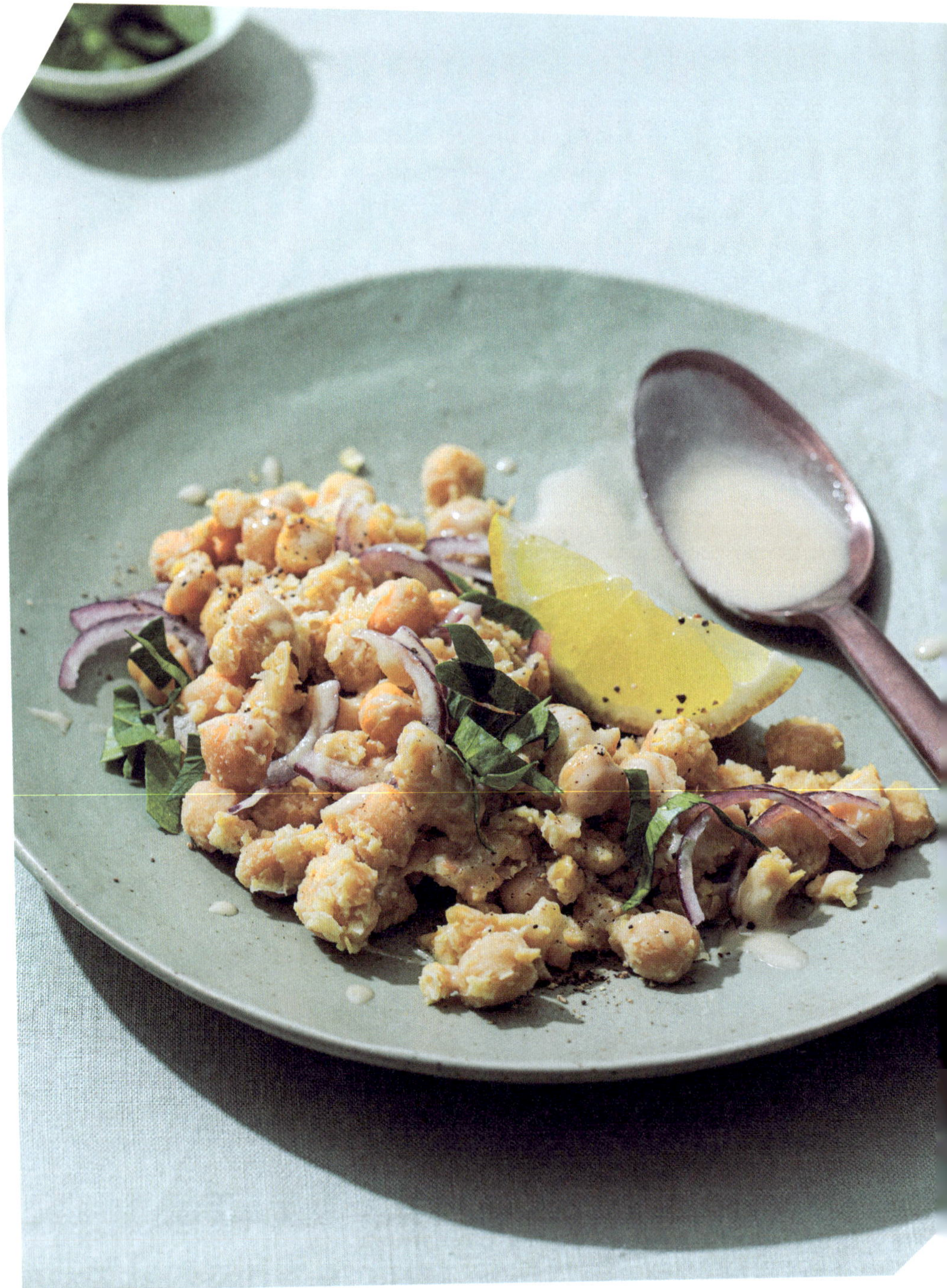

Falafel *in* insalata

(per 4 persone)

Ingredienti

- **500 g** di ceci cotti
- **1** cipolla rossa
- **2 cucchiai** di tahina
- succo di **1** limone
- **1 grossa manciata** di prezzemolo
- **1 cucchiaino** di semi di coriandolo
- **1 cucchiaino** di cumino
- **2 cucchiai** di olio extravergine di oliva
- sale **qb**

1. Tritate la cipolla e il prezzemolo all'interno di un mixer, quindi trasferiteli in un'insalatiera capiente.
2. Nello stesso mixer tritate i ceci dando 2-3 colpi finché avranno assunto una texture grossolana. Trasferite anche i ceci all'interno dell'insalatiera.
3. Mescolate la tahina, il succo di limone e l'olio di oliva fino a ottenere una crema liscia.
4. Condite l'insalata di falafel con la salsa di tahina al limone, i semi di coriandolo tritati e il cumino, mescolando così da fare amalgamare bene tutti gli ingredienti.
5. Aggiustate di sale e servite.

La prima misura alimentare da mettere in atto per la prevenzione e il trattamento dell'ipertensione arteriosa è la drastica riduzione del sale. Ma questo significa che i vostri piatti non sapranno di nulla? Niente affatto.

Con spezie ed erbe aromatiche fresche si danno sapore e carattere alle ricette, senza bisogno di aggiungere o di eccedere con il sale, come nel caso di questa insalata.

Quinoa *con* mele, nocciole tostate *e* salsa *alla* senape

(per 4 persone)

Ingredienti

- **300 g** di quinoa
- **50 g** di rucola
- **1** mela
- **40 g** di nocciole
- **1 cucchiaio** di senape
- **1 cucchiaio** di sciroppo d'acero
- **2 cucchiai** di aceto balsamico
- **2 cucchiai** di olio extravergine di oliva
- sale **qb**

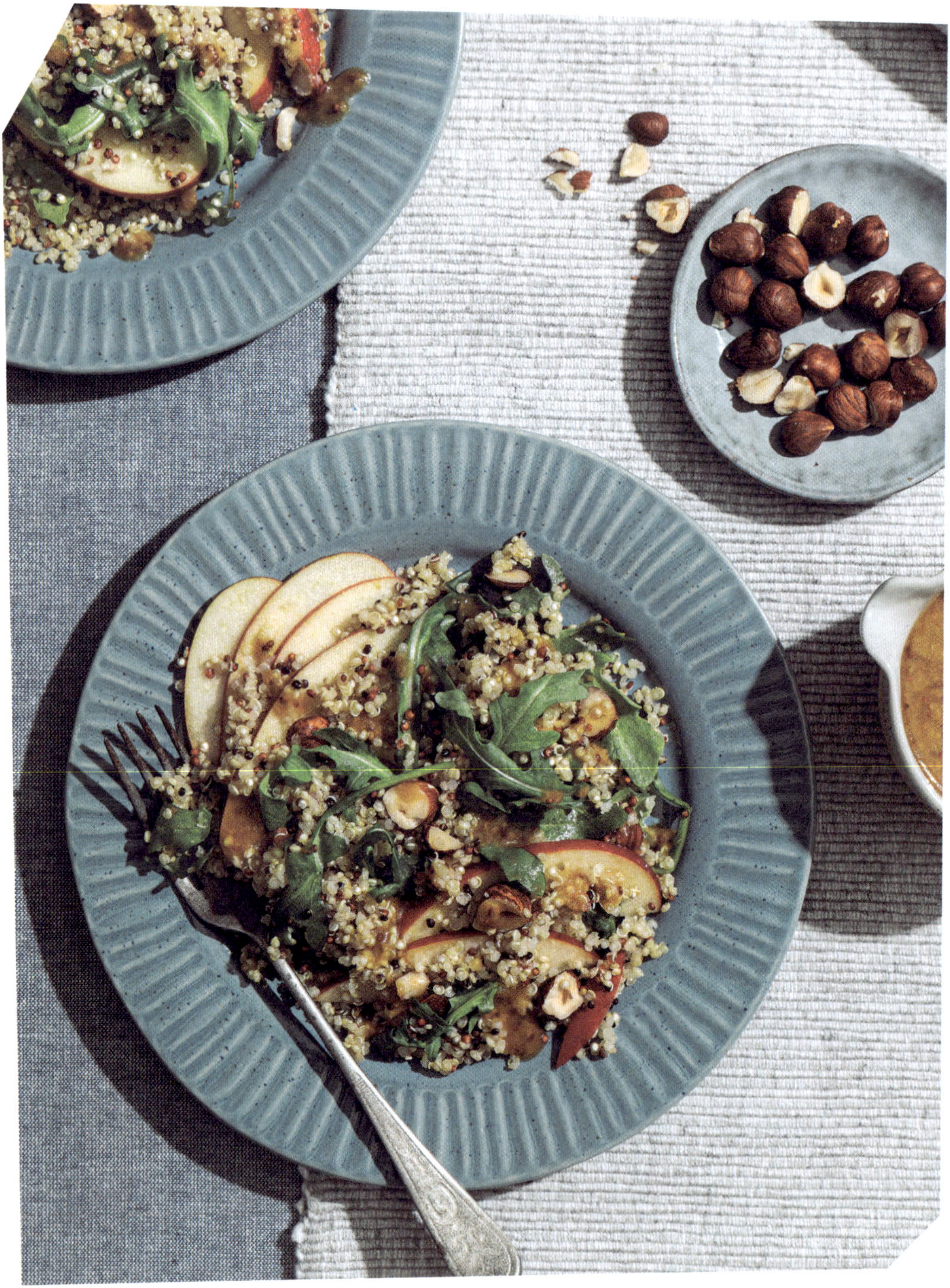

1. Cuocete la quinoa per assorbimento seguendo le istruzioni riportate sulla confezione.
2. Mescolate la senape con lo sciroppo d'acero, l'aceto balsamico e l'olio di oliva.
3. Trasferite la quinoa all'interno di una ciotola capiente e aggiungete la rucola, la mela sbucciata e tagliata a fettine e le nocciole tritate grossolanamente al coltello.
4. Condite l'insalata di quinoa con la salsa alla senape, aggiustate di sale e mescolate bene così da fare amalgamare tutti i sapori.

Non variare il tipo di cereale consumato nel corso della giornata non è un «errore» nutrizionale grave. Se ci pensate, ogni regione del mondo si affeziona a un cereale in particolare e tende a consumarlo quotidianamente: il frumento in Italia, il riso in Oriente, il mais in Sudamerica...

Mettere in tavola cereali diversi dal solito, però, può migliorare la qualità della vostra alimentazione. Alcuni cereali, come la quinoa, l'avena o il grano saraceno sono particolarmente ricchi di ferro, zinco e proteine: non a caso, sono i cereali favoriti dagli atleti professionisti che devono studiarsele tutte per ottimizzare l'apporto proteico a parità di energia!

Inserire nuovi cereali favorisce inoltre la diversificazione della flora batterica intestinale, il che è un bene.

Non è necessario darsi l'obiettivo di mangiare un cereale diverso a ogni pasto della settimana, iniziate a piccoli passi! Potete cominciare preparando quest'insalata, per esempio, oppure sostituendo i classici fiocchi di mais o di frumento a colazione con quelli di avena.

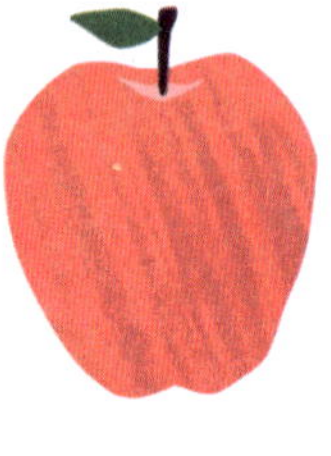

Frullato *di* pesche *alla* menta

(per 1 frullato)

Ingredienti

- **1** grossa pesca
- **4 foglie** di menta
- **250 ml** di latte di avena

1. Tagliate la pesca in pezzi grossolani e metteteli in freezer per almeno 3 ore. Questo passaggio è facoltativo, ma utilizzare frutta congelata rende il frullato più cremoso.
2. Tirate fuori la pesca dal freezer, fatela scongelare per 5 minuti e frullatela insieme alla menta e al latte di avena.

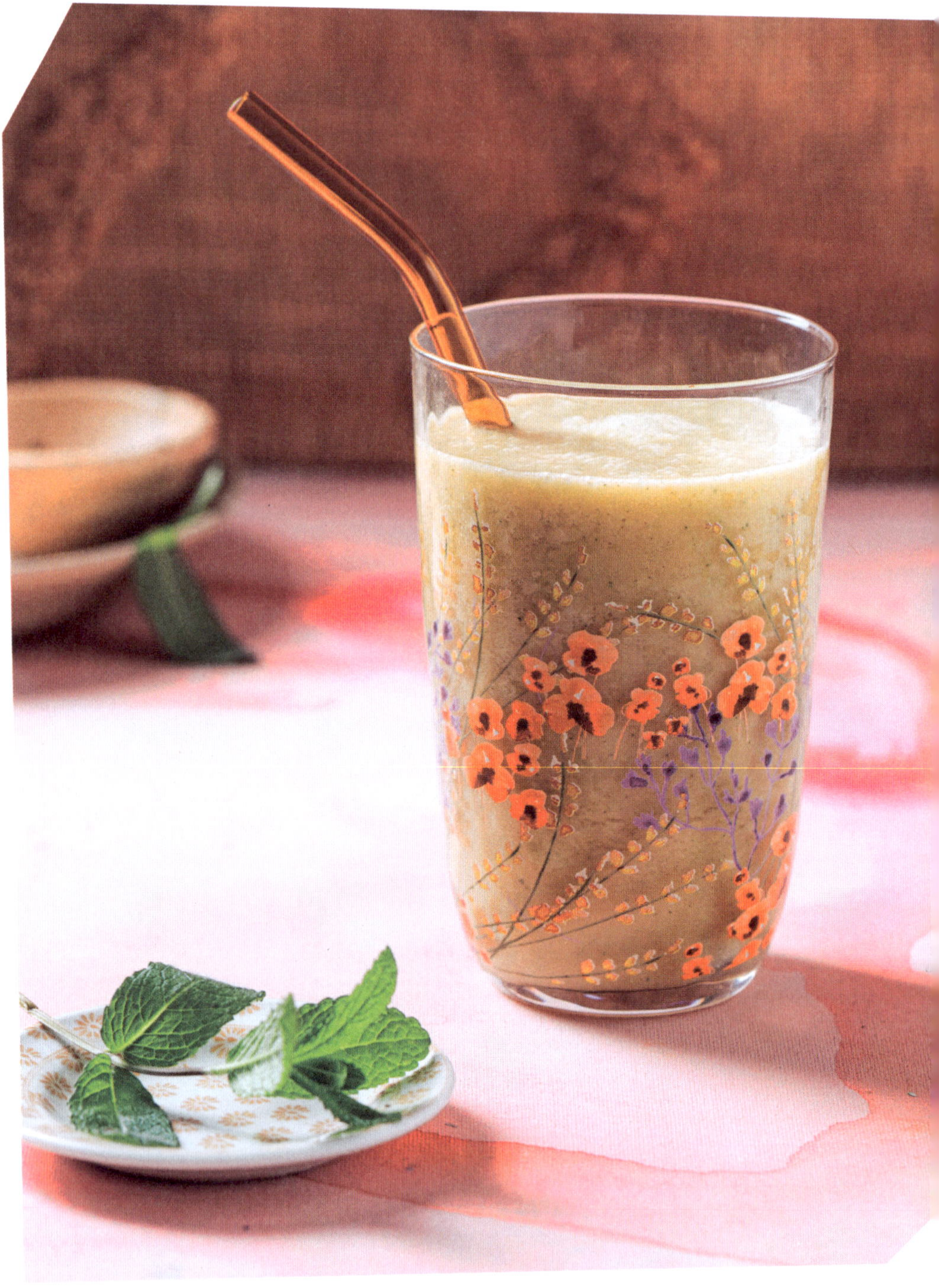

Frullare i vegetali, frutta inclusa, non ne riduce il contenuto di fibre, che non vanno da nessuna parte. Proprio come quando facciamo un passato di verdura o un hummus, le fibre contenute nella frutta restano nel frullato e contribuiscono al raggiungimento della sensazione di sazietà.

La distruzione delle pareti cellulari e l'assorbimento degli zuccheri della frutta, che avviene appena più rapidamente bevendo un frullato rispetto al consumare la frutta intera, potrebbe essere un problema solo per quelle persone con diabete non compensato, ma non per chiunque.

Il problema della popolazione occidentale è non mangiare frutta a sufficienza, quindi ben vengano i frullati!

Bibliografia

Introduzione

1. Egger GJ, Binns AF, Rossner SR. The emergence of "lifestyle medicine" as a structured approach for management of chronic disease. Med J Aust. 2009 Feb 2;190(3):143-5. doi: 10.5694/j.1326-5377.2009.tb02317.x.
2. Melina V, Craig W, Levin S. Position of the Academy of Nutrition and Dietetics: Vegetarian Diets. J Acad Nutr Diet. 2016 Dec;116(12):1970-1980. doi: 10.1016/j.jand.2016.09.025.
3. Crimmins EM, Beltrán-Sánchez H. Mortality and morbidity trends: is there compression of morbidity? J Gerontol B Psychol Sci Soc Sci. 2011 Jan;66(1):75-86. doi: 10.1093/geronb/gbq088.

Prima Parte

Gli alimenti

1. Connor J. Alcohol consumption as a cause of cancer. Addiction. 2017 Feb;112(2):222-228. doi: 10.1111/add.13477.
2. Bagnardi V, Rota M, Botteri E, Tramacere I, Islami F, Fedirko

V, Scotti L, Jenab M, Turati F, Pasquali E, Pelucchi C, Galeone C, Bellocco R, Negri E, Corrao G, Boffetta P, La Vecchia C. Alcohol consumption and site-specific cancer risk: a comprehensive dose-response meta-analysis. Br J Cancer. 2015 Feb 3;112(3):580-93. doi: 10.1038/bjc.2014.579.

3. Bagnardi V, Blangiardo M, La Vecchia C, Corrao G. Alcohol consumption and the risk of cancer: a meta-analysis. Alcohol Res Health. 2001;25(4):263-70.
4. Wang DD, Li Y, Bhupathiraju SN, Rosner BA, Sun Q, Giovannucci EL, Rimm EB, Manson JE, Willett WC, Stampfer MJ, Hu FB. Fruit and Vegetable Intake and Mortality: Results From 2 Prospective Cohort Studies of US Men and Women and a Meta-Analysis of 26 Cohort Studies. Circulation. 2021 Apr 27;143(17):1642-1654. doi: 10.1161/CIRCULATIONAHA.120.048996.
5. Okarter N, Liu RH. Health benefits of whole grain phytochemicals. Crit Rev Food Sci Nutr. 2010 Mar;50(3):193-208. doi: 10.1080/10408390802248734.
6. Petroski W, Minich DM. Is There Such a Thing as "Anti-Nutrients"? A Narrative Review of Perceived Problematic Plant Compounds. Nutrients. 2020 Sep 24;12(10):2929. doi: 10.3390/nu12102929.
7. Ha V, Sievenpiper JL, de Souza RJ, Jayalath VH, Mirrahimi A, Agarwal A, Chiavaroli L, Mejia SB, Sacks FM, Di Buono M, Bernstein AM, Leiter LA, Kris-Etherton PM, Vuksan V, Bazinet RP, Josse RG, Beyene J, Kendall CW, Jenkins DJ. Effect of dietary pulse intake on established therapeutic lipid targets for cardiovascular risk reduction: a systematic review and meta-analysis of randomized controlled trials. CMAJ. 2014 May 13;186(8):E252-62. doi: 10.1503/cmaj.131727.

8. Bouchenak M, Lamri-Senhadji M. Nutritional quality of legumes, and their role in cardiometabolic risk prevention: a review. J Med Food. 2013 Mar;16(3):185-98.
9. Kabagambe EK, Baylin A, Ruiz-Narvarez E, Siles X, Campos H. Decreased consumption of dried mature beans is positively associated with urbanization and nonfatal acute myocardial infarction. J Nutr. 2005 Jul;135(7):1770-5. doi: 10.1093/jn/135.7.1770.
10. Bailey MA, Holscher HD. Microbiome-Mediated Effects of the Mediterranean Diet on Inflammation. Adv Nutr. 2018 May 1;9(3):193-206. doi: 10.1093/advances/nmy013. PMID: 29767701;
11. Sacks FM, Lichtenstein AH, Wu JHY, Appel LJ, Creager MA, Kris-Etherton PM, Miller M, Rimm EB, Rudel LL, Robinson JG, Stone NJ, Van Horn LV; American Heart Association. Dietary Fats and Cardiovascular Disease: A Presidential Advisory From the American Heart Association. Circulation. 2017 Jul 18;136(3):e1-e23. doi: 10.1161/CIR.0000000000000510.
12. Natoli S, McCoy P. A review of the evidence: nuts and body weight. Asia Pac J Clin Nutr. 2007;16(4):588-97. PMID: 18042516.
13. Guasch-Ferré M, Liu X, Malik VS, Sun Q, Willett WC, Manson JE, Rexrode KM, Li Y, Hu FB, Bhupathiraju SN. Nut Consumption and Risk of Cardiovascular Disease. J Am Coll Cardiol. 2017 Nov 14;70(20):2519-2532. doi: 10.1016/j.jacc.2017.09.035.
14. Yubero-Serrano, E. M., Lopez-Moreno, J., Gomez-Delgado, F., & Lopez-Miranda, J. (2018). Extra virgin olive oil: More than a healthy fat. European Journal of Clinical Nutrition. doi:10.1038/s41430-018-0304-x

15. Eyres L, Eyres MF, Chisholm A, Brown RC. Coconut oil consumption and cardiovascular risk factors in humans. Nutr Rev. 2016 Apr;74(4):267-80. doi: 10.1093/nutrit/nuw002.
16. Springmann M, Clark M, Willett W. Feedlot diet for Americans that results from a misspecified optimization algorithm. Proc Natl Acad Sci U S A. 2018 Feb 20;115(8):E1704-E1705. doi: 10.1073/pnas.1721335115.
17. Feskanich D, Bischoff-Ferrari HA, Frazier AL, Willett WC. Milk consumption during teenage years and risk of hip fractures in older adults. JAMA Pediatr. 2014 Jan;168(1):54-60. doi: 10.1001/jamapediatrics.2013.3821.
18. Bolland MJ, Leung W, Tai V, Bastin S, Gamble GD, Grey A, Reid IR. Calcium intake and risk of fracture: systematic review. BMJ. 2015 Sep 29;351:h4580. doi: 10.1136/bmj.h4580.
19. Ugidos-Rodríguez S , Matallana-González MC , Sánchez-Mata MC . Lactose malabsorption and intolerance: a review. Food Funct. 2018 Aug 15;9(8):4056-4068. doi: 10.1039/c8fo00555a.
20. Sarni AR, Baroni L. Milk and Parkinson disease: Could galactose be the missing link? MNM. 2019. doi: 10.3233/mnm-180234
21. Bartley J, McGlashan SR. Does milk increase mucus production? Med Hypotheses. 2010 Apr;74(4):732-4. doi: 10.1016/j.mehy.2009.10.044.
22. https://www.efsa.europa.eu/it/press/news/dioxins-and-related-pcbs-tolerable-intake-level-updated
23. Maruyama K, Oshima T, Ohyama K. Exposure to exogenous estrogen through intake of commercial milk produced from pregnant cows. Pediatr Int. 2010 Feb;52(1):33-8. doi: 10.1111/j.1442-200X.2009.02890.x.

24. Baroni L, Goggi S, Battino M. VegPlate: A Mediterranean-Based Food Guide for Italian Adult, Pregnant, and Lactating Vegetarians. J Acad Nutr Diet. 2018 Dec;118(12):2235-2243. doi: 10.1016/j.jand.2017.08.125.
25. https://www.salute.gov.it/imgs/C_17_opuscoliPoster_18_allegato.pdf
26. Yaginuma-Sakurai K, Murata K, Iwai-Shimada M, Nakai K, Kurokawa N, Tatsuta N, Satoh H. Hair-to-blood ratio and biological half-life of mercury: experimental study of methylmercury exposure through fish consumption in humans. J Toxicol Sci. 2012 Feb;37(1):123-30. doi: 10.2131/jts.37.123.
27. Outzen M, Tjønneland A, Larsen EH, Hansen M, Andersen KK, Christensen J, Overvad K, Olsen A. Effect of increased intake of fish and mussels on exposure to toxic trace elements in a healthy, middle-aged population. Food Addit Contam Part A Chem Anal Control Expo Risk Assess. 2015;32(11):1858-66. doi: 10.1080/19440049.2015.1072878.
28. Rooney JP. The retention time of inorganic mercury in the brain--a systematic review of the evidence. Toxicol Appl Pharmacol. 2014 Feb 1;274(3):425-35. doi: 10.1016/j.taap.2013.12.011.
29. Binnington MJ, Quinn CL, McLachlan MS, Wania F. Evaluating the effectiveness of fish consumption advisories: modeling prenatal, postnatal, and childhood exposures to persistent organic pollutants. Environ Health Perspect. 2014 Feb;122(2):178-86. doi: 10.1289/ehp.1206380.
30. Karami A, Golieskardi A, Choo CK, Larat V, Karbalaei S, Salamatinia B. Microplastic and mesoplastic contamination in canned sardines and sprats. Sci Total Environ. 2018 Jan 15;612:1380-1386. doi: 10.1016/j.scitotenv.2017.09.005.

31. Vandermeersch G, Van Cauwenberghe L, Janssen CR, Marques A, Granby K, Fait G, Kotterman MJ, Diogène J, Bekaert K, Robbens J, Devriese L. A critical view on microplastic quantification in aquatic organisms. Environ Res. 2015 Nov;143(Pt B):46-55. doi: 10.1016/j.envres.2015.07.016.
32. Rochman CM, Tahir A, Williams SL, Baxa DV, Lam R, Miller JT, Teh FC, Werorilangi S, Teh SJ. Anthropogenic debris in seafood: Plastic debris and fibers from textiles in fish and bivalves sold for human consumption. Sci Rep. 2015 Sep 24;5:14340. doi: 10.1038/srep14340.
33. Smith M, Love DC, Rochman CM, Neff RA. Microplastics in Seafood and the Implications for Human Health. Curr Environ Health Rep. 2018 Sep;5(3):375-386. doi: 10.1007/s40572-018-0206-z.
34. Hopkins PN. Effects of dietary cholesterol on serum cholesterol: a meta-analysis and review. Am J Clin Nutr. 1992 Jun;55(6):1060-70. doi: 10.1093/ajcn/55.6.1060.
35. Njike V, Faridi Z, Dutta S, Gonzalez-Simon AL, Katz DL. Daily egg consumption in hyperlipidemic adults--effects on endothelial function and cardiovascular risk. Nutr J. 2010 Jul 2;9:28. doi: 10.1186/1475-2891-9-28.
36. Wang Z, Klipfell E, Bennett BJ, Koeth R, Levison BS, Dugar B, Feldstein AE, Britt EB, Fu X, Chung YM, Wu Y, Schauer P, Smith JD, Allayee H, Tang WH, DiDonato JA, Lusis AJ, Hazen SL. Gut flora metabolism of phosphatidylcholine promotes cardiovascular disease. Nature. 2011 Apr 7;472(7341):57-63. doi: 10.1038/nature09922.
37. Tang WH, Wang Z, Levison BS, Koeth RA, Britt EB, Fu X, Wu Y, Hazen SL. Intestinal microbial metabolism of phosphatidylcholine and cardiovascular risk. N Engl J

Med. 2013 Apr 25;368(17):1575-84. doi: 10.1056/NEJMoa1109400.

38. Bergeron N, Chiu S, Williams PT, M King S, Krauss RM. Effects of red meat, white meat, and nonmeat protein sources on atherogenic lipoprotein measures in the context of low compared with high saturated fat intake: a randomized controlled trial. Am J Clin Nutr. 2019 Jul 1;110(1):24-33. doi: 10.1093/ajcn/nqz035.

39. Sahin S, Ulusoy HI, Alemdar S, Erdogan S, Agaoglu S. The Presence of Polycyclic Aromatic Hydrocarbons (PAHs) in Grilled Beef, Chicken and Fish by Considering Dietary Exposure and Risk Assessment. Food Sci Anim Resour. 2020 Sep;40(5):675-688. doi: 10.5851/kosfa.2020.e43.

40. Liao GZ, Wang GY, Xu XL, Zhou GH. Effect of cooking methods on the formation of heterocyclic aromatic amines in chicken and duck breast. Meat Sci. 2010 May;85(1):149-54. doi: 10.1016/j.meatsci.2009.12.018.

41. Bulanda S, Janoszka B. Consumption of Thermally Processed Meat Containing Carcinogenic Compounds (Polycyclic Aromatic Hydrocarbons and Heterocyclic Aromatic Amines) versus a Risk of Some Cancers in Humans and the Possibility of Reducing Their Formation by Natural Food Additives-A Literature Review. Int J Environ Res Public Health. 2022 Apr 14;19(8):4781. doi: 10.3390/ijerph19084781.

42. Chai SJ, Cole D, Nisler A, Mahon BE. Poultry: the most common food in outbreaks with known pathogens, United States, 1998-2012. Epidemiol Infect. 2017 Jan;145(2):316-325. doi: 10.1017/S0950268816002375.

43. Erridge C. The capacity of foodstuffs to induce innate immune activation of human monocytes in vitro is depen-

dent on food content of stimulants of Toll-like receptors 2 and 4. Br J Nutr. 2011 Jan;105(1):15-23. doi: 10.1017/S0007114510003004.

44. Harte AL, Varma MC, Tripathi G, McGee KC, Al-Daghri NM, Al-Attas OS, Sabico S, O'Hare JP, Ceriello A, Saravanan P, Kumar S, McTernan PG. High fat intake leads to acute postprandial exposure to circulating endotoxin in type 2 diabetic subjects. Diabetes Care. 2012 Feb;35(2):375-82. doi: 10.2337/dc11-1593.

45. Bouvard V, Loomis D, Guyton KZ, Grosse Y, Ghissassi FE, Benbrahim-Tallaa L, Guha N, Mattock H, Straif K; International Agency for Research on Cancer Monograph Working Group. Carcinogenicity of consumption of red and processed meat. Lancet Oncol. 2015 Dec;16(16):1599-600. doi: 10.1016/S1470-2045(15)00444-1.

46. Yang W, Li B, Dong X, Zhang XQ, Zeng Y, Zhou JL, Tang YH, Xu JJ. Is heme iron intake associated with risk of coronary heart disease? A meta-analysis of prospective studies. Eur J Nutr. 2014;53(2):395-400. doi: 10.1007/s00394-013-0535-5. Epub 2013 May 26. PMID: 23708150.

47. Hunnicutt J, He K, Xun P. Dietary iron intake and body iron stores are associated with risk of coronary heart disease in a meta-analysis of prospective cohort studies. J Nutr. 2014 Mar;144(3):359-66. doi: 10.3945/jn.113.185124.

48. Gamage SMK, Dissabandara L, Lam AK, Gopalan V. The role of heme iron molecules derived from red and processed meat in the pathogenesis of colorectal carcinoma. Crit Rev Oncol Hematol. 2018 Jun;126:121-128. doi: 10.1016/j.critrevonc.2018.03.025.

49. Kooner AS, Yu H, Chen X. Synthesis of N-Glycolylneurami-

nic Acid (Neu5Gc) and Its Glycosides. Front Immunol. 2019 Aug 28;10:2004. doi: 10.3389/fimmu.2019.02004.

50. Samraj AN, Läubli H, Varki N, Varki A. Involvement of a non-human sialic Acid in human cancer. Front Oncol. 2014 Feb 19;4:33. doi: 10.3389/fonc.2014.00033.

51. Saunders AV, Craig WJ, Baines SK, Posen JS. Iron and vegetarian diets. Med J Aust. 2013 Aug 19;199(S4):S11-6. doi: 10.5694/mja11.11494.

52. Farmer B, Larson BT, Fulgoni VL 3rd, Rainville AJ, Liepa GU. A vegetarian dietary pattern as a nutrient-dense approach to weight management: an analysis of the national health and nutrition examination survey 1999-2004. J Am Diet Assoc. 2011 Jun;111(6):819-27. doi: 10.1016/j.jada.2011.03.012.

53. Haider LM, Schwingshackl L, Hoffmann G, Ekmekcioglu C. The effect of vegetarian diets on iron status in adults: A systematic review and meta-analysis. Crit Rev Food Sci Nutr. 2018 May 24;58(8):1359-1374. doi: 10.1080/10408398.2016.1259210.

54. https://www.who.int/publications/i/item/9789241549028

55. Schernhammer ES, Bertrand KA, Birmann BM, Sampson L, Willett WC, Feskanich D. Consumption of artificial sweetener- and sugar-containing soda and risk of lymphoma and leukemia in men and women. Am J Clin Nutr. 2012 Dec;96(6):1419-28. doi: 10.3945/ajcn.111.030833.

56. Avital K, Buch A, Hollander I, Brickner T, Goldbourt U. Adherence to a Mediterranean diet by vegetarians and vegans as compared to omnivores. Int J Food Sci Nutr. 2020 May;71(3):378-387. doi: 10.1080/09637486.2019.1663797.

Consigli pratici per un'alimentazione vegetale

1. Baroni L, Goggi S, Battino M. VegPlate: A Mediterranean-Based Food Guide for Italian Adult, Pregnant, and Lactating Vegetarians. J Acad Nutr Diet. 2018 Dec;118(12):2235-2243. doi: 10.1016/j.jand.2017.08.125.
2. Coller BS. Leukocytosis and ischemic vascular disease morbidity and mortality: is it time to intervene? Arterioscler Thromb Vasc Biol. 2005 Apr;25(4):658-70. doi: 10.1161/01.ATV.0000156877.94472.a5.
3. Eichelmann F, Schwingshackl L, Fedirko V, Aleksandrova K. Effect of plant-based diets on obesity-related inflammatory profiles: a systematic review and meta-analysis of intervention trials. Obes Rev. 2016 Nov;17(11):1067-1079. doi: 10.1111/obr.12439.

Seconda Parte

1. Cardiopatia ischemica

1. https://www.istat.it/it/archivio/140871
2. Voller RD Jr, Strong WB. Pediatric aspects of atherosclerosis. Am Heart J. 1981 Jun;101(6):815-36. doi: 10.1016/0002-8703(81)90621-9.Napoli C, D'Armiento FP, Mancini FP, Postiglione A, Witztum JL, Palumbo G, Palinski W. Fatty streak formation occurs in human fetal aortas and is greatly enhanced by maternal hypercholesterolemia. Intimal accumulation of low density lipoprotein and its oxidation precede monocyte recruitment into early atherosclerotic lesions.

J Clin Invest. 1997 Dec 1;100(11):2680-90. doi: 10.1172/JCI119813.
3. Abela GS, Aziz K, Vedre A, Pathak DR, Talbott JD, Dejong J. Effect of cholesterol crystals on plaques and intima in arteries of patients with acute coronary and cerebrovascular syndromes. Am J Cardiol. 2009 Apr 1;103(7):959-68. doi: 10.1016/j.amjcard.2008.12.019.
4. Campbell TC, Parpia B, Chen J. Diet, lifestyle, and the etiology of coronary artery disease: the Cornell China study. Am J Cardiol. 1998 Nov 26;82(10B):18T-21T. doi: 10.1016/s0002-9149(98)00718-8.
5. Shaper AG, Jones KW. Serum-cholesterol, diet, and coronary heart-disease in Africans and Asians in Uganda. Lancet. 1959 Oct 10;2(7102):534-7. doi: 10.1016/s0140-6736(59)91777-5.
6. O'Keefe JH Jr, Cordain L, Harris WH, Moe RM, Vogel R. Optimal low-density lipoprotein is 50 to 70 mg/dl: lower is better and physiologically normal. J Am Coll Cardiol. 2004 Jun 2;43(11):2142-6. doi: 10.1016/j.jacc.2004.03.046.
7. Kwok CS, Umar S, Myint PK, Mamas MA, Loke YK. Vegetarian diet, Seventh Day Adventists and risk of cardiovascular mortality: a systematic review and meta-analysis. Int J Cardiol. 2014 Oct 20;176(3):680-6. doi: 10.1016/j.ijcard.2014.07.080.
8. Dinu M, Abbate R, Gensini GF, Casini A, Sofi F. Vegetarian, vegan diets and multiple health outcomes: A systematic review with meta-analysis of observational studies. Crit Rev Food Sci Nutr. 2017 Nov 22;57(17):3640-3649. doi: 10.1080/10408398.2016.1138447.
9. Glenn AJ, Viguiliouk E, Seider M, Boucher BA, Khan TA,

Blanco Mejia S, Jenkins DJA, Kahleová H, Rahelić D, Salas-Salvadó J, Kendall CWC, Sievenpiper JL. Relation of Vegetarian Dietary Patterns With Major Cardiovascular Outcomes: A Systematic Review and Meta-Analysis of Prospective Cohort Studies. Front Nutr. 2019 Jun 13;6:80. doi: 10.3389/fnut.2019.00080.

10. Ornish D, Scherwitz LW, Billings JH, Brown SE, Gould KL, Merritt TA, Sparler S, Armstrong WT, Ports TA, Kirkeeide RL, Hogeboom C, Brand RJ. Intensive lifestyle changes for reversal of coronary heart disease. JAMA. 1998 Dec 16;280(23):2001-7. doi: 10.1001/jama.280.23.2001.
11. Ornish D, Brown SE, Scherwitz LW, Billings JH, Armstrong WT, Ports TA, McLanahan SM, Kirkeeide RL, Brand RJ, Gould KL. Can lifestyle changes reverse coronary heart disease? The Lifestyle Heart Trial. Lancet. 1990 Jul 21;336(8708):129-33. doi: 10.1016/0140-6736(90)91656-u.
12. Esselstyn CB Jr, Gendy G, Doyle J, Golubic M, Roizen MF. A way to reverse CAD? J Fam Pract. 2014 Jul;63(7):356-364b. PMID: 25198208.

2. Ipertensione arteriosa

1. https://www.who.int/news-room/fact-sheets/detail/hypertension
2. Yokoyama Y, Nishimura K, Barnard ND, Takegami M, Watanabe M, Sekikawa A, Okamura T, Miyamoto Y. Vegetarian diets and blood pressure: a meta-analysis. JAMA Intern Med. 2014 Apr;174(4):577-87. doi: 10.1001/jamainternmed.2013.14547.
3. Whelton SP, Hyre AD, Pedersen B, Yi Y, Whelton PK, He J. Ef-

fect of dietary fiber intake on blood pressure: a meta-analysis of randomized, controlled clinical trials. J Hypertens. 2005 Mar;23(3):475-81. doi: 10.1097/01.hjh.0000160199.51158.cf.

4. Clarys P, Deliens T, Huybrechts I, Deriemaeker P, Vanaelst B, De Keyzer W, Hebbelinck M, Mullie P. Comparison of nutritional quality of the vegan, vegetarian, semi-vegetarian, pesco-vegetarian and omnivorous diet. Nutrients. 2014 Mar 24;6(3):1318-32. doi: 10.3390/nu6031318.
5. Aburto NJ, Hanson S, Gutierrez H, Hooper L, Elliott P, Cappuccio FP. Effect of increased potassium intake on cardiovascular risk factors and disease: systematic review and meta-analyses. BMJ. 2013 Apr 3;346:f1378. doi: 10.1136/bmj.f1378.
6. Ernst E, Pietsch L, Matrai A, Eisenberg J. Blood rheology in vegetarians. Br J Nutr. 1986 Nov;56(3):555-60. doi: 10.1079/bjn19860136.
7. Fewkes JJ, Kellow NJ, Cowan SF, Williamson G, Dordevic AL. A single, high-fat meal adversely affects postprandial endothelial function: a systematic review and meta-analysis. Am J Clin Nutr. 2022 Sep 2;116(3):699-729. doi: 10.1093/ajcn/nqac153.
8. Xu JW, Ikeda K, Yamori Y. Upregulation of endothelial nitric oxide synthase by cyanidin-3-glucoside, a typical anthocyanin pigment. Hypertension. 2004 Aug;44(2):217-22. doi: 10.1161/01.HYP.0000135868.38343.c6.
9. Khalesi S, Irwin C, Schubert M. Flaxseed consumption may reduce blood pressure: a systematic review and meta-analysis of controlled trials. J Nutr. 2015 Apr;145(4):758-65. doi: 10.3945/jn.114.205302.
10. Mosallanezhad Z, Mahmoodi M, Ranjbar S, Hosseini R,

Clark CCT, Carson-Chahhoud K, Norouzi Z, Abbasian A, Sohrabi Z, Jalali M. Soy intake is associated with lowering blood pressure in adults: A systematic review and meta-analysis of randomized double-blind placebo-controlled trials. Complement Ther Med. 2021 Jun;59:102692. doi: 10.1016/j.ctim.2021.102692.

11. Fuchs FD, Fuchs SC. The Effect of Alcohol on Blood Pressure and Hypertension. Curr Hypertens Rep. 2021 Nov 11;23(10):42. doi: 10.1007/s11906-021-01160-7.
12. Fu J, Liu Y, Zhang L, Zhou L, Li D, Quan H, Zhu L, Hu F, Li X, Meng S, Yan R, Zhao S, Onwuka JU, Yang B, Sun D, Zhao Y. Nonpharmacologic Interventions for Reducing Blood Pressure in Adults With Prehypertension to Established Hypertension. J Am Heart Assoc. 2020 Oct 20;9(19):e016804. doi: 10.1161/JAHA.120.016804.
13. Cornelissen VA, Smart NA. Exercise training for blood pressure: a systematic review and meta-analysis. J Am Heart Assoc. 2013 Feb 1;2(1):e004473. doi: 10.1161/JAHA.112.004473.

3. Diabete mellito di tipo 2

1. Feskens EJ, Sluik D, van Woudenbergh GJ. Meat consumption, diabetes, and its complications. Curr Diab Rep. 2013 Apr;13(2):298-306. doi: 10.1007/s11892-013-0365-0. PMID: 23354681.
2. InterAct Consortium, Bendinelli B, Palli D, Masala G, Sharp SJ, Schulze MB, Guevara M, van der AD, Sera F, Amiano P, Balkau B, Barricarte A, Boeing H, Crowe FL, Dahm CC, Dalmeijer G, de Lauzon-Guillain B, Egeberg R, Fagherazzi G, Franks PW, Krogh V, Huerta JM, Jakszyn P, Khaw KT, Li K,

Mattiello A, Nilsson PM, Overvad K, Ricceri F, Rolandsson O, Sánchez MJ, Slimani N, Sluijs I, Spijkerman AM, Teucher B, Tjonneland A, Tumino R, van den Berg SW, Forouhi NG, Langeberg C, Feskens EJ, Riboli E, Wareham NJ. Association between dietary meat consumption and incident type 2 diabetes: the EPIC-InterAct study. Diabetologia. 2013 Jan;56(1):47-59. doi: 10.1007/s00125-012-2718-7.

3. Kraegen EW, Cooney GJ. Free fatty acids and skeletal muscle insulin resistance. Curr Opin Lipidol. 2008 Jun;19(3):235-41. doi: 10.1097/01.mol.0000319118.44995.9a.
4. Lee DH, Lee IK, Song K, Steffes M, Toscano W, Baker BA, Jacobs DR Jr. A strong dose-response relation between serum concentrations of persistent organic pollutants and diabetes: results from the National Health and Examination Survey 1999-2002. Diabetes Care. 2006 Jul;29(7):1638-44. doi: 10.2337/dc06-0543.
5. Tonstad S, Butler T, Yan R, Fraser GE. Type of vegetarian diet, body weight, and prevalence of type 2 diabetes. Diabetes Care. 2009 May;32(5):791-6. doi: 10.2337/dc08-1886.
6. Ferdowsian HR, Barnard ND, Hoover VJ, Katcher HI, Levin SM, Green AA, Cohen JL. A multicomponent intervention reduces body weight and cardiovascular risk at a GEICO corporate site. Am J Health Promot. 2010 Jul-Aug;24(6):384-7. doi: 10.4278/ajhp.081027-QUAN-255.
7. Kahleova H, Matoulek M, Malinska H, Oliyarnik O, Kazdova L, Neskudla T, Skoch A, Hajek M, Hill M, Kahle M, Pelikanova T. Vegetarian diet improves insulin resistance and oxidative stress markers more than conventional diet in subjects with Type 2 diabetes. Diabet Med. 2011 May;28(5):549-59. doi: 10.1111/j.1464-5491.2010.03209.x.

8. Barnard ND, Alwarith J, Rembert E, Brandon L, Nguyen M, Goergen A, Horne T, do Nascimento GF, Lakkadi K, Tura A, Holubkov R, Kahleova H. A Mediterranean Diet and Low-Fat Vegan Diet to Improve Body Weight and Cardiometabolic Risk Factors: A Randomized, Cross-over Trial. J Am Nutr Assoc. 2022 Feb;41(2):127-139. doi: 10.1080/07315724.2020.1869625.
9. Kahleova H, Petersen KF, Shulman GI, Alwarith J, Rembert E, Tura A, Hill M, Holubkov R, Barnard ND. Effect of a Low-Fat Vegan Diet on Body Weight, Insulin Sensitivity, Postprandial Metabolism, and Intramyocellular and Hepatocellular Lipid Levels in Overweight Adults: A Randomized Clinical Trial. JAMA Netw Open. 2020 Nov 2;3(11):e2025454. doi: 10.1001/jamanetworkopen.2020.25454.
10. Belinova L, Kahleova H, Malinska H, Topolcan O, Vrzalova J, Oliyarnyk O, Kazdova L, Hill M, Pelikanova T. Differential acute postprandial effects of processed meat and isocaloric vegan meals on the gastrointestinal hormone response in subjects suffering from type 2 diabetes and healthy controls: a randomized crossover study. PLoS One. 2014 Sep 15;9(9):e107561. doi: 10.1371/journal.pone.0107561.
11. Melnik BC. Leucine signaling in the pathogenesis of type 2 diabetes and obesity. World J Diabetes. 2012 Mar 15;3(3):38-53. doi: 10.4239/wjd.v3.i3.38.
12. Vaarala O, Paronen J, Otonkoski T, Akerblom HK. Cow milk feeding induces antibodies to insulin in children--a link between cow milk and insulin-dependent diabetes mellitus? Scand J Immunol. 1998 Feb;47(2):131-5. doi: 10.1046/j.1365-3083.1998.00282.x.
13. Skyler JS. Primary and secondary prevention of Type 1 diabetes. Diabet Med. 2013 Feb;30(2):161-9. doi: 10.1111/dme.12100.

4. Dislipidemia

1. Patel A, Barzi F, Jamrozik K, Lam TH, Ueshima H, Whitlock G, Woodward M; Asia Pacific Cohort Studies Collaboration. Serum triglycerides as a risk factor for cardiovascular diseases in the Asia-Pacific region. Circulation. 2004 Oct 26;110(17):2678-86. doi: 10.1161/01.CIR.0000145615.33955.83.
2. Casula M, Mozzanica F, Scotti L, Tragni E, Pirillo A, Corrao G, Catapano AL. Statin use and risk of new-onset diabetes: A meta-analysis of observational studies. Nutr Metab Cardiovasc Dis. 2017 May;27(5):396-406. doi: 10.1016/j.numecd.2017.03.001.
3. Crowe FL, Appleby PN, Travis RC, Key TJ. Risk of hospitalization or death from ischemic heart disease among British vegetarians and nonvegetarians: results from the EPIC-Oxford cohort study. Am J Clin Nutr. 2013 Mar;97(3):597-603. doi: 10.3945/ajcn.112.044073.
4. Bradbury KE, Crowe FL, Appleby PN, Schmidt JA, Travis RC, Key TJ. Serum concentrations of cholesterol, apolipoprotein A-I and apolipoprotein B in a total of 1694 meat-eaters, fish-eaters, vegetarians and vegans. Eur J Clin Nutr. 2014 Feb;68(2):178-83. doi: 10.1038/ejcn.2013.248.
5. Thorogood M, Carter R, Benfield L, McPherson K, Mann JI. Plasma lipids and lipoprotein cholesterol concentrations in people with different diets in Britain. Br Med J (Clin Res Ed). 1987 Aug 8;295(6594):351-3. doi: 10.1136/bmj.295.6594.351.
6. Matsumoto S, Beeson WL, Shavlik DJ, Siapco G, Jaceldo-Siegl K, Fraser G, Knutsen SF. Association between vegetarian diets

and cardiovascular risk factors in non-Hispanic white participants of the Adventist Health Study-2. J Nutr Sci. 2019 Feb 21;8:e6. doi: 10.1017/jns.2019.1.
7. Jenkins DJ, Kendall CW, Faulkner D, Vidgen E, Trautwein EA, Parker TL, Marchie A, Koumbridis G, Lapsley KG, Josse RG, Leiter LA, Connelly PW. A dietary portfolio approach to cholesterol reduction: combined effects of plant sterols, vegetable proteins, and viscous fibers in hypercholesterolemia. Metabolism. 2002 Dec;51(12):1596-604. doi: 10.1053/meta.2002.35578.
8. Colpo E, Vilanova CD, Brenner Reetz LG, Medeiros Frescura Duarte MM, Farias IL, Irineu Muller E, Muller AL, Moraes Flores EM, Wagner R, da Rocha JB. A single consumption of high amounts of the Brazil nuts improves lipid profile of healthy volunteers. J Nutr Metab. 2013;2013:653185. doi: 10.1155/2013/653185.
9. Zambon A, Casula M. Cardiovascular risk classification and therapeutic objectives in light of recent ESC/EAS guidelines. Giornale Italiano dell'Arteriosclerosi 2020; 11 (2): 7-17.

5. Sistema immunitario

1. Kim H, Rebholz CM, Hegde S, LaFiura C, Raghavan M, Lloyd JF, Cheng S, Seidelmann SB. Plant-based diets, pescatarian diets and COVID-19 severity: a population-based case-control study in six countries. BMJ Nutr Prev Health. 2021 Jun 7;4(1):257-266. doi: 10.1136/bmjnph-2021-000272.
2. Merino J, Joshi AD, Nguyen LH, Leeming ER, Mazidi M, Drew DA, Gibson R, Graham MS, Lo CH, Capdevila J, Murray B, Hu C, Selvachandran S, Hammers A, Bhupathiraju SN,

Sharma SV, Sudre C, Astley CM, Chavarro JE, Kwon S, Ma W, Menni C, Willett WC, Ourselin S, Steves CJ, Wolf J, Franks PW, Spector TD, Berry S, Chan AT. Diet quality and risk and severity of COVID-19: a prospective cohort study. Gut. 2021 Nov;70(11):2096-2104. doi: 10.1136/gutjnl-2021-325353.

3. Storz MA. Lifestyle Adjustments in Long-COVID Management: Potential Benefits of Plant-Based Diets. Curr Nutr Rep. 2021 Dec;10(4):352-363. doi: 10.1007/s13668-021-00369-x.
4. Khalid W, Arshad MS, Ranjha MMAN, Różańska MB, Irfan S, Shafique B, Rahim MA, Khalid MZ, Abdi G, Kowalczewski PŁ. Functional constituents of plant-based foods boost immunity against acute and chronic disorders. Open Life Sci. 2022 Sep 8;17(1):1075-1093. doi: 10.1515/biol-2022-0104.
5. Liu RH. Health-promoting components of fruits and vegetables in the diet. Adv Nutr. 2013 May 1;4(3):384S-92S. doi: 10.3945/an.112.003517.
6. Vinolo MA, Rodrigues HG, Nachbar RT, Curi R. Regulation of inflammation by short chain fatty acids. Nutrients. 2011 Oct;3(10):858-76. doi: 10.3390/nu3100858.
7. Vetvicka V, Richter J, Svozil V, Rajnohová Dobiášová L, Král V. Placebo-driven clinical trials of yeast-derived β-(1-3) glucan in children with chronic respiratory problems. Ann Transl Med. 2013 Oct;1(3):26. doi: 10.3978/j.issn.2305-5839.2013.07.01.
8. Richter J, Svozil V, Král V, Rajnohová Dobiášová L, Stiborová I, Vetvicka V. Clinical trials of yeast-derived β-(1,3) glucan in children: effects on innate immunity. Ann Transl Med. 2014 Feb;2(2):15. doi: 10.3978/j.issn.2305-5839.2014.02.01.
9. Pott J, Stockinger S. Type I and III Interferon in the Gut: Tight Balance between Host Protection and Immunopatholo-

gy. Front Immunol. 2017 Mar 14;8:258. doi: 10.3389/fimmu.2017.00258.

10. Martinez KB, Leone V, Chang EB. Western diets, gut dysbiosis, and metabolic diseases: Are they linked? Gut Microbes. 2017 Mar 4;8(2):130-142. doi: 10.1080/19490976.2016.1270811.
11. Brown K, DeCoffe D, Molcan E, Gibson DL. Diet-induced dysbiosis of the intestinal microbiota and the effects on immunity and disease. Nutrients. 2012 Aug;4(8):1095-119. doi: 10.3390/nu4081095.
12. Fitzgerald KC, Tyry T, Salter A, Cofield SS, Cutter G, Fox R, Marrie RA. Diet quality is associated with disability and symptom severity in multiple sclerosis. Neurology. 2018 Jan 2;90(1):e1-e11. doi: 10.1212/WNL.0000000000004768.
13. Goldner, MD, B. (2019). Six Week Raw Vegan Nutrition Protocol Rapidly Reverses Lupus Nephritis: A Case Series. International Journal of Disease Reversal and Prevention, 1(1). https://doi.org/10.22230/ijdrp.2019v1n1a47
14. Peltonen R, Nenonen M, Helve T, Hänninen O, Toivanen P, Eerola E. Faecal microbial flora and disease activity in rheumatoid arthritis during a vegan diet. Br J Rheumatol. 1997 Jan;36(1):64-8. doi: 10.1093/rheumatology/36.1.64.
15. McDougall J, Bruce B, Spiller G, Westerdahl J, McDougall M. Effects of a very low-fat, vegan diet in subjects with rheumatoid arthritis. J Altern Complement Med. 2002 Feb;8(1):71-5. doi: 10.1089/107555302753507195.
16. Hafström I, Ringertz B, Spångberg A, von Zweigbergk L, Brannemark S, Nylander I, Rönnelid J, Laasonen L, Klareskog L. A vegan diet free of gluten improves the signs and symptoms of rheumatoid arthritis: the effects on arthritis correlate with a reduction in antibodies to food antigens. Rheumatolo-

gy (Oxford). 2001 Oct;40(10):1175-9. doi: 10.1093/rheumatology/40.10.1175.

6. Tumori

1. Dinu M, Abbate R, Gensini GF, Casini A, Sofi F. Vegetarian, vegan diets and multiple health outcomes: A systematic review with meta-analysis of observational studies. Crit Rev Food Sci Nutr. 2017 Nov 22;57(17):3640-3649. doi: 10.1080/10408398.2016.1138447.
2. https://www.airc.it/cancro/informazioni-tumori/cose-il-cancro/numeri-del-cancro
3. Hanahan D, Weinberg RA. Hallmarks of cancer: the next generation. Cell. 2011 Mar 4;144(5):646-74. doi: 10.1016/j.cell.2011.02.013.
4. Lachance JC, Radhakrishnan S, Madiwale G, Guerrier S, Vanamala JKP. Targeting hallmarks of cancer with a food-system-based approach. Nutrition. 2020 Jan;69:110563. doi: 10.1016/j.nut.2019.110563.
5. Chirumbolo S, Bjørklund G, Lysiuk R, Vella A, Lenchyk L, Upyr T. Targeting Cancer with Phytochemicals via Their Fine Tuning of the Cell Survival Signaling Pathways. Int J Mol Sci. 2018 Nov 12;19(11):3568. doi: 10.3390/ijms19113568.
6. https://monographs.iarc.who.int
7. Nachvak SM, Moradi S, Anjom-Shoae J, Rahmani J, Nasiri M, Maleki V, Sadeghi O. Soy, Soy Isoflavones, and Protein Intake in Relation to Mortality from All Causes, Cancers, and Cardiovascular Diseases: A Systematic Review and Dose-Response Meta-Analysis of Prospective Cohort Studies. J Acad Nutr Diet. 2019 Sep;119(9):1483-1500.e17. doi: 10.1016/j.jand.2019.04.011.

8. Li N, Wu X, Zhuang W, Xia L, Chen Y, Zhao R, Yi M, Wan Q, Du L, Zhou Y. Soy and Isoflavone Consumption and Multiple Health Outcomes: Umbrella Review of Systematic Reviews and Meta-Analyses of Observational Studies and Randomized Trials in Humans. Mol Nutr Food Res. 2020 Feb;64(4):e1900751. doi: 10.1002/mnfr.201900751.
9. Messina M, Duncan A, Messina V, Lynch H, Kiel J, Erdman JW Jr. The health effects of soy: A reference guide for health professionals. Front Nutr. 2022 Aug 11;9:970364. doi: 10.3389/fnut.2022.970364.
10. Greten FR, Grivennikov SI. Inflammation and Cancer: Triggers, Mechanisms, and Consequences. Immunity. 2019 Jul 16;51(1):27-41. doi: 10.1016/j.immuni.2019.06.025.
11. Allen NE, Appleby PN, Davey GK, Kaaks R, Rinaldi S, Key TJ. The associations of diet with serum insulin-like growth factor I and its main binding proteins in 292 women meat-eaters, vegetarians, and vegans. Cancer Epidemiol Biomarkers Prev. 2002 Nov;11(11):1441-8. PMID: 12433724.
12. Bowers LW, Rossi EL, O'Flanagan CH, deGraffenried LA, Hursting SD. The Role of the Insulin/IGF System in Cancer: Lessons Learned from Clinical Trials and the Energy Balance-Cancer Link. Front Endocrinol (Lausanne). 2015 May 15;6:77. doi: 10.3389/fendo.2015.00077.
13. Gooderham NJ, Creton S, Lauber SN, Zhu H. Mechanisms of action of the carcinogenic heterocyclic amine PhIP. Toxicol Lett. 2007 Feb 5;168(3):269-77. doi: 10.1016/j.toxlet.2006.10.022.
14. Fonseca-Nunes A, Jakszyn P, Agudo A. Iron and cancer risk--a systematic review and meta-analysis of the epidemiological evidence. Cancer Epidemiol Biomarkers Prev. 2014 Jan;23(1):12-31. doi: 10.1158/1055-9965.EPI-13-0733.

15. Ma W, Mao Q, Xia W, Dong G, Yu C, Jiang F. Gut Microbiota Shapes the Efficiency of Cancer Therapy. Front Microbiol. 2019 Jun 25;10:1050. doi: 10.3389/fmicb.2019.01050. PMID: 31293523;
16. Gopalakrishnan V, Helmink BA, Spencer CN, Reuben A, Wargo JA. The Influence of the Gut Microbiome on Cancer, Immunity, and Cancer Immunotherapy. Cancer Cell. 2018 Apr 9;33(4):570-580. doi: 10.1016/j.ccell.2018.03.015.

7. Patologie dell'apparato gastrointestinale

1. Marchesi JR, Ravel J. The vocabulary of microbiome research: a proposal. Microbiome. 2015 Jul 30;3:31. doi: 10.1186/s40168-015-0094-5.
2. Sonnenburg ED, Sonnenburg JL. Starving our microbial self: the deleterious consequences of a diet deficient in microbiota-accessible carbohydrates. Cell Metab. 2014 Nov 4;20(5):779-786. doi: 10.1016/j.cmet.2014.07.003.
3. Parada Venegas D, De la Fuente MK, Landskron G, González MJ, Quera R, Dijkstra G, Harmsen HJM, Faber KN, Hermoso MA. Short Chain Fatty Acids (SCFAs)-Mediated Gut Epithelial and Immune Regulation and Its Relevance for Inflammatory Bowel Diseases. Front Immunol. 2019 Mar 11;10:277. doi: 10.3389/fimmu.2019.00277.
4. De Angelis M, Ferrocino I, Calabrese FM, De Filippis F, Cavallo N, Siragusa S, Rampelli S, Di Cagno R, Rantsiou K, Vannini L, Pellegrini N, Lazzi C, Turroni S, Lorusso N, Ventura M, Chieppa M, Neviani E, Brigidi P, O'Toole PW, Ercolini D, Gobbetti M, Cocolin L. Diet influences the functions of the human intestinal microbiome. Sci Rep. 2020 Mar 6;10(1):4247. doi: 10.1038/s41598-020-61192-y.

5. Donohoe DR, Garge N, Zhang X, Sun W, O'Connell TM, Bunger MK, Bultman SJ. The microbiome and butyrate regulate energy metabolism and autophagy in the mammalian colon. Cell Metab. 2011 May 4;13(5):517-26. doi: 10.1016/j.cmet.2011.02.018.
6. Murphy EA, Velazquez KT, Herbert KM. Influence of high-fat diet on gut microbiota: a driving force for chronic disease risk. Curr Opin Clin Nutr Metab Care. 2015 Sep;18(5):515-20. doi: 10.1097/MCO.0000000000000209.
7. Tomasello G, Mazzola M, Leone A, Sinagra E, Zummo G, Farina F, Damiani P, Cappello F, Gerges Geagea A, Jurjus A, Bou Assi T, Messina M, Carini F. Nutrition, oxidative stress and intestinal dysbiosis: Influence of diet on gut microbiota in inflammatory bowel diseases. Biomed Pap Med Fac Univ Palacky Olomouc Czech Repub. 2016 Dec;160(4):461-466. doi: 10.5507/bp.2016.052.
8. Singh RK, Chang HW, Yan D, Lee KM, Ucmak D, Wong K, Abrouk M, Farahnik B, Nakamura M, Zhu TH, Bhutani T, Liao W. Influence of diet on the gut microbiome and implications for human health. J Transl Med. 2017 Apr 8;15(1):73. doi: 10.1186/s12967-017-1175-y.
9. Mazzocchi S, Visaggi P, Baroni L, Plant-based diets in gastrointestinal diseases: Which evidence?, Best Practice & Research Clinical Gastroenterology, 2023, https://doi.org/10.1016/j.bpg.2023.101829.
10. Glick-Bauer M, Yeh MC. The health advantage of a vegan diet: exploring the gut microbiota connection. Nutrients. 2014 Oct 31;6(11):4822-38. doi: 10.3390/nu6114822.
11. Sakkas H, Bozidis P, Touzios C, Kolios D, Athanasiou G, Athanasopoulou E, Gerou I, Gartzonika C. Nutritional Status and

the Influence of the Vegan Diet on the Gut Microbiota and Human Health. Medicina (Kaunas). 2020 Feb 22;56(2):88. doi: 10.3390/medicina56020088.

12. Tomova A, Bukovsky I, Rembert E, Yonas W, Alwarith J, Barnard ND, Kahleova H. The Effects of Vegetarian and Vegan Diets on Gut Microbiota. Front Nutr. 2019 Apr 17;6:47. doi: 10.3389/fnut.2019.00047.

13. David LA, Maurice CF, Carmody RN, Gootenberg DB, Button JE, Wolfe BE, Ling AV, Devlin AS, Varma Y, Fischbach MA, Biddinger SB, Dutton RJ, Turnbaugh PJ. Diet rapidly and reproducibly alters the human gut microbiome. Nature. 2014 Jan 23;505(7484):559-63. doi: 10.1038/nature12820.

14. Lacy BE, Patel NK. Rome Criteria and a Diagnostic Approach to Irritable Bowel Syndrome. J Clin Med. 2017 Oct 26;6(11):99. doi: 10.3390/jcm6110099.

15. Black CJ, Staudacher HM, Ford AC. Efficacy of a low FODMAP diet in irritable bowel syndrome: systematic review and network meta-analysis. Gut. 2022 Jun;71(6):1117-1126. doi: 10.1136/gutjnl-2021-325214.

16. Jantchou P, Morois S, Clavel-Chapelon F, Boutron-Ruault MC, Carbonnel F. Animal protein intake and risk of inflammatory bowel disease: The E3N prospective study. Am J Gastroenterol. 2010 Oct;105(10):2195-201. doi: 10.1038/ajg.2010.192.

17. Guevara M, Salamanca-Fernández E, Miqueleiz E, Gavrila D, Amiano P, Bonet C, Rodríguez-Barranco M, Huerta JM, Bujanda L, Sánchez MJ, Chirlaque MD, Agudo A, Ardanaz E, Castilla J. Inflammatory Potential of the Diet and Incidence of Crohn's Disease and Ulcerative Colitis in the EPIC-Spain Cohort. Nutrients. 2021 Jun 26;13(7):2201. doi: 10.3390/nu13072201.

18. Hou JK, Abraham B, El-Serag H. Dietary intake and risk of developing inflammatory bowel disease: a systematic review of the literature. Am J Gastroenterol. 2011 Apr;106(4):563-73. doi: 10.1038/ajg.2011.44.
19. Levine A, Rhodes JM, Lindsay JO, Abreu MT, Kamm MA, Gibson PR, Gasche C, Silverberg MS, Mahadevan U, Boneh RS, Wine E, Damas OM, Syme G, Trakman GL, Yao CK, Stockhamer S, Hammami MB, Garces LC, Rogler G, Koutroubakis IE, Ananthakrishnan AN, McKeever L, Lewis JD. Dietary Guidance From the International Organization for the Study of Inflammatory Bowel Diseases. Clin Gastroenterol Hepatol. 2020 May;18(6):1381-1392. doi: 10.1016/j.cgh.2020.01.046.
20. Chiba M, Nakane K, Tsuji T, Tsuda S, Ishii H, Ohno H, Watanabe K, Ito M, Komatsu M, Yamada K, Sugawara T. Relapse Prevention in Ulcerative Colitis by Plant-Based Diet Through Educational Hospitalization: A Single-Group Trial. Perm J. 2018;22:17-167. doi: 10.7812/TPP/17-167.
21. Sandefur K, Kahleova H, Desmond AN, Elfrink E, Barnard ND. Crohn's Disease Remission with a Plant-Based Diet: A Case Report. Nutrients. 2019 Jun 20;11(6):1385. doi: 10.3390/nu11061385.
22. Chiba M, Tsuji T, Komatsu M. How to Optimize Effects of Infliximab in Inflammatory Bowel Disease: Incorporation of a Plant-Based Diet. Gastroenterology. 2020 Apr;158(5):1512. doi: 10.1053/j.gastro.2019.12.050.
23. Younossi Z, Anstee QM, Marietti M, Hardy T, Henry L, Eslam M, George J, Bugianesi E. Global burden of NAFLD and NASH: trends, predictions, risk factors and prevention. Nat Rev Gastroenterol Hepatol. 2018 Jan;15(1):11-20. doi: 10.1038/nrgastro.2017.109.

24. Sanyal AJ, Campbell-Sargent C, Mirshahi F, Rizzo WB, Contos MJ, Sterling RK, Luketic VA, Shiffman ML, Clore JN. Nonalcoholic steatohepatitis: association of insulin resistance and mitochondrial abnormalities. Gastroenterology. 2001 Apr;120(5):1183-92. doi: 10.1053/gast.2001.23256.
25. Chiarioni G, Popa SL, Dalbeni A, Senore C, Leucuta DC, Baroni L, Fantin A. Vegan Diet Advice Might Benefit Liver Enzymes in Nonalcoholic Fatty Liver Disease: an Open Observational Pilot Study. J Gastrointestin Liver Dis. 2021 Mar 12;30(1):81-87. doi: 10.15403/jgld-3064.
26. Feng S, Belwal T, Li L, Limwachiranon J, Liu X, Luo Z. Phytosterols and their derivatives: Potential health-promoting uses against lipid metabolism and associated diseases, mechanism, and safety issues. Compr Rev Food Sci Food Saf. 2020 Jul;19(4):1243-1267. doi: 10.1111/1541-4337.12560.

8. Malattia renale cronica

1. Chauveau P, Koppe L, Combe C, Lasseur C, Trolonge S, Aparicio M. Vegetarian diets and chronic kidney disease. Nephrol Dial Transplant. 2019 Feb 1;34(2):199-207. doi: 10.1093/ndt/gfy164.
2. Liu HW, Tsai WH, Liu JS, Kuo KL. Association of Vegetarian Diet with Chronic Kidney Disease. Nutrients. 2019 Jan 27;11(2):279. doi: 10.3390/nu11020279.
3. Sarnak MJ, Levey AS, Schoolwerth AC, Coresh J, Culleton B, Hamm LL, McCullough PA, Kasiske BL, Kelepouris E, Klag MJ, Parfrey P, Pfeffer M, Raij L, Spinosa DJ, Wilson PW; American Heart Association Councils on Kidney in Cardiovascular Disease, High Blood Pressure Research, Clinical Car-

diology, and Epidemiology and Prevention. Kidney disease as a risk factor for development of cardiovascular disease: a statement from the American Heart Association Councils on Kidney in Cardiovascular Disease, High Blood Pressure Research, Clinical Cardiology, and Epidemiology and Prevention. Hypertension. 2003 Nov;42(5):1050-65. doi: 10.1161/01.HYP.0000102971.85504.7c.

4. Joshi S, McMacken M, Kalantar-Zadeh K. Plant-Based Diets for Kidney Disease: A Guide for Clinicians. Am J Kidney Dis. 2021 Feb;77(2):287-296. doi: 10.1053/j.ajkd.2020.10.003.

5. Carrero JJ, González-Ortiz A, Avesani CM, Bakker SJL, Bellizzi V, Chauveau P, Clase CM, Cupisti A, Espinosa-Cuevas A, Molina P, Moreau K, Piccoli GB, Post A, Sezer S, Fouque D. Plant-based diets to manage the risks and complications of chronic kidney disease. Nat Rev Nephrol. 2020 Sep;16(9):525-542. doi: 10.1038/s41581-020-0297-2.

6. Kontessis P, Jones S, Dodds R, Trevisan R, Nosadini R, Fioretto P, Borsato M, Sacerdoti D, Viberti G. Renal, metabolic and hormonal responses to ingestion of animal and vegetable proteins. Kidney Int. 1990 Jul;38(1):136-44. doi: 10.1038/ki.1990.178.

7. Palmer SC, Hayen A, Macaskill P, Pellegrini F, Craig JC, Elder GJ, Strippoli GF. Serum levels of phosphorus, parathyroid hormone, and calcium and risks of death and cardiovascular disease in individuals with chronic kidney disease: a systematic review and meta-analysis. JAMA. 2011 Mar 16;305(11):1119-27. doi: 10.1001/jama.2011.308.

8. Moe SM, Zidehsarai MP, Chambers MA, Jackman LA, Radcliffe JS, Trevino LL, Donahue SE, Asplin JR. Vegetarian compared with meat dietary protein source and phosphorus homeostasis in chronic kidney disease. Clin J Am Soc Ne-

phrol. 2011 Feb;6(2):257-64. doi: 10.2215/CJN.05040610.

9. Scialla JJ, Anderson CA. Dietary acid load: a novel nutritional target in chronic kidney disease? Adv Chronic Kidney Dis. 2013 Mar;20(2):141-9. doi: 10.1053/j.ackd.2012.11.001.

10. Joshi S, Ettinger L, Liebman SE. Plant-Based Diets and Hypertension. Am J Lifestyle Med. 2019 Sep 24;14(4):397-405. doi: 10.1177/1559827619875411.

11. Bellizzi V, Cupisti A, Locatelli F, Bolasco P, Brunori G, Cancarini G, Caria S, De Nicola L, Di Iorio BR, Di Micco L, Fiaccadori E, Garibotto G, Mandreoli M, Minutolo R, Oldrizzi L, Piccoli GB, Quintaliani G, Santoro D, Torraca S, Viola BF; "Conservative Treatment of CKD" study group of the Italian Society of Nephrology. Low-protein diets for chronic kidney disease patients: the Italian experience. BMC Nephrol. 2016 Jul 11;17(1):77. doi: 10.1186/s12882-016-0280-0.

12. Bergesio F, Monzani G, Guasparini A, Ciuti R, Gallucci M, Cristofano C, Castrignano E, Cupisti A, Barsotti G, Marcucci R, Abbate R, Bandini S, Gallo M, Tosi PL, Salvadori M. Cardiovascular risk factors in severe chronic renal failure: the role of dietary treatment. Clin Nephrol. 2005 Aug;64(2):103-12. doi: 10.5414/cnp64103.

13. Uribarri J, Woodruff S, Goodman S, Cai W, Chen X, Pyzik R, Yong A, Striker GE, Vlassara H. Advanced glycation end products in foods and a practical guide to their reduction in the diet. J Am Diet Assoc. 2010 Jun;110(6):911-16.e12. doi: 10.1016/j.jada.2010.03.018.

14. Stewart D. Rose, Amanda J Strombom. A plant-based diet prevents and treats chronic kidney disease. Urology & Nephrology 2019

15. D'Alessandro C, Piccoli GB, Calella P, Brunori G, Pasticci F, Egidi MF, Capizzi I, Bellizzi V, Cupisti A. "Dietaly": practical

issues for the nutritional management of CKD patients in Italy. BMC Nephrol. 2016 Jul 29;17(1):102. doi: 10.1186/s12882-016-0296-5.

9. Endometriosi e sindrome dell'ovaio policistico

1. Barnard ND, Holtz DN, Schmidt N, Kolipaka S, Hata E, Sutton M, Znayenko-Miller T, Hazen ND, Cobb C, Kahleova H. Nutrition in the prevention and treatment of endometriosis: A review. Front Nutr. 2023 Feb 17;10:1089891. doi: 10.3389/fnut.2023.1089891.
2. Barnard ND, Scialli AR, Hurlock D, Bertron P. Diet and sex-hormone binding globulin, dysmenorrhea, and premenstrual symptoms. Obstet Gynecol. 2000 Feb;95(2):245-50. doi: 10.1016/s0029-7844(99)00525-6.
3. Sofo V, Götte M, Laganà AS, Salmeri FM, Triolo O, Sturlese E, Retto G, Alfa M, Granese R, Abrão MS. Correlation between dioxin and endometriosis: an epigenetic route to unravel the pathogenesis of the disease. Arch Gynecol Obstet. 2015 Nov;292(5):973-86. doi: 10.1007/s00404-015-3739-5.
4. Monnin N, Fattet AJ, Koscinski I. Endometriosis: Update of Pathophysiology, (Epi) Genetic and Environmental Involvement. Biomedicines. 2023 Mar 22;11(3):978. doi: 10.3390/biomedicines11030978.
5. Tsuchiya M, Miura T, Hanaoka T, Iwasaki M, Sasaki H, Tanaka T, Nakao H, Katoh T, Ikenoue T, Kabuto M, Tsugane S. Effect of soy isoflavones on endometriosis: interaction with estrogen receptor 2 gene polymorphism. Epidemiology. 2007 May;18(3):402-8. doi: 10.1097/01.ede.0000257571.01358.f9

6. Holte J. Polycystic ovary syndrome and insulin resistance: thrifty genes struggling with over-feeding and sedentary life style? J Endocrinol Invest. 1998 Oct;21(9):589-601. doi: 10.1007/BF03350784.
7. Berrino F, Bellati C, Secreto G, Camerini E, Pala V, Panico S, Allegro G, Kaaks R. Reducing bioavailable sex hormones through a comprehensive change in diet: the diet and androgens (DIANA) randomized trial. Cancer Epidemiol Biomarkers Prev. 2001 Jan;10(1):25-33.
8. Kahleova H, Petersen KF, Shulman GI, Alwarith J, Rembert E, Tura A, Hill M, Holubkov R, Barnard ND. Effect of a Low-Fat Vegan Diet on Body Weight, Insulin Sensitivity, Postprandial Metabolism, and Intramyocellular and Hepatocellular Lipid Levels in Overweight Adults: A Randomized Clinical Trial. JAMA Netw Open. 2020 Nov 2;3(11):e2025454. doi: 10.1001/jamanetworkopen.2020.25454.
9. Karamali M, Kashanian M, Alaeinasab S, Asemi Z. The effect of dietary soy intake on weight loss, glycaemic control, lipid profiles and biomarkers of inflammation and oxidative stress in women with polycystic ovary syndrome: a randomised clinical trial. J Hum Nutr Diet. 2018 Aug;31(4):533-543. doi: 10.1111/jhn.12545.

10. Gestione del peso

1. Moore WJ, McGrievy ME, Turner-McGrievy GM. Dietary adherence and acceptability of five different diets, including vegan and vegetarian diets, for weight loss: The New DIETs study. Eat Behav. 2015 Dec;19:33-8. doi: 10.1016/j.eatbeh.2015.06.011.
2. Kahleova H, Tura A, Klementova M, Thieme L, Haluzik M,

Pavlovicova R, Hill M, Pelikanova T. A Plant-Based Meal Stimulates Incretin and Insulin Secretion More Than an Energy- and Macronutrient-Matched Standard Meal in Type 2 Diabetes: A Randomized Crossover Study. Nutrients. 2019 Feb 26;11(3):486. doi: 10.3390/nu11030486.

3. Spencer EA, Appleby PN, Davey GK, Key TJ. Diet and body mass index in 38000 EPIC-Oxford meat-eaters, fish-eaters, vegetarians and vegans. Int J Obes Relat Metab Disord. 2003 Jun;27(6):728-34. doi: 10.1038/sj.ijo.0802300.

4. Rosell M, Appleby P, Spencer E, Key T. Weight gain over 5 years in 21,966 meat-eating, fish-eating, vegetarian, and vegan men and women in EPIC-Oxford. Int J Obes (Lond). 2006 Sep;30(9):1389-96. doi: 10.1038/sj.ijo.0803305.

5. Agnoli C, Baroni L, Bertini I, Ciappellano S, Fabbri A, Goggi S, Metro D, Papa M, Sbarbati R, Scarino ML, Pellegrini N, Sieri S. A comprehensive review of healthy effects of vegetarian diets, Nutrition, Metabolism and Cardiovascular Diseases. 2023. https://doi.org/10.1016/j.numecd.2023.04.005.

INDICE

Introduzione 6

PARTE 1
Un po' di teoria 15

1. La dieta ottimale 16

2. I gruppi alimentari 22

Acqua (e non vino) 23

Frutta e verdura 26

Cereali e derivati 31

Legumi 35

Frutta secca e semi oleosi 39

Olio extravergine di oliva 45

Latte e derivati 47

Pesce 53

Uova 56

Carne bianca 58

Carne rossa 60

Carni lavorate 64

Zuccheri aggiunti 65

Tiriamo le somme 68

3. **Consigli pratici per un'alimentazione vegetale** 72

Consumate i legumi o i loro derivati almeno due volte al giorno 75

I cereali o i loro derivati non devono mancare nei pasti principali 77

Un po' di frutta secca e/o di semi oleosi qua e là 78

Verdura in abbondanza 79

Non meno di due porzioni di frutta al giorno 80

Usate olio di oliva, ma senza esagerare 81
Non dimenticatevi degli omega-3 82
Fate attenzione al calcio 83
Prendete un supplemento di vitamina B12 83
E se capita di mangiare fuori casa? 89
Quali esami del sangue? 91

PARTE 2
Alimentazione vegetale e salute 97

1. **Cardiopatia ischiemica** 98
2. **Ipertensione arteriosa** 122
3. **Diabete mellito di tipo 2** 142
4. **Dislipidemie** 163
5. **Sistema immunitario** 184
6. **Tumori** 203

7. **Patologie dell'apparato gastrointestinale** 226

8. **Malattia renale cronica** 251

9. **Endometriosi e sindrome dell'ovaio policistico** 271

10. **Gestione del peso** 292

Bibliografia 312

Le ricette

Agretti sabbiosi al limone 223

Brodo di latte di soia e tahina al miso 133

Bucatini alla fornaia 219

Bucatini alle puntarelle «senza acciughe» 277

Cavatappi con crema di tofu e zucchine al basilico 181

Cavoletti di Bruxelles sabbiosi 241

Cavolo viola brasato al burro di arachidi 287

Crema di peperoni arrosto allo yogurt 157

Curry di zucca, cavolfiore, ceci e spinacino
con riso basmati 221

Energy balls cocco e limone 121

Falafel in insalata 303

Fava toast ai pomodorini 179

Fave e pomodorini al pesto 269

Frullato di pesche alla menta 309

Fusilli con sugo di tempeh, olive e pomodoro fresco 173

Fusilli tofu e salvia 191

Grissini di lenticchie al pomodoro e origano 161
Insalata arcobaleno 175
Insalata di cavolo viola, mele e noci al balsamico 195
Insalata di cetrioli alle arachidi 117
Insalata di cipolle rosse arrosto, pomodori e basilico
al balsamico 139
Insalata di pasta al «tonno» e pomodorini 127
Lasagne con besciamella al cavolo nero, zucca
e pistacchi 235
Linguine alla carbonara di asparagi 107
Maccheroni al pesto di radicchio e noci 257
Maccheroni con crema di zucca arrosto,
funghi e nocciole 201
Mezze maniche con crema di fagioli al rosmarino
e cipolle caramellate 239
Mezze maniche con crema di zucca e tofu affumicato 281
Muhammara 289
Panissa fredda con cipollotto e pepe 249
Pasta cavolfiore e patate 297
Penne alla «'nduja» 111
Penne con crema di asparagi e mandorle
al profumo di limone 169

Pizza con crema di zucca, cime di rapa piccanti e noci 245
Pizzette di ceci alla marinara 197
Polpette della nonna 265
Polpette di carote e mandorle 155
Quinoa con mele, nocciole tostate e salsa alla senape 305
Quinoa con pomodorini e cetrioli alla menta 263
Risotto ai broccoli con nocciole tostate 215
Risotto ai piselli e finocchi al lime 283
Risotto alla zucca con zenzero e limone 299
Risotto alle erbe aromatiche 151
Risotto mantecato ai cannellini con semi di finocchio 189
Spaghetti al miso 213
Spaghetti al pesto di sedano, spinaci e pistacchi al limone 149
Spaghetti con crema di finocchi alla noce moscata e granella di nocciole 131
Tagliatelle timo e limone 259
Tempeh ai funghi 113
Tofu al cartoccio 137

Finito di stampare nel mese di settembre 2023
presso Decibel Group s.r.l. - Lainate (MI)